IBA Kousuke
射場浩介 監修
【札幌医科大学】

SHIRATO Rikiya
白戸力弥 編集
【北海道文教大学】

上肢運動器疾患の
画像リハビリテーション

評価・戦略・アプローチのすべて

HUMAN PRESS

著者一覧

【監　修】

射場浩介　札幌医科大学医学部整形外科

【編　集】

白戸力弥　北海道文教大学人間科学部作業療法学科

【執　筆】

高島弘幸　札幌医科大学附属病院放射線部

青木昌弘　札幌医科大学医学部リハビリテーション医学講座

高橋信行　札幌医科大学医学部救急医学講座

白戸力弥　北海道文教大学人間科学部作業療法学科

戸田　創　札幌医科大学保健医療学部理学療法学第二講座

及川直樹　日本医療大学保健医療学部リハビリテーション学科

金子翔拓　北海道文教大学人間科学部作業療法学科

榊　善成　羊ヶ丘病院リハビリテーション科

長南行浩　札幌医療リハビリ専門学校作業療法学科夜間部

大橋有香　湘南鎌倉総合病院湘南外傷センター

越後　歩　札幌徳洲会病院整形外科外傷センター

渡邊祐大　札幌医科大学附属病院リハビリテーション部

山中佑香　済生会小樽病院 手・肘センター

井部光滋　札幌徳洲会病院整形外科外傷センター

木浦　扇　手のクリニック 西18丁目・手のクリニック

(執筆順)

Rehabilitation for Musculoskeletal Diseases
in Upper Extremities Based on Medical Image
(ISBN978-4-908933-15-8　C3047)

General Editor：Kousuke Iba
Editor：Rikiya Shirato

2018. 9. 19　1st ed

©Human Press, 2018
Printed and Bound in japan
Human Press, Inc.
167-1 Kawakami-cho, Totsuka-ku, Yokohama, 244-0805, Japan
E-mail：info@human-press.jp

監修の序

　運動器疾患の治療においてリハビリテーションが重要であることはいうまでもない．特に上肢運動器疾患や外傷で良好な治療結果を獲得するためには，セラピストによるリハビリテーション・アプローチが必須となる．

　一方，運動器疾患の診療を進めるうえで画像検査はきわめて重要であり，リハビリテーションに携わるセラピストにおいても画像読影に関する基礎知識を身につけることは重要と考える．さらに，最近の電子カルテの普及に伴い，医療現場で画像に接する機会が増えてきており，リハビリテーションを実際に行ううえで画像検査は身近なものとなっている．

　そこで本書は，上肢運動器の疾患や外傷を中心に画像の読影法および画像情報をどのようにリハビリテーションに役立てるかについて，わかりやすく解説している．総論ではX線，CT，MRI，関節造影，超音波などの画像に関する基礎知識と読影法や，実際の手術で用いる内固定材料や種々の疾患や外傷の手術後画像の見方，リハビリテーション・アプローチを行ううえで確認すべき画像のポイントをわかりやすく概説している．各論では多くの上肢運動器疾患や外傷について，代表症例をあげてその画像所見に基づいたリハビリテーションを経験豊富なセラピストが詳しく解説している．これまでに画像読影に関する成書は数多く出版されているが，本書の最大の特徴はセラピストの視点による画像の見方，そしてそれらの情報を上肢運動器疾患のリハビリテーション・アプローチに役立てるように構成されている点である．

　近年，画像医学の分野での進歩は著しく，画像診断に必要な知識や読影能力は高くなってきている．特に，これまで画像読影に携わることが少なかったセラピストにとって，そのハードルは年々高くなっている．

　本書が，上肢運動器疾患の画像をみることの苦手意識を払拭するきっかけとなり，実際の医療現場で画像所見を取り入れたリハビリテーション・アプローチを実践することの一助となれば幸いである．

2018 年 8 月吉日

札幌医科大学医学部整形外科

射場浩介

編集の序

近年，医学の分野における画像診断機器の進歩に伴い，画像診断技術の発展が著しい．また，電子カルテの普及により，われわれセラピストが臨床の現場で遅延なく画像に接する機会が格段に増えた．そして現在，運動器疾患に対するリハビリテーション・アプローチを行ううえで，セラピストが画像をみることは必要不可欠となった．セラピストは視診，触診から患者のさまざまな状態や変化を把握および評価することができるが，筆者自身，画像からはそれと同等もしくはそれ以上の患者の状態を読みとることが可能と考えている．また，画像はリスク管理，運動療法の負荷量の決定，機能の予後予測やゴール設定を行う際の一助となる．よって，医師が診断・治療のために画像を「読影する」と少々性質が異なるが，質の高いリハビリテーションを実践するために，われわれセラピストが画像読影に関する基本的な知識を身につけておく必要がある．

画像読影に関する成書は数多く出版されているが，本書の一番の特徴は「セラピストの視点」による画像のみかた，そしてこれらの画像情報を上肢運動器疾患のリハビリテーション・アプローチに役立てるよう構成した点である．これらは，本書の中で，「アプローチにおけるキーポイント」として記載させていただいた．また，運動器疾患の診断・治療に精通した医師，放射線技師の先生とコラボレートし，諸先生にはセラピストが備えるべき基本的な運動器疾患の画像のみかたをご執筆いただいたのも本書の特徴である．さらに画像に基づいた上肢運動器疾患のアプローチの章では，臨床経験が豊富な理学療法士・作業療法士の諸先生に，日々の臨床で遭遇することの多い疾患に対し，プロトコールに沿った具体的な運動療法についてご執筆をいただいた．学生のみならず，若手セラピストにとって日々の臨床に役立つ内容になっている．

2017年12月に厚生労働省のホームページに掲載された理学療法士・作業療法士学校養成施設カリキュラム等改善検討会報告書によると，2020年の入学者より理学療法評価学と作業療法評価学の授業で「画像評価」が必修化される案が示されている．これは，医療現場のニーズに対応した教育内容の改定であり，画像診断の更なる進歩に伴い，われわれセラピストに対する医用画像の活用がより一層高まることが予測される．

本書によって学生や若手セラピストが上肢運動器疾患の画像をみることの苦手意識を払拭するだけでなく，画像を取り入れたクリカルリーズニングを学ぶきっかけになればと願っている．

最後に本書を発刊するにあたり，監修を頂きました札幌医科大学医学部整形外科学講座准教授の射場浩介先生，執筆をいただきました諸先生，編集および出版の機会を与えてくださいましたヒューマン・プレスの濱田亮宏氏，新森千佳氏に謝意を表します．

2018年8月吉日

北海道文教大学人間科学部作業療法学科

白戸力弥

contents

第 I 章

画像の基礎知識と見方

1. X線の基礎知識と画像の見方　▶高島弘幸　2

2. CTの基礎知識と画像の見方　▶高島弘幸　10

3. MRIの基礎知識と画像の見方　▶高島弘幸　18

4. 関節造影の基礎知識と画像の見方　▶高島弘幸　26

5. 超音波の基礎知識と画像の見方　▶青木昌弘　31

第 II 章

手術に用いる内固定材の種類とその画像の見方　▶高橋信行

1. 概論　38

2. 各内固定方法とその画像所見　38

第 III 章

リハビリテーション・アプローチで確認すべき画像のポイント　▶白戸力弥

1. 各種画像評価のポイント　56

2. 内固定術後の画像評価のポイント　58

3. 関節評価のポイント　59

4. 骨折治癒の評価のポイント　62

5. その他の注意すべきポイント　63

第 Ⅳ 章

画像に基づいた上肢運動器疾患のアプローチ

【肩関節・上腕】

1. 肩関節の正常像　▶戸田　創　　　　68

2. 肩関節脱臼　▶及川直樹　　　　77

3. 鎖骨骨折　▶金子翔拓　　　　84

4. 上腕骨近位端骨折　▶金子翔拓　　　　90

5. 上腕骨骨幹部骨折　▶及川直樹　　　　97

6. 腱板断裂　▶榊　善成　　　　103

7. 人工肩関節　▶戸田　創　　　　113

8. インピンジメント症候群　▶榊　善成　　　　129

9. 肩関節周囲炎　▶及川直樹　　　　137

【肘関節・前腕】

1. 肘関節の正常像　▶長南行浩　　　　143

2. 上腕骨遠位端骨折　▶長南行浩　　　　149

3. 肘頭骨折　▶長南行浩　　　　158

4. 肘関節脱臼・脱臼骨折　▶白戸力弥　　　　166

5. 前腕骨幹部骨折　▶大橋有香　　　　176

6. Monteggia 骨折　▶長南行浩　　　　185

7. 変形性肘関節症　▶白戸力弥　　　　192

8. 野球肘　▶戸田　創・白戸力弥　　　　199

9. 上腕骨外側上顆炎・内側上顆炎　▶白戸力弥　　　　214

10. 人工肘関節　▶白戸力弥　　　　224

【手関節・手】

1. 手関節の正常像　►越後　歩 232

2. 橈骨遠位端骨折　►越後　歩 238

3. 三角線維軟骨複合体損傷
   および尺骨突き上げ症候群　►白戸力弥 250

4. 関節リウマチの手関節形成術　►渡邊祐大 258

5. 舟状骨骨折　►大橋有香 263

6. キーンベック病　►渡邊祐大 271

7. 手根不安定症　►渡邊祐大 275

8. 母指 CM 関節症　►山中佑香 281

9. 中手骨・指節骨骨折　►井部光滋 292

10. 指の靱帯損傷　►井部光滋 300

11. 槌指　►木浦　扇 308

12. 人工指関節　►木浦　扇 314

Index
.... 323

画像の基礎知識と見方

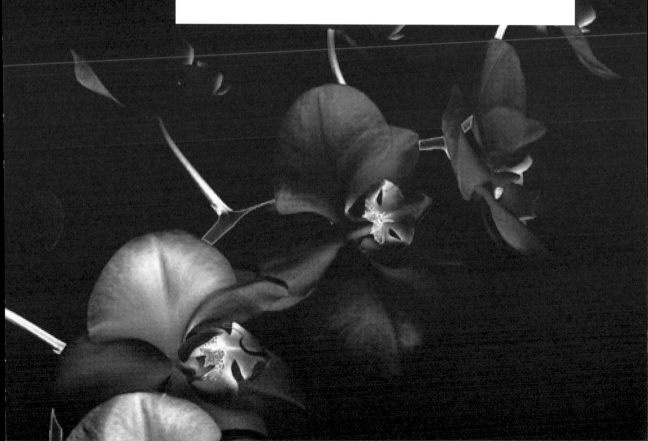

1. X線の基礎知識と画像の見方

X線の発見とその画像の成り立ち

　X線は，1895年にWilhelm Conrad Röntgen博士（以下，レントゲン博士）によって発見され，現在の医療には欠かせないものとなっている．発見当時，あまりに未知な電磁波であったため，数学で未知の数を表すXから，X線と名づけられた．レントゲン博士は，この功績により1901年にノーベル物理学賞を受賞している．X線は人体や物体を透過する電磁波であり，障害物の大きさや種類によって透過する量が変化することが特徴である．一般的に，透過したX線が多いほど黒く，逆に透過しない場合には白く描出され，原子番号が大きい物質ほどX線が透過しづらいという性質がある．その濃淡（コントラスト）を表現しているのが単純X線像である（図1）．

　適切な単純X線像を得るために調節するパラメーターとして，管電圧，管電流，照射時間がある．管電圧（キロボルト：kV）は，X線のエネルギーを決定するパラメーターであり，物質を透過する力を調節する．管電流（ミリアンペア：mA）は，電子線の数を決定するパラメーターであり，コントラストに寄与する．照射時間（ミリ秒：msec）はその名のとおり，X線を照射する時間である．これらのパラメーターを目的部位や体厚などによって調節することで，コントラストのよい画像を得ることが可能となる．

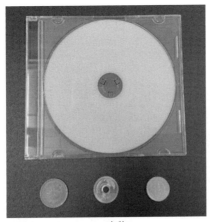
a．実物

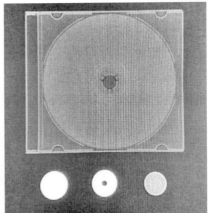
b．単純X線像

図1　硬貨およびディスクの実物と単純X線像

単純X線像の変遷

単純X線像は，長い間フィルムによるアナログ撮影が主流であったが，時代はディジタル撮影へと変わりコンピュータX線撮影（CR：computed radiography），そしてフラットパネルディテクター（FPD：flat panel detector）へと進化を遂げてきた．特に現在多くの施設に導入されつつあるFPDは，高精細な画像を得ながら，従来よりも被曝線量を低減することが可能となった．さらに，ほぼリアルタイムで画像を確認できるため，必要な情報を短時間で得ることが可能となった．

正常な骨のX線解剖

骨のX線解剖では，まず成長期と成人の違いを理解することが重要である．成長期における四肢の骨の単純X線像では，骨端（epiphysis）と骨幹端（metaphysis）の間に成長軟骨板（epiphyseal plate）が帯状の透亮像として描出される．成長軟骨板は成長が進むにつれて線状となり，骨端線（epiphyseal line）と呼ばれる（図2）．成長が完了するとともに骨端線は消失し，骨端と骨幹端は癒合する．

骨は皮質（cortex），骨髄（medulla），骨膜（periosteum），関節軟骨（articular cartilage）より構成される（図3）．皮質の外面は骨膜で覆われているが，関節面や関節包内の皮質には骨膜は存在しない．骨膜は，骨に接して骨組織を形成していくが，骨膜そのものは軟部組織であるため，正常では描出が困難である．骨髄は皮質で囲まれた腔で海綿骨を構成している骨梁が，網目状ないし線状の構造として描出される．関節包で囲まれている部位には滑膜，関節軟骨，靱帯などがあるが，単純X線像では骨以外の軟部組織はコントラストが低下するため観察が困難な場合が多い．大部分の関節における関節裂隙では，関節軟骨の厚さも加わるが，膝ではさらに半月板の高さが加わることになる．変形性関節症などで関節軟骨が消失すると，関節裂隙が狭小化する（図4）．

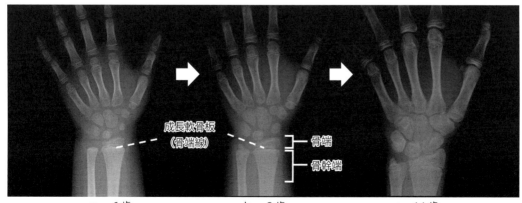

a．6歳　　　　b．8歳　　　　c．14歳
図2　成長期の骨構造と成長に伴う変化

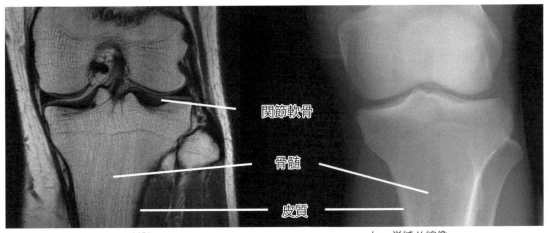

　　　a．MRI　　　　　　　　　　　　　b．単純X線像
図3　骨および関節におけるMRIと単純X線像

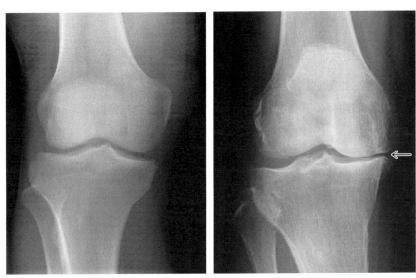

　　a．正常膝関節　　　　　　　b．変形性膝関節症
図4　正常膝関節と関節裂隙の狭小化（矢印）を認める変形性膝関節症

単純X線像の観察手順

　単純X線像では，はじめに骨全体の輪郭や形態の変化，皮質および骨髄の変化を観察する．例えば，骨陰影の辺縁が鮮明か，または連続しているか，陰影の濃淡や厚さが一様でムラがないかなどがポイントである．骨陰影の濃度変化は，骨組織内でのカルシウムの分布異常や骨の構造変化を表す．また，関節周囲では関節裂隙の広さとともに，骨囊胞，骨棘など関節疾患特有の変化も重要なポイントである．さらに，骨外軟部組織の観察も忘れてはならない．

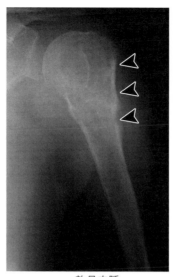 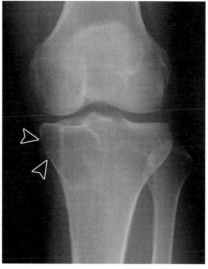

　　　　a．軟骨肉腫　　　　　b．骨巨細胞腫
図5　骨腫瘍に伴う骨透亮像および骨皮質の異常像（矢頭）

1．輪郭や形態を観察する際のポイント

　骨の形成は，栄養や代謝，腫瘍，炎症，外傷，加齢など，多くの因子が関係している．成長期では年齢に応じた骨端線の有無を確認する．また，骨周囲全体の輪郭をたどることも重要である．輪郭の不整や形態変化は局所的に骨の構造が破壊されていることを示し，悪性腫瘍の転移や炎症，骨折などの病的な所見を示唆することが多い[1]．

2．皮質を観察する際のポイント

　皮質では，骨陰影の濃淡や厚さの変化，および局所の輪郭を観察することが重要である．正常な骨の皮質陰影は，濃淡の乱れがなく一様であるが，皮質内の濃度が部分的に低下しているようにみえることがある．このような像は骨透亮像と呼ばれ，腫瘍や炎症により骨の構造が破壊されていることを示す重要な所見である．さらに，皮質が不規則に薄くなり消失している所見は，骨髄炎や骨腫瘍の浸潤などを示唆する（図5）．

3．骨髄と骨梁を観察する際のポイント

　骨髄の観察では，骨髄と皮質との境界部，骨梁の構造や連続性，太さ，濃度などを観察する．正常では，骨髄と皮質の境界は明瞭となるが，不鮮明な場合には病的と考える．また，全体のX線透過性を観察し，骨梁が細くなっている場合には，骨萎縮を考える．例えば，関節リウマチなどの関節の炎症，長期間の四肢の廃用や固定，麻痺などで関節の運動性が低下すると，関節周囲を中心に骨萎縮（廃用性萎縮）が認められることがあり（図6），疼痛の原因の一つと考えられている[2]．

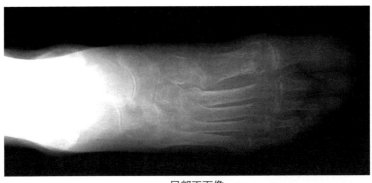
a．足部正面像

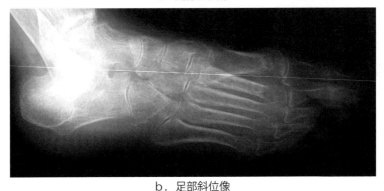
b．足部斜位像

図6　関節リウマチに伴う骨萎縮

4．骨膜反応

　骨膜は本来，単純X線像では描出されない．骨膜陰影単純X線像で観察されるものは骨膜反応といい，一般には病的と考えられる．したがって，骨膜反応は炎症および外傷や各種の骨腫瘍，特に悪性骨腫瘍で認められる所見である[3]（**図7**）．

5．関節の変化

　関節の単純X線像には，多くのバリエーションが存在する．そのため，関節の配列の変位や関節裂隙の狭小化，関節内の石灰化，軟骨下骨の変性などを含めて，関節周囲の骨の質的変化および外形の変化，関節近傍の皮質と骨髄部の異常陰影などの有無を観察する．

6．軟部組織

　軟部組織の観察で重要なものとして，石灰化陰影がある．石灰化陰影には，カルシウムの沈着，骨外での新たな骨組織の形成によるもの，結石などがある．また，血腫や腫脹および軟部腫瘍などが，淡い濃度で認められる場合もある（**図8**）．

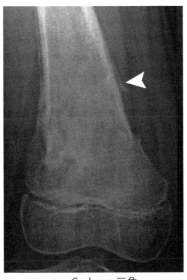
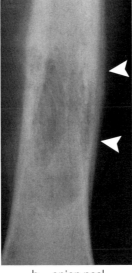
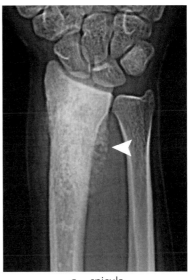

　　a．Codman 三角　　　　　　b．onion peel　　　　　　　c．spicula

図7　骨腫瘍に伴う主な骨膜反応

a：Codman 三角とは，骨皮質を破壊して軟部に進展した腫瘍が骨膜を持ち上げるため，既存骨と持ち上げられた骨膜の間に形成される三角形の空隙に反応性骨形成を認めるものである
b：onion peel とは，玉葱の皮状に数層の骨形成を認めるものである
c：spicula とは，骨外に進展した腫瘍が鋸の歯様に血管を誘導し，その血管周囲に石灰化類骨や骨形成を認めるものである

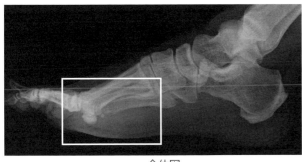
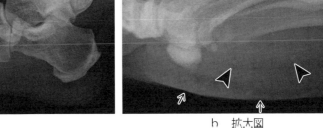

　　　　a．全体図　　　　　　　　　　　　　　b．拡大図
図8　軟部組織の腫脹（矢印）と石灰化（矢頭）

運動器疾患における単純 X 線像の役割

　運動器疾患における単純 X 線像は，特に外傷や変性疾患などの評価に欠くことができないものである．画像診断装置の進歩により CT や MRI，またはそれらの 3D 画像など，患部の状態をより詳細に評価することが可能となってきた．しかし単純 X 線像は，短い撮影時間，低コスト，幅広い適応などから今も画像検査の主役といっても過言ではない．
　単純 X 線像は，主に診断と経過観察のために利用される．特に外傷では，骨折の形態変化とともに，周囲の軟部組織がどの程度損傷を受けているかも観察する．さらに，明らかな骨折線を認めない不顕性骨折や疲労骨折もある．これらは単純 X 線像での診断では困難であり，

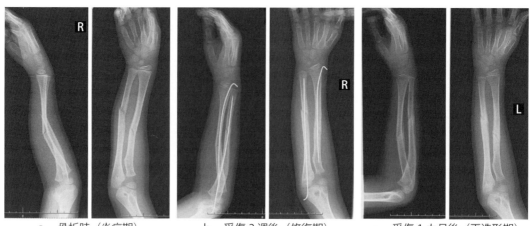

a．骨折時（炎症期）　　b．受傷2週後（修復期）　　c．受傷1カ月後（再造形期）

図9　骨折後の骨癒合とその過程

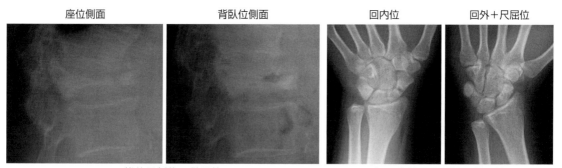

a．椎体骨折後の偽関節　　　　　　　b．舟状骨骨折後の偽関節

図10　偽関節とその評価

症状やCTまたはMRI所見などから総合的に診断されることが多い．

骨の損傷修復と単純X線像

　骨には潜在的に再生能力があり，骨折が起こると骨折部に新しい骨の形成が生じて修復される．これを仮骨と呼ぶ．骨の再生能力は若年であるほど強く，加齢により減弱する．骨折の再生修復反応は，大まかに血腫の形成や炎症などの骨折に伴う初期変化に続いて，血管新生，軟骨形成，軟骨石灰化およびその吸収・骨形成，その後の再造形などといった過程をたどる．これらの過程は，炎症期，修復期（軟性仮骨形成期，硬性仮骨形成期），再造形期と分類されるのが一般的である[4]．これらの評価は，骨折後の単純X線像における経過観察において最も重要である（図9）．

　特に骨折の修復期に骨癒合のプロセスが停止したものは偽関節と呼ばれ，骨折後の後遺症として重要である．偽関節の評価のために，ストレス撮影を含む機能撮影が行われることがあり，不安定性の有無を評価することが可能である（図10）．ストレス撮影は，偽関節だけではなく

靱帯損傷を疑われる場合にも行われ，X線透視検査を用いる場合もある．

　以上，運動器のX線単純像を観察するうえで必要な内容について解説した．撮影法および読影に関する詳細については，それぞれの教書を参照していただければ幸いである．

【文　献】
1）中村利孝，他（監），井樋栄二，他（編）：標準整形外科学 第13版．医学書院，2017，pp133-135
2）Abe Y, et al : Improvement of pain and regional osteoporotic changes in the foot and ankle by low-dose bisphosphonate therapy for complex regional pain syndrome type I: a case series. *J Med Case Rep* **5**：349，2011
3）越智隆弘（総編集），吉川秀樹（責任編集）：最新整形外科学大系 20—骨・軟部腫瘍および関連疾患．中山書店．2007，pp17-18
4）Ruedi TP, 他（原書編集），糸満盛憲（日本語版総編集）：AO法骨折治療 第2版．医学書院，2010，pp10-14

2. CTの基礎知識と画像の見方

CTの開発と画像の成り立ち

　コンピュータ断層撮影（CT：computed tomography）の発明者は，Allan MacLeod Cormack および Godfrey Newbold Hounsfield であり，1979年にノーベル生理学・医学賞を受賞している[1]．CTは，画素（ピクセル）で構成され，各ピクセルにはX線の透過の割合を示すX線吸収係数をもとに計算されたCT値が割り振られる．CT値の単位は，発明者の名前に由来し「ハンスフィールドユニット（HU：Hounsfield unit）」で表される．CT値は，基準として空気を－1000 HU，水を0HUとし，原子番号が高い物質（カルシウムが主成分の骨または金属など）は，X線吸収係数が高いためCT値が大きく，画像上，高吸収域として描出される（図1）．しかし，CT値は絶対値ではなく装置によりやや変化し，また同じ装置でもスキャン部位やその位置によって多少変動することを知っておく必要がある[2]．

CTの歴史と撮影法の進化

　CTの歴史を振り返るうえで，1895年のレントゲン博士によるX線の発見の功績は大きい．その後，1901年に画像再構成理論を数学的に証明した Johann Radon，1945年に回転横断撮影法の開発を行った高橋信次がいる．その後，前述した Hounsfield らがCTの開発を英国の

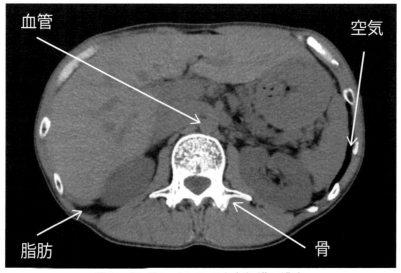

図1　肝・腎レベルのCTと各組織の濃度

EMI社（1931 ～ 2012年まで存在したレコード会社）で行っているが，その研究資金は，ビートルズが世界中でヒットしたことによって得られたものといわれている．もしかすると，ビートルズが存在しなければ，CTの発展はもっと遅かったかもしれない．CT装置の国産1号機は，1974年に稼働したとされている．CTの開発の歴史を**表1**に示す．当時は，X線管球を1回転することで1枚の画像を得ており，数秒の時間を要していた．それから時代は，寝台を移動しながらX線管球を回転し，目的とする領域を一度に撮影することが可能なヘリカルスキャンが主流となり，さらに検出器の増加により，短時間かつ高画質，低被曝で画像が得られるようになってきた[3]．

CTにおけるパラメーター

CT値は，－1000から＋1000までの幅があり（**表2**），これをすべて白黒の濃度差として階調表示（256階調）すると十分なコントラストが得られない．よって，目的に応じたコントラストで表示するためにウィンドウ幅（WW：window width）とウィンドウレベル（WL：window level）を調整する．WWは，白黒の中間値で示されるCT値の範囲を示し，WLはWWの中央値を示すものである．例えば，筋のCT値はおおよそ50であり，WWを300HU，

表1　CTの歴史

年	事　象	開発者または関連企業
1895	X線の発見	Röntgen
1901	画像再構成について数学的に証明	Radon
1945	回転横断撮影法の開発	高橋信次
1967	CT装置の開発	Hounsfield, 他
1974	国産CT第1号機	日立
1991	ヘリカルスキャンの臨床実用化	東芝
1997	4列マルチスライスCTの臨床実用化	複数社
2004	64列マルチスライスCTの臨床実用化	複数社
2007	320列CTの臨床実用化	東芝

表2　正常な生体組織におけるおおよそのCT値

組　織	CT値（HU）
空　気	－1,010 ～－990
肺	－990 ～－600
血　液	13 ～ 32
脳（灰白質）	28 ～ 32
脳（白質）	32 ～ 40
筋	35 ～ 50
肝　臓	45 ～ 75
甲状腺	50 ～ 80
骨	400 ～ 1,000

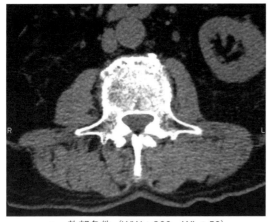 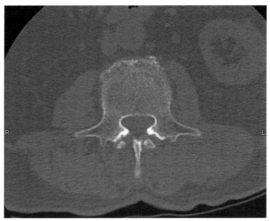

a．軟部条件（WW：300，WL：50）　　　b．骨条件（WW：2000，WL：200）
図2　軟部条件および骨条件におけるウィンドウ幅(WW)とウィンドウレベル(WL)の設定

WLを50HUに設定した時，＋200HUが最高濃度値（白）で－100HUが最低濃度値（黒）となり，筋のCT値に対応した組織コントラストの差が画像に表示される．一方，骨のCT値はおおよそ1,000であるため，骨を観察する場合には，WWを2,000HU，WLを200HUに設定する必要がある．このような表示法は，観察する目的組織によって調節することから，軟部条件や骨条件と呼ばれる（**図2**）．

また，画質を決定するパラメーターとして管電圧や管電流，スライス厚などがある．管電圧（キロボルト：kV）および管電流（ミリアンペア：mA）は，単純X線像とほぼ同様であり，これらの増大に伴い，被曝線量が増加する．さらに管電圧の増大は，被写体のコントラストを低下させるため，一般的に120～140kVの範囲の管電圧が用いられる．スライス厚は，二次元の横断像における奥行き方向の幅であり，厚い場合には雑音が少なくなり画質が向上するが，パーシャルボリューム（partial volume）効果が大きくなる．パーシャルボリューム効果とは，スライス厚が厚くなることにより，同じスライス面内に異なる組織が混在することで，組織それぞれがもつCT値が重なり合う現象をいい，スライス厚を薄くすることで改善されるが，そのぶん雑音が多くなる（**図3**）．

CTにおけるアーチファクト

CTには，さまざまなアーチファクト（artifact；偽像）がある．装置や撮影条件，画像再構成法，被検者によるものなど，その原因も多岐にわたる．以下に臨床上，運動器の撮影時に遭遇することが多いアーチファクトを紹介する．

1．モーションアーチファクト

モーションアーチファクト（motion artifact）は，その名のとおり，スキャン中の被検者の動きによって発生するアーチファクトである．特にスキャン中の一瞬の動きによるモーション

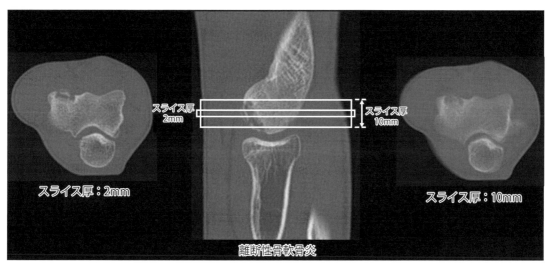

図3　スライス厚とパーシャルボリューム

アーチファクトは，部分的な位置ずれなどを伴うことが多く，診断の妨げとなることもある．しかし，運動器の場合には再撮影を行うことで改善することが多い．それ以外にもスキャン時間を短縮するなどの改善方法があるが，画質に影響する場合もある．最善の対策は，被検者の協力であることはいうまでもないが，モーションアーチファクトか否か疑わしい場合には，そのスライス全体を注意深く観察することで判別は容易である．

2．メタルアーチファクト

メタルアーチファクトは（metal artifact）は，スキャンする部位に外科用クリップや骨接合デバイス，心臓ペースメーカなどのX線吸収係数が非常に高い物質が存在するとX線が検出器に届かず，投影データが不完全となるために発生する．なお，撮影視野（画像表示）外であっても発生する．近年，メタルアーチファクトを低減するソフトが搭載されている装置では，図4に示すように低減することが可能である．

CTにおける画像処理

CT装置の発展により，高速かつ薄いスライス厚で詳細なボリュームデータを収集することが可能となった．これにより，以前のCTよりも情報量（スライス枚数）が大幅に増加し，1画像ずつ観察する方法だけではなく，ボリュームデータとしての三次元的な画像の要求が高まってきた．以下，三次元画像処理の代表的な手法について概要を述べる．

1．多断面再構成法

多断面再構成法（MPR：multi-planar reconstruction）は，以前より用いられている方法であり，得られたデータを積み重ねて三次元データとして任意の断面を構築する方法である．現

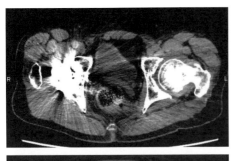
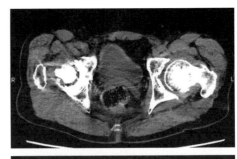
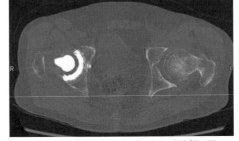

軟部条件

骨条件

a．通常　　　　　　　　　　b．メタルアーチファクトの低減処理
図4　メタルアーチファクトと低減処理の効果

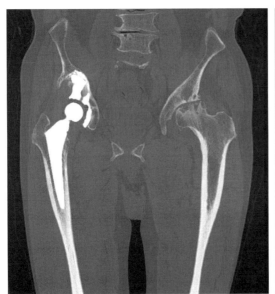
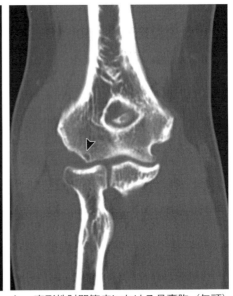

a．左変形性股関節症と右人工股関節置換術術後　　b．変形性肘関節症における骨嚢胞（矢頭）
図5　股関節と肘関節の冠状断多断面再構成法（MPR）

在は，詳細なボリュームデータをもとに作成されるため，横断像以外の断面で表示されているものはすべてMPRといっても過言ではなく，詳細かつ診断に有用な画像が得られることから多用されている（図5）．

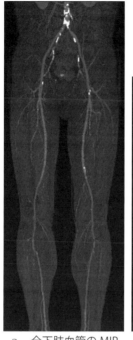 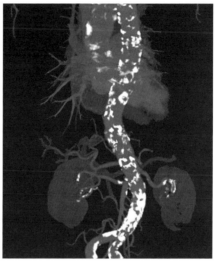

　　　a．全下肢血管の MIP　　　b．腹部血管の MIP
　　　　図6　最大値投影法（MIP）による血管と石灰化の把握

2．最大値投影法

　最大値投影法（MIP：maximum intensity projection）は，MPR と同様に三次元データを用いて投影処理を行い，最大値を投影面に表示する方法である（図6）．最大値の投影であるため，前後関係は判別不可能となるが，回転して観察することでこれらを認識できることが多い．

3．三次元 CT 画像（3D-CT image）

　MPR や MIP は，三次元的なデータを二次元として表示するのみで，組織の前後関係や形状を実物に近い状態で立体的に観察することは困難であった．そこで視覚的に立体感のある画像を作成するため，CT 値による被写体の三次元情報を立体的に可視化する方法が用いられた．今や臨床では欠かせないものとなっており，異所性骨化と関節の位置関係や骨折形態の把握などに有用である（図7）．

CT における造影剤

　CT は，X 線吸収の差を画像化しているため，臓器や構造に違いがあっても X 線吸収の差がなければ識別または判別することはできない．しかし，ヨード造影剤を使用することで，各臓器および組織への造影剤の分布や血流量などの違いから，コントラストを向上させることが可能である．通常の造影 CT 検査では，ヨード造影剤は静脈から注入される．また CT 撮影時間の高速化に伴い，急速に注入した造影剤の経時的な変化を動脈相や静脈相として観察することが可能となった．このような撮影法をダイナミック CT という．さらに観察すべき主要血管の

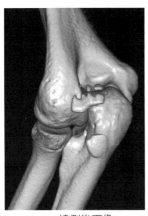 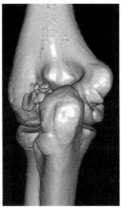 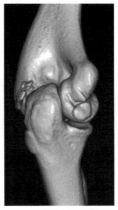 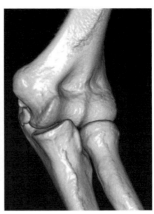

a．橈側後面像　　　　b．後面像　　　　c．尺側後面像　　　　d．尺側前面像

図7　肘関節の三次元画像
左肘外傷（内側側副靱帯損傷，上腕骨小頭骨折）後の異所性骨化

時相画像を利用して三次元画像を作成することも可能であり，CTアンギオ（CT angiography）と呼ばれる．

上肢CTの観察時のポイント

　理学所見の裏づけやX線検査の補助的な役割を担う検査として，靱帯や軟部組織の描出に優れているのはMRIである．一方，CTはMRIで描出困難な骨病変の立体的な構造変化を観察することに有用な検査である．特に脊椎疾患や骨関節外傷，腫瘍性疾患などの術前診断や手術計画に威力を発揮する．ここでは，上肢を観察する際の注意点について，CTの特性を交えて説明する．

　単純X線検査では，撮影時の体位またはポジショニングが明確になっており，得られる画像も一般的な基準画像が存在し，それによって機能的な診断および計測が行われることが多い．一方，CT検査ではこれらは確立されていない．上肢のCT検査を行う際，さまざまな撮影体位が考えられるが，その利点および欠点を理解しておくことは重要である（図8）．

1．上肢挙上撮影（腹臥位または背臥位）

　CTにおける上肢撮影は，一般的に最も行われる方法である．利点としては被写体が上肢のみになるため，画質が向上できることと体幹の被曝を避けられることがある．さらに，CT装置内の中心に観察部位をポジショニングすることが可能なため，画質の向上につながる．欠点は，被検者の状態によっては体位を保持できないことと，上肢挙上によって単純X線像とは骨の配置や筋の緊張が異なることである．

2．上肢下垂撮影（体幹横に配置）

　被検者にとっては楽な体位となるため，外傷などの場合に多く用いられる方法である．欠点

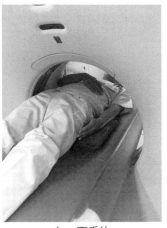
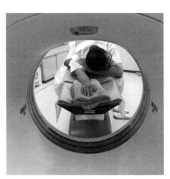
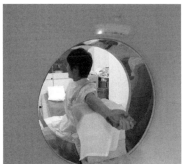

a．挙上位　　　　　　　　b．下垂位　　　　　　　　c．座位
図8　上肢CT撮影時の体位のバリエーション

として，体幹が入るため線量を増加させなければならず，体幹への被曝が避けられない．さらに，観察部位をCT装置内の中心に配置しづらいため，画質が低下することが多い．

3．座位における手部撮影

最も単純X線検査時の体位に近く，理想的な撮影体位と思われるが，CTのX線ビームや検出器幅を考慮すると撮影範囲に制限がある．例えば，上肢末梢（手または手関節）のみ可能なこと，また特殊な器具が必要なことなどである．さらにボリュームスキャン（volume scan）を行えるような限られた装置のみで可能な方法であるため，一般的にはあまり行われていない．

4．その他の体位

上肢の骨折などの場合，良肢位として肩関節外転約20°，肘関節屈曲90°，前腕回内位となっていることが多いが，その体位はCT撮影時には手部が腹部上に配置されてしまう．そのため，呼吸による腹部の動きに伴い，モーションアーチファクトを生じる場合がある．撮影範囲が少ない場合には，息止めによる撮影を行うこともあるが，手部を骨盤側に配置し，少しでも呼吸の影響が少ないように撮影することもある．

以上，CT画像を観察する際の注意点を中心に述べた．X線を用いているため，画像の濃度などに関する考えは，単純X線像と同様であるが，被曝線量は単純X線よりも多くなること，体位に制限があることを念頭におく必要がある．

【文　献】
1）上野惠子（責任編集）：スペクトラルCT―基本原理と臨床応用．学研メディカル秀潤社，2013，p13
2）辻岡勝美，他：X線CTにおけるCT値変動と補正精度の向上．日本放射線技術学会雑誌　**55**：892，1999
3）辻岡勝美：CT自由自在．メジカルビュー社，2001，p7

3. MRIの基礎知識と画像の見方

MRIの歴史と画像の成り立ち

　核磁気共鳴画像法（MRI：magnetic resonance imaging）は，核磁気共鳴（NMR：nuclear magnetic resonance）を利用して物体を画像化する手法である．1946年にFelix BlochとEdward PurcellによってNMR信号が発見されたのがはじまりであり，1952年にはノーベル物理学賞を受賞している．1970年代になると，NMRを用いて画像化する手法，すなわちMRIに関する発表がPaul LauterburとPeter Mansfieldによってなされ，MRIの医学における貢献ということで2003年にノーベル生理学・医学賞を受賞している[1].

　MRIにおいて画像化できるものは，磁性をもった原子核のみである．原子核は主に陽子と中性子から構成されるが，このうち少なくとも一方が奇数である原子核だけが磁性をもつことになる．さらに，その磁性をもつ原子核のうち，主にMRIが対象としているのはプロトン原子核（^{1}H）のみであり，臨床では水と中性脂肪を形成するプロトン原子核のみが画像化されている．

　このプロトン原子核は，磁場に晒されるとある特定の電磁波に共鳴する．現在，臨床で多く用いられている1.5テスラや3テスラは，プロトン原子核が晒される磁場強度を示しており，それによってプロトン原子核が共鳴する周波数が異なる．原則，磁場強度が上昇すると信号量が上昇するため，画質は向上するが，アーチファクト（artifact；偽像）や電磁波の照射による被検者の発熱および神経刺激などの影響が増加するという欠点がある．わが国では現在，研究施設を含めて7テスラまでが臨床に応用されている．

　MRIは，任意の断層方向を設定することが可能であり，放射線による被曝がなく低侵襲であるため，運動器疾患に対する画像診断法として広く用いられている．

MRIにおける安全性

　MRIは，日常診療だけでなく研究でも多く利用されており，さまざまな職種が検査室内に入ることが多い．そこで安全かつ確実に検査および研究を行うために，入室前に知っておかなければならないことがある．実際にMRI検査室内では，さまざまな事故が報告されているため，それらについて述べる．

　現在のMRI検査室は常時，磁場が発生している環境にあることを忘れてはならない．最も多い事故として，検査室内への金属物の持ち込みなどによるMRI装置への吸着があり，医療従事者のMRIに対する認識不足が一因としてあげられている．実際，米国において酸素ボン

べが検査を行うために装置内にいた幼児の頭部に激突し，死亡した事例が報告されている．わが国でも点滴棒や車いすの吸着事故の報告は多数あり，入室に際しても注意が必要である．

さらに体内金属に関しては，磁場の影響に伴う脳動脈瘤クリップの脱落による死亡例が報告されている．現在，さまざまな体内金属に対するガイドラインが出ており，事故は減少傾向にあるが，体内に挿入された金属デバイスに関しては注意が必要であり，入室前に必ず確認すべき事項である[2]．

MRIを構成する因子と画像の特徴

人体組織をMRIで画像化するにあたり，前述したプロトン原子核はさまざまな状態で存在している．それを画像化するためのパラメーターとして，T1緩和時間，T2緩和時間，プロトン密度がある．基本的には，これら3つの因子が重要であるが，$T2^*$（T2スター）や拡散も運動器疾患では多く用いられる．これらの因子の差を強調した画像がそれぞれT1強調像，T2強調像，プロトン密度強調像，$T2^*$強調像，拡散強調像であり，さまざまなパラメーターを調節することでこれらを得ることができる．本稿では，それぞれの特徴について述べる．

1．T1強調像

T1強調像は，それぞれの物質がもつT1緩和時間（縦磁化の回復の程度）の差を強調した画像であり，短い繰り返し時間（TR：repetition time）と短いエコー時間（TE：echo time）で得られる（図1）．また，骨髄内の浮腫などに鋭敏であり，骨病変の検出に用いられる．さらに，組織の形状を比較的高い分解能で示すことが可能であるため，解剖学的構造の把握や出

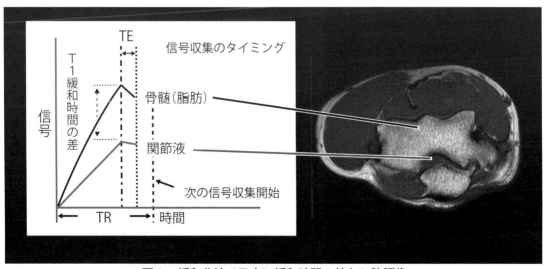

図1　緩和曲線で示すT1緩和時間の差とT1強調像
TR：繰り返し時間，TE：エコー時間

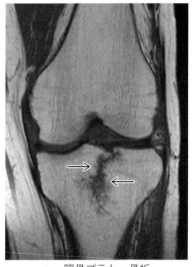
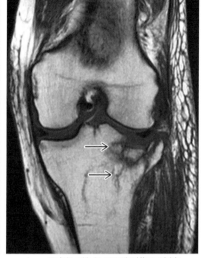

a．脛骨プラトー骨折　　　　b．骨折に伴う周囲組織の破綻

図2　T1強調像における骨折の描出

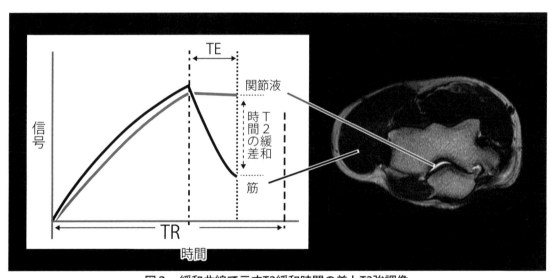

図3　緩和曲線で示すT2緩和時間の差とT2強調像
TR：繰り返し時間，TE：エコー時間

血の確認に用いられる（図2）．

2．T2強調像

　T2強調像は，T2緩和時間（横磁化の減衰の程度）の差を強調した画像であり，長いTRと長いTEで得られる（図3）．例えば，関節液などの水成分が高信号となること，また筋損傷などによって筋実質部に出血や浮腫が起こるとその部位が高信号となることから，病変の検出などに用いられる．

【健常膝】

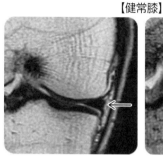
a．T2 強調像

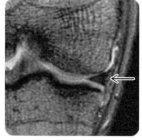
b．T2* 強調像

【半月板断裂】

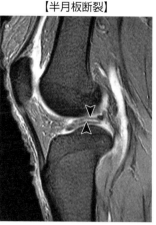
c．T2* 強調像

図4　T2およびT2*強調像と半月板断裂
a，b：半月板は低信号に描出される（矢印）
c：断裂部分は高信号として描出される（矢頭）

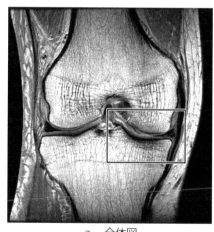
a．全体図

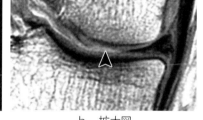
b．拡大図

図5　プロトン密度強調像と軟骨損傷
関節液が高信号，軟骨が中等度信号となる．関節軟骨の不整および非薄化が明瞭に描出される（矢頭）

3．T2*強調像

　画像の成り立ちはT2強調像の考え方に近いが，信号収集の方法などが異なる．またT2強調像に比べ，より関節内の水成分の検出に鋭敏とされる（図4）．

4．プロトン密度強調像

　プロトン密度強調像は，T1およびT2緩和時間の差を可能な限り画像に反映させないよう，長いTRおよび短いTEを用いることで，プロトン密度の差を強調する画像が得られる．関節液などの水成分がやや高信号となり，軟骨などもやや信号が上昇することから軟骨損傷などの関節内病変の検出に用いられる（図5）．

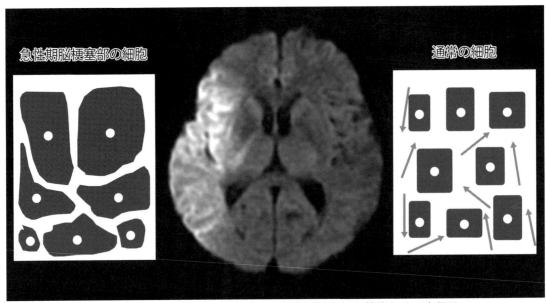

図6　拡散強調像(DWI)における急性期脳梗塞部の状態とその高信号

5．拡散強調像

　拡散強調像（DWI：diffusion weighted image）は，物理学的現象である生体内の水分子のブラウン運動（brownian motion；拡散現象）の差を強調した画像である．すなわち，細胞の浮腫などによって細胞間隙の水分子の動きが制限されると高信号となることから，急性期脳梗塞の診断に用いられている（**図6**）．最近では，悪性腫瘍の判別などにも用いられているが，いまだその有用性については議論の余地がある．

6．画像コントラストと撮像法およびパラメーターの関係

　MRIのデータ収集法として，2D法と3D法がある．2D法で得られるのは二次元のスライス画像である．一方，3D法は広範囲を一度にデータ収集し，それを二次元のスライスで表現したものとなる．2D法および3D法には，撮像時間やスライス厚の設定，画質などそれぞれに長所・短所がある．例えば，骨軟部領域で多く用いられているのは一般的に2D法であるが，3テスラが臨床で使用されるようになってからは，3D法も用いられるようになってきた．

　さらに，撮像法は大きく分けてspin echo法，gradient echo法，echo planar法がある．前述したT1強調像，T2強調像，プロトン密度強調像を骨軟部領域で得る場合は，主にspin echo法を高速化したfast spin echo法が使用される．一方，T2*強調像はgradient echo法，拡散強調像は主にecho planar法が使用されるが，gradient echo法は適切なパラメーターを設定することにより，fast spin echo法で得られるT1強調像，T2強調像，プロトン密度強調像と類似したコントラストの画像を得ることが可能である．コントラストを決定するパラメーターとして，TR，TEおよびフリップアングル（FA：flip angle）がある．骨軟部領域で用いられる撮像法の主なパラメーターを**表1**に示す．しかしながら，撮像法やパラメーターは多数あり，撮像時間にも影響するため，施設の事情などによって若干の違いがある．詳細につい

表1　関節領域に主に用いられる各種画像の撮像法およびパラメーター

画　像	撮像法	収集法	TR（msec）	TE（msec）	FA（°）
T2 強調像	fast spin echo 法	2D	3,000 ＜	80 ＜	90
		3D	2,000 ＜	60 ＜	90
T2* 強調像	gradient echo 法	2D	100 ＜	15 〜 20	30 前後
		3D	20 前後	10 前後	15 前後
プロトン密度強調像	fast spin echo 法	2D	2,000 ＜	10 前後	90
		3D	1,000 ＜	20 前後	90
T1 強調像	fast spin echo 法	2D	400 〜 700	10 前後	90
		3D	400 〜 700	10 前後	90

TR：繰り返し時間，TE：エコー時間，TA：flipangle

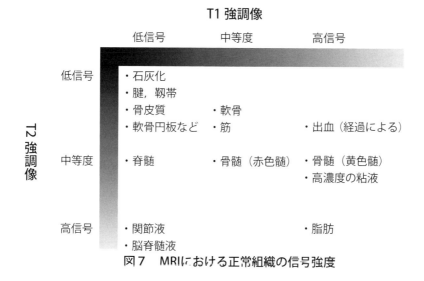

図7　MRIにおける正常組織の信号強度

ては，成書を参照いただきたい．

運動器における MRI 観察時のポイント

　運動器における MRI は，単純 X 線検査の次に選択されることが多い検査である．骨髄，軟骨，腱，靱帯，脂肪なども描出可能であり，骨壊死や関節炎，軟骨損傷，靱帯損傷，腱断裂，骨軟部腫瘍など広範囲な疾患の診断にきわめて有用である．

1．運動器における T1 強調像および T2 強調像

　運動器関連の組織が T1 強調像および T2 強調像でどのような信号を示すか，簡単にまとめたものを図7に示す．正常なヒトの MRI では，骨髄，脂肪組織は T1 および T2 強調像でともに高信号で白く描出され，骨皮質，靱帯，腱などは低信号で黒く描出される．

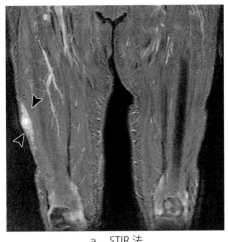

a．STIR法　　　　　b．CHESS法　　　　c．CHESS法

図8　主な脂肪抑制法

a：磁場の不均一に比較的強いため，広範囲の撮像に適しており，軟部腫瘍や炎症の検出に優れている（矢頭）
b：磁場の均一性の影響を受けやすいため，広範囲の撮像には不向きであるが，画質が良好である．軟部腫瘍のサイズや周囲の浮腫が明瞭に描出される（矢印）
c：外傷による出血（矢印）および骨挫傷（矢頭）が明瞭に描出される

2．脂肪抑制

運動器におけるMRIでは，脂肪抑制を併用した撮像が行われることが多い．脂肪抑制には，大きく分けて，STIR（short tau inversion recovery）法，CHESS（chemical shift selective saturation）法，水と脂肪の共鳴周波数差を利用したDixon法などがある．それぞれに一長一短があるが，詳細については専門書を参照されたい[3]．特に病変の検出またはその範囲を把握するのに威力を発揮し，感染などの範囲の把握にも用いられる（図8）．

3．MRIで用いられる受信コイル

MRIもCTと同様，さまざまな体位で撮像されることが多い．特に四肢領域にはその部位や撮像目的にあった適切な受信コイルを選択する必要がある．受信コイルには，さまざまな種類があり，基本的には小さいサイズほど解像度を高く設定することが可能であるが，広範囲に撮像することができず，深部からの信号を受信することができない．一方，大きいサイズのコイルはこれらと反対の特性をもっており，体幹部の撮像に多く用いられる（図9）．

MRIに用いられる主な造影剤

MRIで用いられる造影剤にはいくつかの種類があるが，最も多いのはガドリニウム造影剤である．常磁性体であるガドリニウムイオンは，プロトンのT1緩和時間を短縮させる効果があるため，造影剤を用いた場合は原則としてT1強調像が用いられる．よって，造影効果が認められる部分はT1強調像で高信号となる．一方，X線検査やCTで用いられるヨード造影剤は，造影剤濃度と画像上の濃度に直線性を認める．しかし，ガドリニウム造影剤は，特に濃い場合

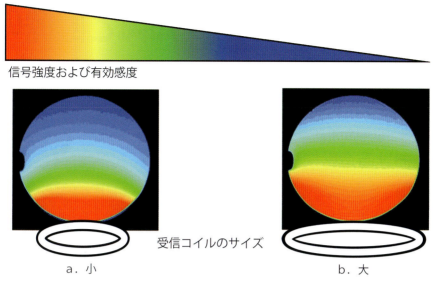

図9 受信コイルのサイズと感度の関係
a:受信コイルのサイズが小さいほど,感度が高い(最も信号強度が高い赤色部分が多い)ため,信号強度は大きくなるが,撮像可能(有効感度)領域は小さい(青色の部分が多い)
b:受信コイルのサイズが大きくなると,感度(信号強度)は低下するが,有効感度領域は大きくなり,より広範囲かつコイルから離れた深部まで撮像可能となる(受信コイルから感度低下を示す青色となるまでの領域が大きい)

には逆に信号が低下し,その程度はシーケンスによって異なるため,信号強度と造影剤濃度は必ずしも相関しないので注意が必要である.

以上,MRIにおける安全性およびシーケンスの種類,その有用性を中心に述べた.放射線被曝がないなど,いっけん非侵襲的な検査と思われがちであるが,入室の際の安全確認は医療事故防止のために重要である.しかしながら,運動器における画像検査としてMRIは,最も力を発揮すると思われる.

【文 献】
1)日本磁気共鳴医学会教育委員会(編):MRIレクチャー─基礎から学ぶMRI.インナービジョン,2001,pp6-10
2)松本満臣,他(編):考えるMRI撮像技術.文光堂,2007,pp2-9
3)荒木 力:決定版MRI完全解説.学研メディカル秀潤社,2008,pp282-302

4. 関節造影の基礎知識と画像の見方

運動器における造影検査

運動器における単純X線像では，X線透過度の差が小さい関節腔や脊髄腔，椎間板などはコントラストが低下するため，十分な診断ができないことが多い．これらの部位の形態変化を単純X線像で描出するために，造影剤を注入して撮影することが行われてきた．特にMRIが臨床に使用される以前には広く行われていたが，感染の危険もあることや侵襲を伴うことなどから，現在ではその適応範囲は限定されている．

関節造影では，X線透視下で関節内に造影剤を注入し，関節外への造影剤の漏れや広がりを調べることにより，靱帯や腱，半月板，関節唇および関節面の不整などの診断が可能である[1]．従来は，膝関節を中心に行われ，半月板損傷などの診断に用いられてきたが，MRIが臨床で用いられるようになってから膝の関節造影は行われなくなった．しかし，肩関節では腱板断裂または反復性肩関節脱臼に伴う周囲組織の損傷，手関節では三角線維軟骨複合体（TFCC：triangular fibrocartilage complex）損傷などの診断を含め，動的な機能撮影とともに造影剤の分布を観察できる有用性がある．また，形態診断のための造影検査だけではなく，造影剤とともにリドカイン塩酸塩を注入し，疼痛部位の特定や治療効果判定の予測などに使用されることが多い．さらに最近では，通常の関節造影と同様，X線透視下で造影剤の注入およびその分布を確認した後，三次元的に観察が可能であるCTやMRIで撮影を行うことが増えてきた．また造影剤としては，陽性造影剤として用いられるヨード造影剤やMRI用造影剤であるガドリニウム造影剤だけではなく，陰性造影剤として空気を用いる場合もある．

主な関節造影

1. 肩関節造影

肩関節造影は動態観察などを行うことができ，いまだ肩関節疾患には有用な検査である．主に関節包を含む関節内の変化や腱板断裂の有無，または滑液包造影も用いられる場合がある．造影剤注入後は，肩関節を内旋・外旋・挙上位などの動態で不安定性を確認しつつ，造影剤の分布を見極める．正常では，骨頭上面は骨頭軟骨に沿って薄く造影剤が認められ，肩関節外旋位では大結節に貯留しない．一方，腱板断裂がある場合には，造影剤の肩峰下滑液包への流出が認められ，特に広範囲の断裂では骨頭をすべて覆うように認められることがある（図1）．ただし，陳旧例では，断裂部が肩峰下滑液包の癒着で覆われていることがあり，他動により造影剤が肩峰下滑液包に流出することがあるので，必ずさまざまな肢位による画像を観察する必

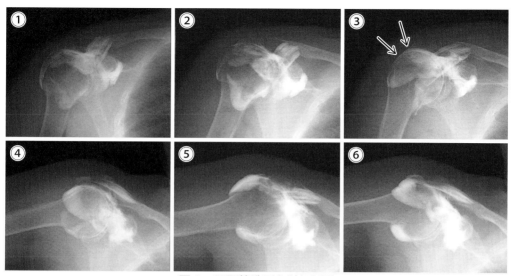

図1 肩関節造影と腱板断裂
上腕骨頭をすべて覆うように肩峰下滑液包へ流出した造影剤(矢印)

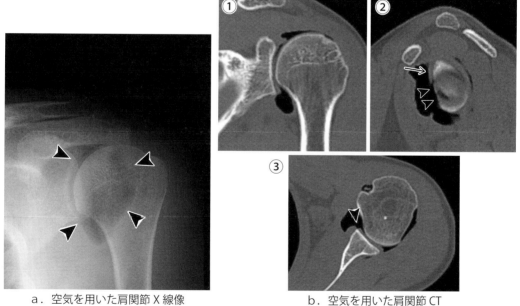

a．空気を用いた肩関節X線像　　　　b．空気を用いた肩関節CT

図2 空気を用いた肩関節造影とCT
a：関節包内に注入された空気が低吸収域として描出される(矢頭)
b：関節唇(矢印)の連続性が認められず(矢頭),Bankart病変が疑われる

要がある[2]．

　また反復性肩関節脱臼では，X線透視下で肩関節に空気を入れた後にCTを行うことがある(**図2**)．同様にガドリニウム造影剤およびヨード造影剤を透視下に注入した後，MRIのT1強調像で観察する場合もある．ただし，MRIでの関節造影の場合，ヨード造影剤はX線透視下

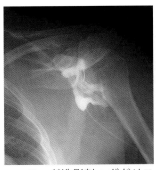 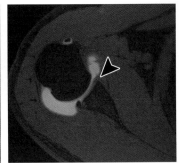 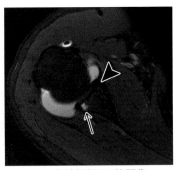

a．ヨード造影剤＋ガドリニウム造影剤＋生理食塩水を混合希釈した肩関節造影X線像　　b．脂肪抑制T1強調像　　c．脂肪抑制T2強調像

図3　肩関節造影と脂肪抑制T1強調像およびT2強調像によるMR関節造影像
b：ガドリニウム造影が高信号となる．前方関節唇の不整を認め（矢頭），Bankart病変が疑われる
c：生理食塩水が高信号となる．前方関節唇の不整が認められ（矢頭），Bankart病変が疑われる．さらに，関節窩後方に高信号領域を認め（矢印），骨挫傷が疑われる

における注入箇所の確認のためだけに用いられる．しかし，ガドリニウム造影剤は関節造影として保険適応がないことや，少量のバイアル製剤などがないことが欠点である．そのため当院では，通常の肩関節造影後，水成分が高信号となる脂肪抑制併用T2強調像で観察しており，ガドリニウム造影剤は用いていない（図3）．

CTやMRIでの関節造影は，関節唇や関節包，関節軟骨といった関節内の病変の診断および手術の適応の決定に用いられる．例えば，上方関節唇損傷（SLAP：superior labrum anterior and posterior lesion）やBankart病変，Hill-sachs病変，関節包（関節上腕靱帯）の関節唇への付着部位，ALPSA（anterior labroligamentous periosteal sleeve avulsion lesion）病変，大結節部の陥凹，Bennett病変を捉えることが可能である．そのため，肩関節前方不安定症や投球障害肩などの関節内に病変をもつ疾患の診断，および肩関節鏡視下手術の適応の決定には非常に有用である．ただし，関節唇剥離に関しては一般に断裂部の転位が大きくなければ，どちらの検査法でも判断が難しい場合がある[3]．

2．手関節造影

手関節では，橈骨手根関節と手根中央関節および遠位橈尺関節が観察対象となる（図4）．造影剤注入後，被検者の手関節を他動的に掌背屈および橈尺屈させ，造影剤を十分に関節腔内へ拡散させる（図5）．橈骨手根関節造影では，橈骨遠位関節面，TFCCの遠位面，舟状骨，舟状月状骨靱帯，月状骨，月状三角骨靱帯，三角骨で囲まれた空間が造影される[4]．手根中央関節造影では，造影剤が近位に向かって舟状月状関節，月状三角関節内に入る像を得ることができる．遠位橈尺関節造影では，橈骨の尺骨切痕，尺骨頭，TFCCの近位面が造影される．橈骨手根関節造影では，豆状三角関節との交通を健常の手関節で認め，遠位橈尺関節との交通はTFCCの穿孔を考える．最近では，複雑な構造を三次元で読影するためにCTが追加されることが多い（図6）．

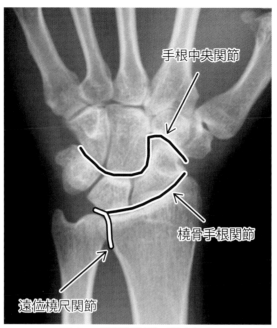

図4　手関節造影の観察部位

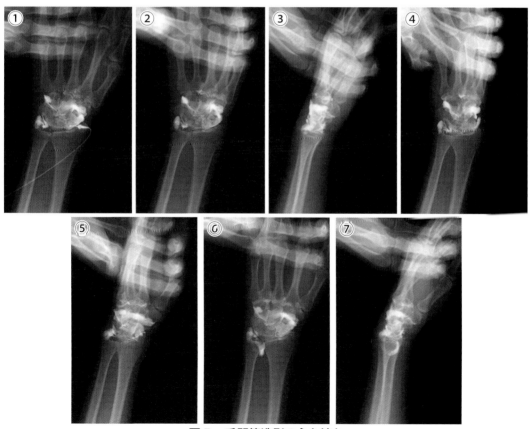

図5　手関節造影の主な流れ
①橈骨手根関節造影，②背掌側方向正面像，③側面像，④と⑤斜位像，⑥背掌側正面像（遠位橈尺関節との交通［＋］），⑦側面像（遠位橈尺関節との交通［＋］）

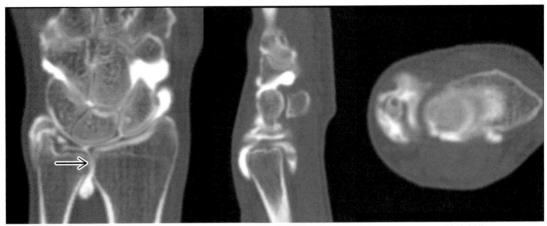

a．冠状断像　　　　　　b．矢状断像　　　　　　c．軸位断像
図6　手関節造影後のCT（TFCC損傷）
遠位橈尺関節との交通を認め，三角線維軟骨複合体（TFCC）損傷が疑われる（矢印）

　以上，関節造影について概要を述べた．前述したとおり，関節造影はほとんど行われなくなったが，造影剤の注入部位およびその漏出部位を確認することで，理学所見やその他の画像所見の裏づけとなるだけではなく，動かしながら造影剤の分布も確認できる利点は大きい．

謝辞
　本稿を書き終えるにあたり，札幌医科大学附属病院放射線部 今村塁氏に深謝する．

【文　献】
1）中村利孝，他（監），井樋栄二，他（編）：標準整形外科学13版．医学書院，2017，p144
2）岩本幸英（監）：高岸憲二（編）：肩関節外科の要点と盲点．文光堂，2008，pp51-53
3）皆川洋至：肩関節総合画像診断マニュアル．*MB Orthop*　18：51-57，2005
4）岩本幸英（監）：金谷文則（編）：手の外科の要点と盲点．文光堂，2007，pp60-62

5. 超音波の基礎知識と画像の見方

超音波の基礎知識

1. 超音波とは

ヒトの可聴域を超えた 20,000Hz 以上の，耳には聞こえない音波（弾性振動波）として定義されている．光と同じように反射や散乱，屈折，減衰という性質をもち，高解像度の探知に利用できるため，医療においても古くから超音波検査として甲状腺や乳腺，産婦人科領域に利用されてきた．近年，高周波による距離分解能の向上と信号処理技術の進歩によって，運動器領域にも応用されるようになってきている．

2. 超音波検査の長所と短所

運動器疾患に対する画像診断には，超音波検査のほかに X 線，CT，MRI，関節造影検査がある．それぞれの検査の利点を利用し相補的に検査を実施することが望ましい．超音波検査の長所と短所は，以下のとおりである．

1）長 所

①X 線，CT 検査のような被曝がない．
②プローブをあてるだけであるため侵襲がなく，疼痛や危険性を伴わないため繰り返し実施できる．
③リアルタイムに検査を実施できる．
④動的評価が行える．
⑤カラードプラを利用すれば血流の評価が実施できる．
⑥装置によっては，組織の硬さの評価（エラストグラフィー）が可能である．
⑦装置がコンパクトであるため，外来やベッドサイド，往診にも利用できる．
⑧断層方向を自由に選択できる．
⑨術中でも操作が可能である．

2）短 所

①全体像の描出には適さない．
②ガスや骨などの影響を受けやすく，検査部位が限られる．
③CT や MRI に比べて分解能が劣る．
④検査に習熟を要する．

31

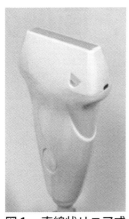
図1　直線状リニア式プローブ

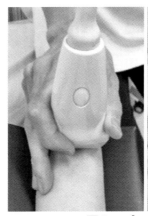
図2　プローブの持ち方
対象部位にしっかりと密着させる

⑤画像の再現性を得るのが難しい．

3．超音波の使用方法

　超音波装置は超音波を送受信するプローブ，画像を映し出すディスプレイ，画質を調整または記録したりする操作パネルから構成される．運動器疾患で使用するプローブは，直線状のリニア式プローブを使用することが一般的である（**図1**）．プローブと皮膚の間には，接触性をよくし，超音波の減衰を防ぐためにゼリーを塗布する．プローブは，セラミックなどの衝撃に弱い素材でつくられているため，落としたりぶつけたりしないように取り扱いには注意を要する．検査終了時には，プローブについたゼリーを拭き取り，常に清潔に保つ必要がある．

1）プローブの持ち方

　プローブは，対象となる部位に痛みを生じない程度の力でプローブ面全体をしっかり密着させ，超音波ビームを対象に垂直にあてることが基本である．このためプローブが動かないように，母指・示指・中指の3本でペンを持つように軽く握り，対象部位に環指・小指を添える形でしっかりと固定する．場合によっては左手も使用し，対象部位がしっかりと描出する形でプローブを固定することが基本である（**図2**）．超音波ガイド下で注射を行う場合は，左手にプローブを持ち替えて走査を行う．

2）プローブの走査方法

a．スライド走査

　プローブを縦または横方向に持ち，角度を変えずに直行する方向に滑らせ平行移動する走査方法である．長い関心領域を追う場合に適しており，連続断層を確認できる．

b．扇状走査

　プローブの位置は，そのままにして，手首を使って扇状にプローブを振る走査方法である．小さな関心領域に超音波ビームを垂直にあて，よい描出を得る時に行う．

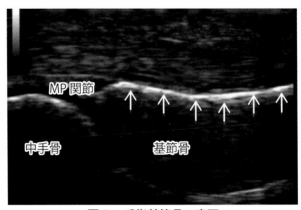

図3　手指基節骨の表面
線状高エコー像に描出される（矢印）

　c．回転走査
　プローブの中心を軸にし，関心領域の位置をずらさないように回転する走査方法である．関心領域の形態を縦と横から観察する際に行う．

3）ディスプレイ画像
　運動器疾患の超音波画像では，Bモード画像とドプラ画像が用いられる．Bモード画像は超音波ビームから得られる二次元断層法で，ドプラ画像は血流情報をBモード画像にカラー表示した画像で，組織の炎症や修復状態を確認することができる．なお，超音波ビームを関心領域の走行に平行してあてた際に得られる像を長軸像，逆にその走行へ垂直にあてた際に得られる像を短軸像と呼ぶ．

4．超音波で描出される組織
　超音波検査では，描出している部位の解剖を理解し，組織がどのように描出されるかを把握することが重要である．ここでは，まず正常画像を中心に運動器を構成する組織の超音波画像所見について解説する．各組織の病変の画像などについては，各論や専門書などを参照していただきたい．

1）骨
　骨はエコービームを通さないため，骨表面を非常によくみることができ，骨表面が高輝度の線状像として描出される（**図3**）．しかしながら，骨内や骨より深部の観察は困難であるが，X線では検出しにくい軽微な骨折や疲労骨折初期の描出に優れている．
　a．骨折部の描出
　疼痛の部分や骨表面の圧痛部を中心に，細かくプローブをあてる．骨表面に垂直にエコービームがあたるようにプローブを調整し，骨表面が鮮明に描出されるようにする．骨折では骨表面の輪郭の途絶，その周囲に血腫が観察される．

成長期においては，骨端線と呼ばれる骨幹端と骨端の間に軟骨が存在するため，同部位においても骨表面の連続性が途絶する．骨端線部の病変においては，健側と比較して骨端線部の開大や浅層に血腫の形成がないかを観察する．

2) 筋　肉
　骨格筋を構成する最小単位は筋原線維と呼ばれ，筋原線維が複数集まることで筋線維を構成する．筋線維は筋周膜に包まれ筋束を形成し，その筋束の集合体が筋外膜と筋膜に包まれて骨格筋を構成する．骨格筋の超音波画像では，筋束は低エコー像，筋束を包む筋周膜や筋膜，筋外膜は高エコー像で描出される（**図4，5**）．

　a．骨格筋病変の描出

　疼痛の部分や圧痛部を中心にプローブをあてる．筋束のエコー輝度の変化や筋周膜，筋膜，筋外膜の途絶や不整像がないか，注意深くプローブを操作する．損傷された筋は全体的に高エコー像，内部に生じた血腫は低エコー像として描出される．

3) 腱
　膠原線維が同一方向に規則的に配列されていることから，長軸像では複数の線状高エコー像が層状に配列していることが観察され，fibrillar pattern（線維状パターン）と呼ばれる（**図6**）．短軸像では卵円形の高エコー像が特徴的である．

　a．腱病変の描出

　fibrillar pattern をきれいに描出するためには，エコービームが腱に垂直にあたるようにプローブを微調整する．垂直にあたっていない場合，異方性（anisotropy）が生じやすく，正常腱でも低エコーに描出されるため病変と判断しないように注意が必要である．病変部では，腱の肥大や fibrillar pattern の消失，同部位に生じる低エコー像が観察される．また，腱が断裂している状態であれば fibrillar pattern が途絶し，断裂間に水腫による低エコー像が観察され，他動的に動かすことで断裂部の動態評価を行うことができる．

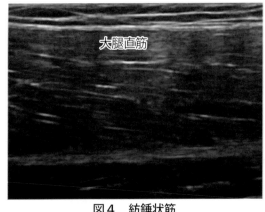

図4　紡錘状筋
筋線維の方向が張力方向である

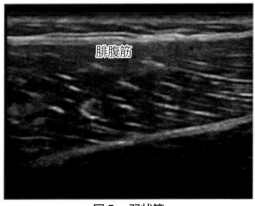

図5　羽状筋
腱に向かって一定方向である

4）靱　帯

骨と骨を連結する組織で，線維密度の高い膠原線維が長軸方向に規則的に配列する．このため，腱と同様に正常像では高エコー像のfibrillar patternを示す（**図7**）．

a．靱帯病変の描出

靱帯は薄い組織であるため，長軸像での観察を行い健側との比較を行う．再現性の高い画像を得るためには，靱帯そのものを描出しようとするのではなく，靱帯が付着する骨の特徴的な輪郭（bony landmark）を描出することが再現性のある画像を得るために重要となる．また，異方性に注意しながらエコービームが靱帯にあたるように微調整する．病変部では，靱帯の途絶，腫脹，菲薄化，fibrillar patternの消失や，靱帯内のエコー輝度の変化を認める．その際，ストレスをかけながら描出すると動揺性が確認できる．

5）軟　骨

関節軟骨（硝子軟骨）は帯状低エコー像（**図8**），また，半月板などの線維軟骨は膠原線維が集合している組織であるため高エコー像として描出される．

a．硝子軟骨病変の描出

正常軟骨は，超音波ビームが垂直にあたると輝線が生じる．軟骨の厚さ，軟骨表面の不整像，

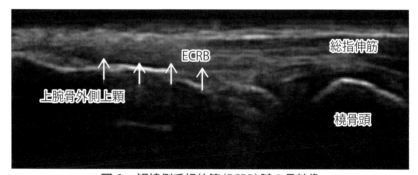

図6　短橈側手根伸筋（ECRB）腱の長軸像
膠原線維が同一方向に規則的に配列しfibrillar pattern（線維状パターン）を呈している（矢印）

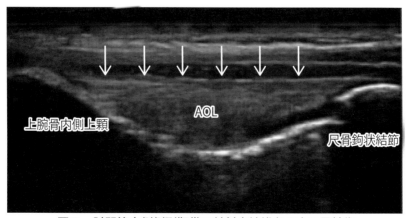

図7　肘関節内側側副靱帯の前斜走線維（AOL）の長軸像
線維密度の高い膠原線維が長軸方向に規則的に配列しfibrillar patternを示す（矢印）

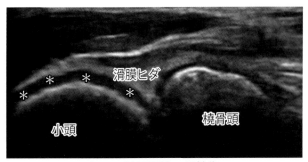

図8 腕頭関節の長軸像
上腕骨小頭や橈骨表面を覆う関節軟骨の層が帯状低エコー像に映し出される（＊印）

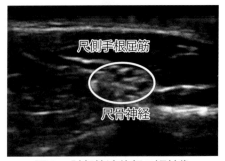

図9 肘部管遠位部の短軸像
尺側手根屈筋の深層にぶどうの房状に描出される尺骨神経を認める

軟骨内の輝度変化，軟骨下骨の不整像に注意しながら描出する．

b．線維軟骨の描出

半月板を描出する際には，三角形の高エコー像がきれいに描出されるようにプローブを微調整する．内側に比べて外側半月板は，深部にあるため描出は難しい．半月板表面の不整像や半月板内部に線状低エコー像がないか注意深く観察する．

6）末梢神経

末梢神経線維は神経内膜に覆われ，その神経内膜が集まり神経周膜に被覆されることにより神経線維束を形成する．神経線維束が，数個あるいは多数含む結合織被膜を神経上膜と呼ぶ．神経線維束が低エコー像で，神経周膜や神経上膜が高エコー像で描出されるため，長軸像では高エコーおよび低エコー像の層状配列を示しfascicular patternと呼ばれる．短軸像では，円形・楕円形の高エコー像の背景に点状の低エコー像が集まり，ぶどうの房状あるいは蜂の巣状に観察される（図9）．

a．末梢神経障害部位の描出

末梢神経障害は四肢の生理的絞扼部位で障害が生じやすく，手根管，肘部管，Guyon管などで起こりやすい．同部位にプローブをあて，神経の圧迫要因となるようなガングリオンや骨棘の有無を探る．長軸像では，長期に経過すると圧迫部の近位が太くなる所見（偽神経腫）を認める．

7）血 管

血管壁は高エコー像，血管腔は円形・楕円形の低エコー像として描出される．動脈は壁が厚く圧迫変形しにくく，静脈はプローブを圧迫することで容易に変形することから鑑別することができる．

a．血流の描出

組織の炎症や組織修復に伴って新生血管が出現する．血流の有無はドプラ画像で観察する．

第II章

手術に用いる内固定材の種類とその画像の見方

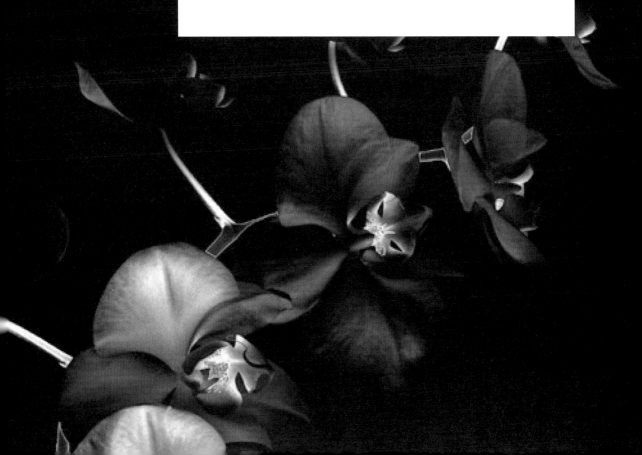

ここでは，上肢に用いられる一般的な内固定材の種類，適応，その画像所見について解説する．なお，内容が多岐にわたるため，本書ではおのおのの概念は簡潔に説明するにとどめ，実際の症例をもって説明した．詳細については，成書を参考にしていただきたい．

概　論

1．内固定とは

　手術により体内に固定材を入れて骨折部を固定することを内固定といい，その固定材料を内固定材と呼ぶ．内固定により解剖学的整復と強固な固定が得られれば，早期の関節運動および筋力訓練が可能となる．代表的な内固定材としては，キルシュナー（Kirschner）鋼線，軟鋼線，スクリュー，プレート，髄内釘，スーチャーアンカーなどがある．固定する部位や目的の違いにより，それぞれの固定材料が単独あるいは組み合わされて使用される．一方，体外から固定する方法を外固定と呼び，シーネ固定（副子固定），ギプス固定，創外固定などがある．

2．内固定材の素材

　内固定材のほとんどが金属製で，ステンレス鋼，チタンあるいはチタン合金であるものが多い．また，生体内で吸収されるポリ-L-乳酸（PLLA：poly-L-lactic acid）製の内固定材が用いられることもある．

3．内固定材の画像所見

　金属製の内固定材はX線像に写り，容易に確認できる一方，非金属製では固定材料そのものが写らないため，画像検査では確認が困難である場合が多い．

各内固定方法とその画像所見

1．ピンニング固定

1）概要

　キルシュナー鋼線（K-ワイヤー）と呼ばれるステンレス鋼製のピンによる固定である．簡便である反面，単独での固定力は強くはなく，外固定の併用が必要となることが多い．あまり強固な固定を必要としない手指の骨折や，成人より骨癒合が早い小児の骨折に用いられやすい．

2）適応

　鎖骨骨幹部骨折，上腕骨近位部骨折，上腕骨骨幹部骨折，上腕骨顆上骨折，前腕骨骨折，橈骨遠位端骨折，手指骨骨折などがある．

3）画像所見（図 1 〜 9）

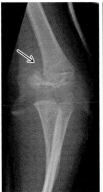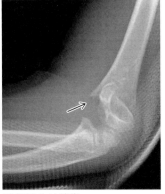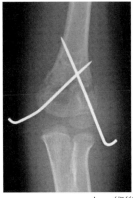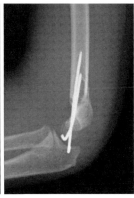

a．受傷時のX線像　　　　　　　　　　　　b．術後のX線像

図1　小児の上腕骨顆上骨折に対するクロスピンニング固定
a：遠位骨片が内反・内旋転位している（矢印）
b：整復後にキルシュナー鋼線2本でクロスピンニング固定を行った

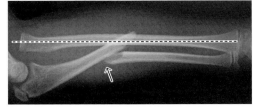

a．受傷時のX線像　　　　　　　　　　　　b．術後のX線像

図2　小児モンテジア（Monteggia）骨折に対する髄内ピンニング固定
a：橈骨頭の前方脱臼を伴う尺骨骨幹部骨折（モンテジア骨折）を認める（矢印）
b：尺骨を整復し，髄内ピンニング固定を行った．尺骨髄腔にキルシュナー鋼線を刺入し，固定している．尺骨の整復に伴い橈骨頭の前方脱臼も整復されている

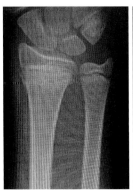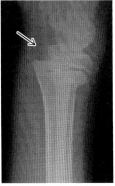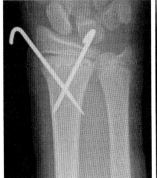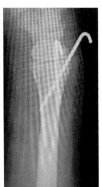

a．受傷時のX線像　　　　　　　　　　　　b．術後のX線像

図3　小児の橈骨遠位骨端線損傷に対するクロスピンニング固定
a：遠位骨片が背側に転位している（矢印）
b：徒手整復後にクロスピンニング固定を行っている．骨端線の損傷を避けるため，骨端線を貫かぬようにキルシュナー鋼線を刺入している

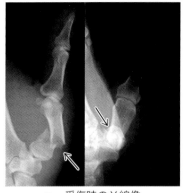
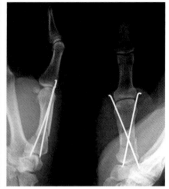

a．受傷時のX線像　　　　b．術後のX線像

図4　母指基節骨骨折に対するクロスピンニング固定
a：母指基節骨近位骨幹部の骨折を認める（矢印）
b：徒手整復後に経皮的にキルシュナー鋼線を刺入し，クロスピンニング固定を行った

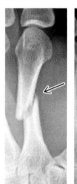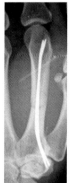

a．受傷時のX線像　b．術後のX線像

図5　中手骨骨幹部骨折に対する髄内ピンニング固定
a：示指中手骨の骨幹部骨折を認める（矢印）
b：近位より髄腔に2本のキルシュナー鋼線を刺入して固定している

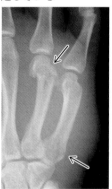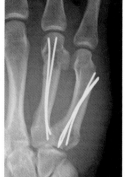

a．受傷時のX線像　　b．術後のX線像

図6　中手骨頸部骨折および基部骨折に対する髄内ピンニング固定
a：環指の中手骨頸部，小指の中手骨基部に骨折を認め，屈曲変形が生じている（矢印）
b：環指は近位から，小指は遠位から髄内に刺入したキルシュナー鋼線で固定している

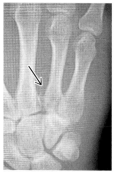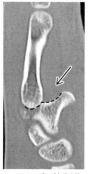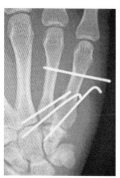

　　a．受傷時のX線像　　b．CT矢状断像　　c．CT矢状断像　　d．術後のX線像
　　　　　　　　　　　　　　（環指）　　　　　（小指）

図7　環指・小指のCM関節脱臼骨折に対するピンニング固定
a：環指中手骨基部に骨折を認める（矢印）が，転位の状態は明らかではない
b，c：環指・小指の中手骨がCM関節で背側に脱臼・骨折している（矢印）
d：整復後，キルシュナー鋼線で環指・小指のCM関節の固定を行った

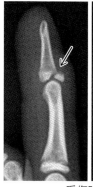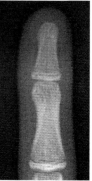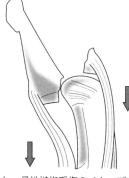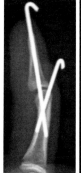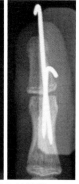

　　　a．受傷時のX線像　　　　b．骨性槌指受傷のメカニズム　　　　c．術後のX線像

図8　骨性槌指（マレット指）に対する石黒変法によるピンニング固定
a：伸筋腱付着部の剥離骨折を認める（矢印）
b：伸筋腱に牽引され背側関節面の剥離骨折を生じるとともに屈筋腱に牽引され，末節骨の掌側亜脱臼が生じる
c：伸展ブロックピンと関節固定ピンで骨片を固定している

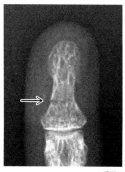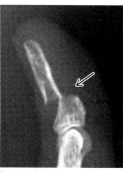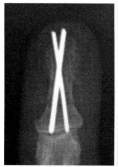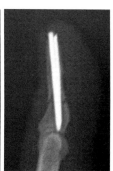

　　　　　　a．受傷時のX線像　　　　　　　　　　b．術後のX線像

図9　末節骨骨幹部骨折に対するピンニング固定
a：末節骨骨幹部の横骨折で背側に転位を認める（矢印）
b：整復後に指尖部よりピンニング固定を行った

2．引き寄せ鋼線締結法固定

1）概要

テンションバンドワイヤリング（tension band wiring）法とも呼ばれる．キルシュナー鋼線で骨折を固定した後，張力のかかる側に軟鋼線をかけて締結することにより，張力を吸収し，骨折部に圧迫力をかける方法である（図10）．

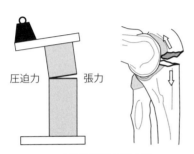

a．肘頭骨折の模式図　　　　b．骨折を整復してキルシュナー鋼線で固定後

図10　テンションバンドワイヤリング法の原理
a：肘頭骨片が上腕三頭筋に牽引され，肘頭骨片が転位する
b：張力のかかる背側に軟鋼線をかけて締結することにより，骨折部に圧迫力がかかる

2）適応

上腕骨大結節骨折，上腕骨内側・外側上顆骨折，肘頭骨折，手指骨の靱帯剥離骨折，手指の関節固定などがある．

3）画像所見（図11～13）

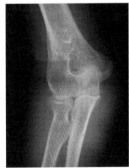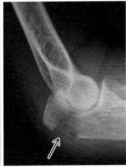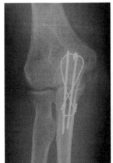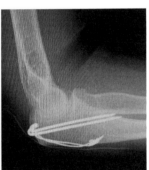

a．受傷時のX線像　　　　　　　　b．術後のX線像

図11　肘頭骨折に対するテンションバンドワイヤリング法による固定
a：肘頭骨片の転位を認める（矢印）
b：骨折部を整復後，2本のキルシュナー鋼線を平行に刺入し，背側を軟鋼線で8の字締結することにより，骨折部を圧迫固定している

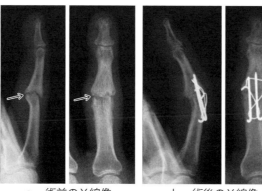

a．術前のX線像　　　b．術後のX線像

図12　手指の変形性関節症に対するテンションバンドワイヤリング法による関節固定
　a：PIP関節の変形性関節症を認める（矢印）
　b：関節面の両端を削って形を適合させ，テンションバンドワイヤリング法で関節固定を行っている

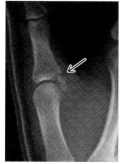 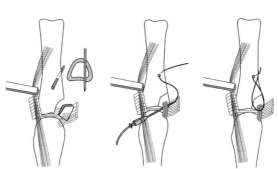 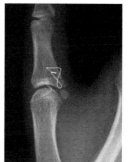

a．術前のX線像　　b．側副靱帯剥離骨折に対するテンションバンドワイヤリング法の模式図　　c．術後のX線像

図13　側副靱帯剥離骨折に対するテンションバンドワイヤリング法による固定
　a：母指MP関節における側副靱帯付着部の剥離骨折を認める（矢印）
　b：剥離骨片を軟鋼線で8の字締結固定している

3．プルアウト固定

1）概要

　プルアウト（pull out）法は，細い軟鋼線（または非吸収糸）を組織にかけ，骨孔に通して対側で締結することにより組織を引き寄せて固定する方法である．主には靱帯や腱の付着部の裂離骨折に用いられる．スクリュー固定が困難な小骨片の固定が可能で優れた方法であるが，手技が煩雑なため，近年より簡便なスーチャーアンカー法に代用されるようになってきた．

2）適応

　手指の靱帯損傷・裂離骨折，三角線維軟骨複合体損傷，尺骨鉤状突起骨折などがある．

3）画像所見（図14, 15）

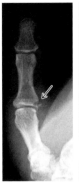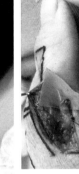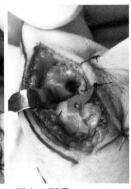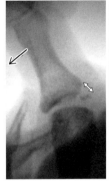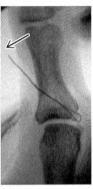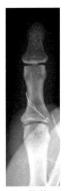

a．術前のX線像　　b．術中の所見　　c．術中の透視所見　　d．術後のX線像

図14　母指MP関節における尺側側副靱帯の剥離骨折に対するプルアウト固定

a, b：尺側側副靱帯に付着する剥離骨片を認める（a：矢印）
c, d：固定前は橈屈ストレス（c：黒矢印）で不安定性を認める（c：白矢印）が，固定後は安定している

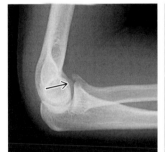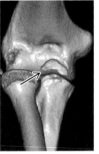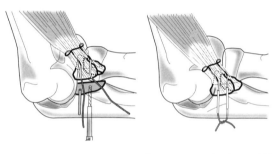

a．術前のX線像　　b．術前の3D-CT　　c．鉤状突起骨折に対するプルアウト固定（lasso法）の模式図

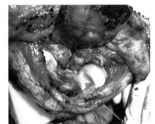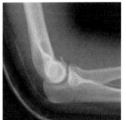

d．術中の所見　　e．術後のX線像

図15　尺骨鉤状突起骨折に対するプルアウト固定（lasso法）

a, b：鉤状突起先端の裂離骨折を認める（矢印）
c：骨片に付着した前方関節包と上腕筋を一塊にして非吸収糸をかけ，その非吸収糸を骨孔に通して背側で締結することで，骨片を引き寄せて固定をしている
d：剥離骨片に非吸収糸をかけ，非吸収糸を背側に引き出したところ
e：滑車前方に浮いていた尺骨鉤状突起骨片が，十分に引き寄せられて固定されている

4．スクリュー固定
1）概要
　スクリュー固定は，骨片どうしを固定するために単独，あるいはプレートやワッシャーと併用して用いられる．スクリューの形状には，皮質骨スクリュー（cortical screw），海綿骨スクリュー（cancellous screw），ロッキングスクリュー（locking screw），中空スクリュー（cannulated screw），ヘッドレススクリュー（headless screw）などがある．

　海綿骨スクリューは，皮質骨スクリューよりスクリュー軸に対してネジ山が深く，海綿骨に対する把持力が高められている．ロッキングスクリューは，ロッキングプレート（後述）とともに用いられ，スクリューヘッドがプレートにロックする機構を有することにより，固定性を発揮する．中空スクリューは，スクリュー内部が中空となっており，ガイドワイヤーを中空部に通して挿入する．ガイドワイヤーを用いることによって至適位置にスクリューを挿入するのが容易となり，経皮でのスクリュー固定に用いられることが多い．ヘッドレススクリューは，スクリューヘッドを欠いた構造をしており，埋没させて使用する．そのため，関節面から挿入せざるをえないような部位（舟状骨，橈骨頭，上腕骨小頭など）に用いられる．このほか，手前側のドリル孔をネジ山径より大きくすることにより，両骨片間に圧迫をかけることができるスクリュー固定もある．このような固定方法をラグスクリュー（lag screw）固定と呼ぶ（図16）．

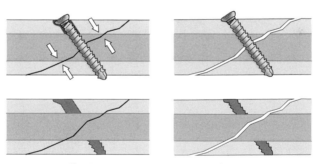

図16　ラグスクリュー固定の原理
a：手前側のドリル孔をネジ山径より大きくすると，スクリューを締め上げることにより骨片間に圧迫がかかる
b：そのままスクリューを挿入した場合は骨片間に圧迫はかからない

2）適応
　鎖骨骨幹部骨折，上腕骨内側・外側上顆骨折，手指骨骨折，手指の関節固定などがある．

3）画像所見（図17〜22）

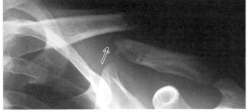 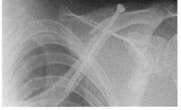

　　　a．術前のX線像　　　　　　　　b．術後のX線像
図17　鎖骨骨幹部骨折に対する髄内スクリュー固定
a：鎖骨骨幹部の短斜骨折を認める（矢印）
b：経皮的に髄内に中空スクリューを挿入して固定している

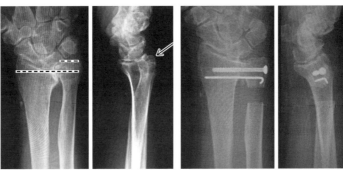

　　　a．術前のX線像　　　　　　　　b．術後のX線像
図18　関節リウマチに対する手関節形成術（Sauvé-Kapandji法）
a：正面像で尺骨プラス変異（尺骨遠位端が橈骨遠位端より長い），側面像で尺骨頭の背側亜脱臼を認める（矢印）
b：尺骨を骨切し，遠位橈尺関節を関節固定し，尺骨頭を中空スクリューとキルシュナー鋼線で固定している

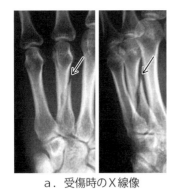 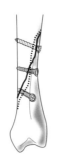   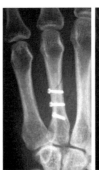 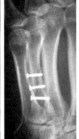

　a．受傷時のX線像　　b．ラグスクリュー固定の模式図　　c．術後のX線像
図19　中手骨骨幹部骨折に対するラグスクリュー固定
a：環指中手骨骨幹部のらせん骨折で，回旋変形を認める（矢印）
b：骨折線に直交するようにラグスクリューを挿入する
c：骨折部を整復し，3本のラグスクリューで固定している

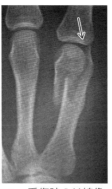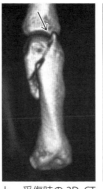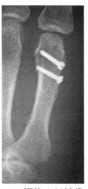

a．受傷時のX線像　b．受傷時の3D-CT　c．術後のX線像

図20　中手骨骨頭骨折に対するラグスクリュー固定
a，b：中手骨骨頭から頸部にかけての斜骨折を認め，関節面に段差が生じている（矢印）
c：関節面を整復し，2本のラグスクリューで固定している

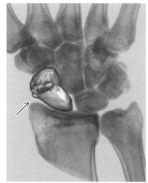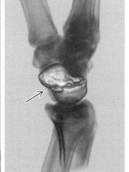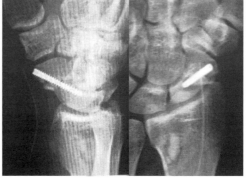

a．術前の3D-CT　　　　　　　　　　　b．術後のX線像

図21　舟状骨骨折偽関節に対するヘッドレススクリュー固定
a：舟状骨腰部に偽関節を認める（矢印）
b：偽関節部に橈骨から骨移植を行い，ヘッドレススクリューを用いて固定している

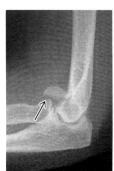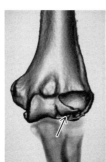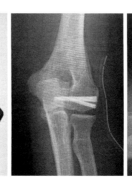

a．受傷時のX線像　　　b．受傷時の3D-CT　　　　c．術後のX線像

図22　上腕骨小頭骨折に対するヘッドレススクリュー固定
a，b：転位した三日月状の小頭骨片が確認できる（矢印）
c：小頭骨片を整復後，ヘッドレススクリュー2本で固定している

5．プレート固定
1）概要

プレート固定は，骨折部位や目的に応じてさまざまな形状のプレートが存在する．プレートの機能により，圧迫プレート，保護プレート，支持プレート（バットレスプレート），架橋プレート，テンションバンドプレートがある．近年，スクリューヘッドとプレートがロックされるロッキングプレートが普及した．スクリューヘッドがプレートに固定されることによって，プレートが骨を圧迫することなく固定される（図23）．現在，さまざまな部位の解剖学的形状のプレート（アナトミカルプレート）が存在するほか，手指に用いる小さなプレートでもロッキングプレートが利用できるようになった．

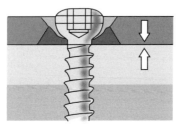 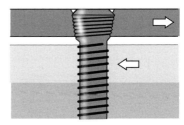

　　　a．従来のプレートの模式図　　　b．ロッキングプレートの模式図
図23　従来のプレートとロッキングプレートの違い
a：スクリューを締め上げるとプレートが骨皮質に押しつけられ，摩擦力により安定性を得る
b：スクリューヘッドがプレートにロックする機構を有し，摩擦力に頼らない固定（角状安定性）が得られる

2）適応

ほとんどの部位で適応となるが，可動する関節面には設置できない．例えば，全面が関節面であるような骨（例えば，舟状骨など）では設置する部位がなく，適応となりにくい．なお，各部位に応じたアナトミカルプレートが存在する．

3）画像所見（図24〜31）

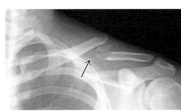 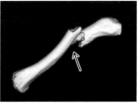 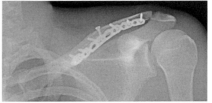

　　　a．受傷時のX線像　　　　b．受傷時の3D-CT　　　　c．術後のX線像
図24　鎖骨骨折に対するラグスクリュー固定および保護プレート固定
a，b：鎖骨中1/3に第3骨片を伴う骨幹部骨折を認める（矢印）
c：骨片間をラグスクリュー固定した後，前下方よりプレート固定を行っている．プレートは曲げ応力と回旋応力を中和し，ラグスクリュー固定を保護する役割をしている（保護プレート固定）

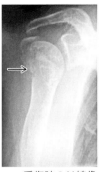 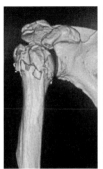 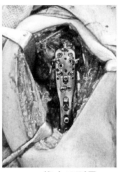 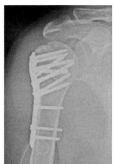

　　a．受傷時のX線像　　b．受傷時の3D-CT　　c．術中の所見　　d．術後のX線像

図25　上腕骨近位部骨折に対するロッキングプレート固定

a, b：上腕骨近位部骨折，小結節および大結節骨折を認める（矢印）
c：肩甲下筋腱，棘上筋腱，棘下筋腱に非吸収糸をかけ，プレートにくくりつけて固定することにより，腱板に牽引される小結節および大結節骨片の固定力を強化している
d：上腕骨近位用のアナトミカル・ロッキングプレートを使用して固定している

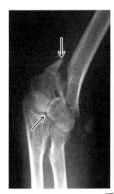 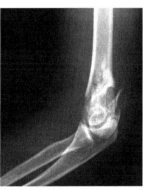 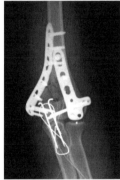 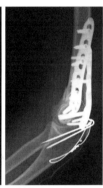

　　　　a．受傷時のX線像　　　　　　　　b．術後のX線像

図26　上腕骨遠位部骨折に対するロッキングプレート固定

a：上腕骨顆部・顆上部骨折を認める（矢印）
b：肘頭を骨切して展開し，関節面を整復後，内側・外側後方からそれぞれアナトミカル・ロッキングプレートで固定している．骨切した肘頭はテンションバンドワイヤリング法で固定している

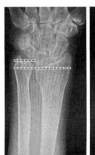 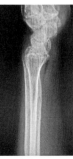 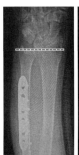 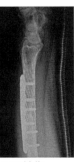 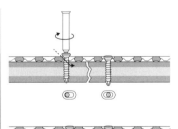

　　a．術前のX線像　　　　b．術後のX線像　　　c．圧迫プレート固定の模式図

図27　尺骨突き上げ症候群に対する尺骨短縮骨切術における圧迫プレート固定

a：尺骨プラス変異（尺骨遠位端が橈骨遠位端より長い）を認める
b：尺骨短縮骨切術後，尺骨プラス変異が改善されている．骨切部は圧迫プレート固定を行っている
c：スクリューホールの形状により，偏心性にスクリューを挿入して締めていくとスクリューヘッドが滑り込むように動き，骨片間に圧迫力がかかる

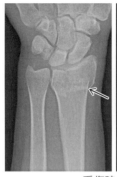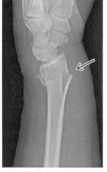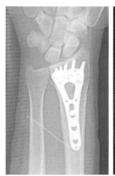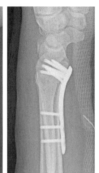

a．受傷時のX線像　　　　　　　b．術後のX線像

図28　橈骨遠位端骨折（Colles骨折）に対する掌側ロッキングプレート固定
a：遠位骨片の背側転位を認める（矢印）
b：掌側ロッキングプレートにて固定している．遠位端骨折用のアナトミカルプレートを使用している

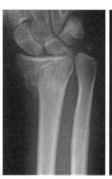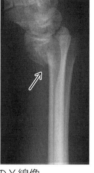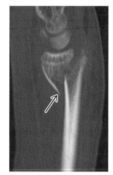

a．受傷時のX線像　　　　b．受傷時のCT矢状断像

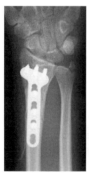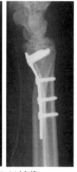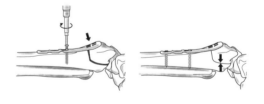

c．術後のX線像　　　　　d．バットレスプレート固定の模式図

図29　橈骨遠位端骨折（掌側Barton骨折）に対するバットレスプレート固定
a，b：遠位骨片の掌側への転位を認める（矢印）
c：掌側からバットレスプレート固定を行っている
d：掌側からプレートを圧迫固定することによって，掌側に転位した骨片が整復・固定される

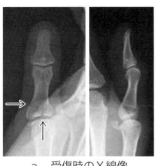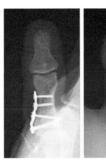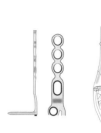

a．受傷時のX線像　　b．受傷時の　　　c．術後のX線像　　d．コンディラープレー
　　　　　　　　　　　CT冠状断像　　　　　　　　　　　　　　トの模式図

図30　母指基節骨関節内骨折に対するコンディラープレート固定

a，b：関節内にT字型の骨折を認める（矢印）
c：コンディラープレートを用い，ブレード部分で関節面を支えて関節面の陥没を防ぐようにして固定している
d：プレートの一端にプレートと直交するブレード部があり，角状安定性を発揮する

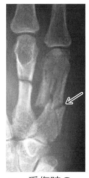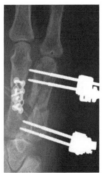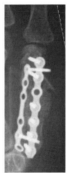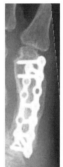

a．受傷時の　　b．初回手術後の　c．内固定変　d．術後1
　　X線像　　　　　X線像　　　　　更後の　　　年のX
　　　　　　　　　　　　　　　　　X線像　　　線像

図31　小指中手骨粉砕骨折に対する架橋プレート固定

a：小指中手骨の粉砕骨折を認める（矢印）
b：軟部組織不良のため，創外固定を設置した
c：腸骨移植後に2枚のプレートで架橋し，骨長を維持するよう
　に固定している（架橋プレート固定）
d：骨癒合が得られている

6．髄内釘固定

1）概要

　髄内釘固定は，長幹骨の骨折を固定するのに適した固定方法である．髄腔に挿入された髄内釘が，支柱の役割を果たす．主に長幹骨の骨幹部骨折に用いられるが，近年，髄内釘のデザインや手術手技の工夫で，骨幹端骨折にも適応が広がった．一般的に，骨折部を展開することなく，その近位（順行性）あるいは遠位（逆行性）から髄腔に挿入するため，骨折部の骨膜血行を阻害しない．

2）適応

　上肢では上腕骨がよい適応である．前腕骨は解剖学的整復と回旋に対する固定力が求められるため，髄内釘固定は不向きである．

3）画像所見（図32, 33）

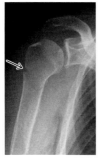
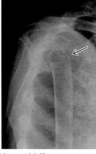
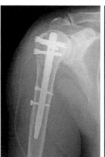
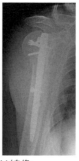
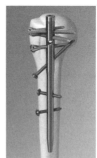

a．受傷時のX線像　　　　　　　　b．術後のX線像　　　　c．上腕骨近位部骨折用の髄内釘

図32　上腕骨近位部骨折に対する髄内釘固定

a：外科頸骨折を認める（矢印）
b：骨折部が整復され髄内釘により固定されている
c：骨質が不良な上腕骨骨頭の固定性を高めるため，多方向から複数本のスクリューが挿入できるようデザインされている（MultiLoc Humeral Nail®；Depuy-Synthes 社）

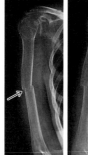
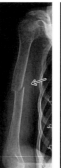
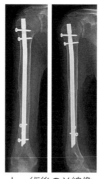

図33　上腕骨骨幹部骨折に対する順行性髄内釘固定

a：上腕骨骨幹部に横骨折を認める（矢印）
b：順行性髄内釘（近位から挿入）で固定している

a．受傷時のX線像　　b．術後のX線像

7．スーチャーアンカー固定

1）概要

スーチャーアンカー固定とは，ねじ山が形成されたアンカーに縫合糸が取り付けられており，アンカーを骨に打ち込み，その縫合糸によって組織を骨に固定する（**図34**）．プルアウト法と同様，主に靱帯断裂や剥離骨折に用いられる．

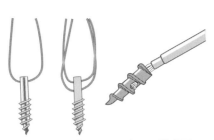
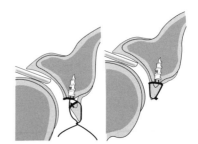

a．スーチャーアンカーの模式図　　b．スーチャーアンカーを用いた肩関節関節唇損傷の修復術

図34　スーチャーアンカー固定

a：ねじ山が形成されたアンカーに縫合糸が取り付けられている
b：アンカーを骨に打ち込み，関節窩より剥がれた関節唇を縫合して縫着している

2）適応

腱板断裂，上腕骨大結節骨折，肘関節の内側・外側側副靱帯断裂，三角線維軟骨複合体損傷，手指の靱帯断裂および裂離骨折などがある．

3）画像所見（図35～37）

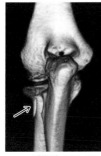
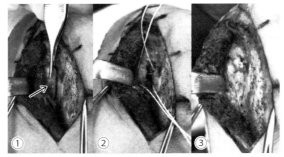

a．受傷時の3D-CT　　　　　　　　b．術中の所見

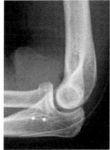
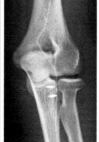

c．術後のX線像

図35　肘関節の外側側副靱帯付着部の剥離骨折に対するアンカーを用いた固定
a：肘関節外側側副靱帯複合体の付着部，尺骨の回外筋稜（supinator crest）の剥離骨折を認める（矢印）
b：後方より展開し，剥離骨片が確認できる（矢印）．2本のアンカーを用いて骨片を固定している
c：骨片が整復されており，尺骨に打ち込まれたアンカーが確認できる

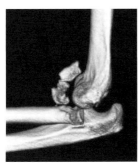
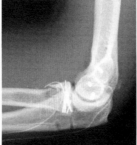

a．受傷時の3D-CT　　　　　　b．術後のX線像

図36　肘関節脱臼骨折（terribly triad）の靱帯修復
a：肘関節脱臼骨折（橈骨頭骨折と尺骨鉤状突起骨折を伴う複合損傷）を認める
b：粉砕した橈骨頭をキルシュナー鋼線とヘッドレススクリューで整復固定後，鉤状突起骨片をプルアウト固定し，内側・外側側副靱帯の断裂をアンカーを用いて固定している

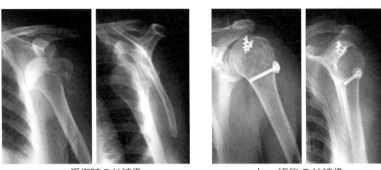

a．受傷時のX線像　　　　b．術後のX線像

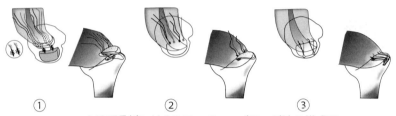

① ② ③
c．大結節骨折に対するスーチャーブリッジ法の模式図

図37　上腕骨大結節骨折に対するスーチャーブリッジ固定（文献5）より改変引用）

a：肩関節の前方脱臼を伴う上腕骨大結節骨折を認める
b：脱臼を整復後，スーチャーブリッジ法で大結節骨片を固定している
c：大結節骨片の内側にアンカーを挿入後，腱板と骨片の境界に縫合糸を下面から通して腱板上に糸を出し，マットレス縫合して骨片の整復を行う．さらに上腕骨頭外側に打ち込んだアンカー，もしくはポストスクリューに縫合糸を通し，骨片を押さえつけるようにして固定する

【文　献】
1) 内田淳正（監），中村利孝，他（編）：標準整形外科学　第11版．医学書院，2011
2) Ruedi TP, 他（著編），糸満 盛憲（編）：AO法骨折治療 第2版．医学書院，2010
3) Jupiter JB, 他（著），田中 正（監訳）：AO法骨折治療—Hand and Wrist．医学書院，2006
4) AO Foundation：AO Surgery Reference．(https://www2.aofoundation.org/wps/portal/surgery) 2018年3月9日閲覧
5) 上野 栄和，他：上腕骨大結節骨折に対してブリッジングスーチャーテクニックを用いた手術治療．整形・災害外科　**53**：397-400，2010

第Ⅲ章

リハビリテーション・アプローチで確認すべき画像のポイント

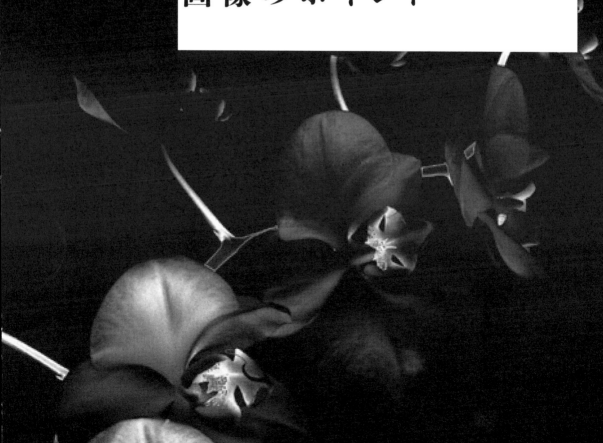

各種画像評価のポイント

　X線像では，骨折，骨腫瘍，骨髄炎，骨系統疾患，関節炎などの骨病変の異常を捉えることができる．X線像は三次元の生体組織を二次元に描写しているため，1枚の画像からその立体的位置関係を把握することが難しい．少なくとも2方向，あるいは3方向の画像から立体を正しく把握することが重要である．ただし，転位の少ない骨折はX線像だけでは骨折の程度および状態がわかりにくい場合がある（不顕性骨折）．このような場合，CTから骨折の程度や状態を把握することができる（図1）．靱帯損傷患者には，ストレスX線撮影が行われることがある（図2）．これらの画像所見から術前の状態を把握し，また手術記録および術後の画像より行われた治療法や術式を理解し，さらにこれらの組織の修復過程を考慮したうえで，運動ストレスを決定しなければならない．

　CTでは，重なり像のない横断画像が得られ，X線像の補助的役割を担う．CT横断像や3D-CTは，関節内骨折などの評価に有用である．例えば，X線像で関節内に骨折線が及んでいないと判断できても，CTでは関節内に骨折が及んでいたということも経験する．したがって，受傷時のCTから関節内骨折の骨片の転位の程度，関節面の段差の有無などを詳細に評価することが重要である（図3）．一般的に関節内骨折では関節軟骨損傷を伴うため，関節外骨折と比べて予後が不良である．セラピストは関節内に骨折が及んでいるか事前に画像を評価し，運動療法や予後予測に役立てる必要がある．

　MRIでは，主に軟部組織の状態を把握することができる．手関節では手根間靱帯や三角線維軟骨複合体など，肘関節では側副靱帯や筋腱起始部など，肩関節では腱板や関節唇などの状態を評価することが可能である．また，手指の腱の連続性も評価することが可能である（図4）．

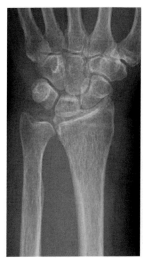 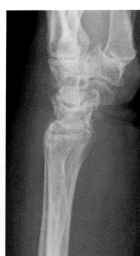 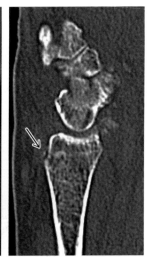

　　a．X線正面像　　　　　　b．X線側面像　　　　　　c．CT矢状断像

図1　X線とCTの比較

橈骨遠位端骨折症例．X線正面像（a）と側面像（b）では明らかな所見を認めない．同日に撮影したCT矢状断像（c）では，橈骨遠位端の背側骨皮質の不連続性を認める（矢印）

軟部組織に炎症が生じた場合，T1強調像で低信号，T2強調像において高信号で描出される．

関節造影検査では，目的とする関節内に造影剤を注入し，病変を確認するために行われる．関節唇，半月板，靱帯，腱，関節軟骨，遊離体など関節内を中心とした病変の診断に使用される．上肢では肩腱板断裂や関節唇損傷，上腕骨外側上顆炎や三角線維軟骨複合体損傷などの診断に用いられる．関節造影後のCTやMRIの撮影では，造影剤の注入で関節腔内が拡張されることにより，関節内構造が分離されることで形態評価が容易になる．また，造影剤の断裂部への入り込みや断裂部から漏出がみられ，これらの所見より軟部組織の損傷の程度を推定することができる．近年は，MRIの進歩で関節内構造の描出能が高くなったことより，関節造影検査の適応が限られている[1]．

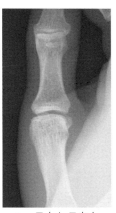 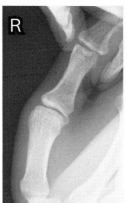 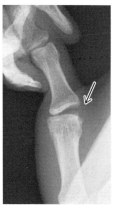

a．ストレスなし　　b．尺屈ストレス　　c．橈屈ストレス

図2　ストレスX線撮影

右母指MP関節のストレス撮影．尺屈ストレス（b）によるMP関節裂隙の開大を認めないが，橈屈ストレス（c）によりMP関節裂隙の開大を認める．これらは，右母指MP関節尺側側副靱帯損傷の所見である

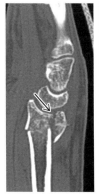 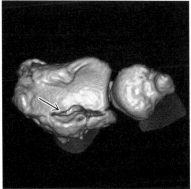 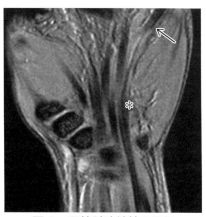

a．CT矢状面像　　　b．3D-CT

図3　関節内骨折の評価

橈骨遠位端骨折症例．CT矢状面像（a）および3D-CT（b）で関節内に骨折が及んでいるのを詳細に評価できる（矢印）

図4　屈筋腱連続性の評価

MRI 3D-FFE撮影．有鉤骨鉤（＊）より遠位で小指屈筋腱の連続性を確認できない．さらに遠位では小指の屈筋腱を確認できる（矢印）．これらは，小指屈筋腱の皮下断裂が疑われる所見である

超音波検査では、骨表面と軟部組織を同時に観察でき、リアルタイムに組織や関節を動かしながら観察する動的検査が可能である。また自由なプローブ操作により、症状を訴える部分の直下の組織観察が可能である。カラードプラ法では、腱内などの炎症性病変を描出することが可能である。近年、ポータブルの超音波画像診断装置の誕生により利便性が向上し、場所を選ばず検査が可能となった。また、組織血流の可視化を実現させるために生まれたSMI（superb micro-vascular imaging）、組織の硬さの可視化を目的として組織間のゆがみ変化を用いたPTE（real-time tissue elastography）や剪断波を使ったSWE（shear wave elastography）などの新しい技術がある。

内固定術後の画像評価のポイント

　一般的に骨接合に使用する内固定材により、関節運動が直接的に阻害されることは少ない。しかしながら、間接的にこれらに影響を及ぼすなどの合併症を生じることがある。

　基節骨折に対する経皮的鋼線固定術後は、刺入した鋼線が指伸展機構の滑走を障害し、近位指節間（PIP）関節や遠位指節間（DIP）関節の運動を制限することがある（図5）。最近では、これらの滑走に影響を与えない刺入部位が明らかとなってきた[2]。セラピストは、訓練前にX線において鋼線の刺入およびその先端部位を確認することが必要である。

　また近年、橈骨遠位端骨折に対し、掌側ロッキングプレートによる内固定術が多く行われるようになった。その合併症の一つとして、12％に手指屈筋腱の断裂が生じることが報告されている[3]。その主なリスクファクターに、厚いプレートのデザインやプレート設置位置が考えられている。特に掌側ロッキングプレートをwatershed line（図6）より遠位に設置すると、

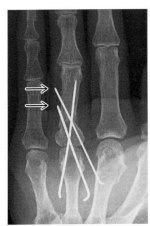

図5　鋼線の刺入およびその先端部位の確認
環指基節骨骨折に対する経皮的鋼線固定術後症例。鋼線の先端が指伸展機構と干渉して（矢印）滑走を障害し、PIP関節およびDIP関節の運動制限が生じていた

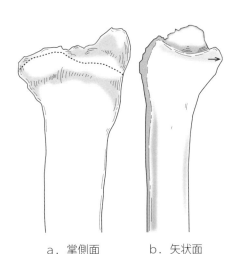

a．掌側面　　b．矢状面

図6　橈骨遠位端のwatershed line
橈骨遠位端の掌側面の点線（a）および矢状面掌側の矢印（b）のwatershed line（点線）より近位にプレートを設置するよう推奨されている

手指屈筋腱の断裂の危険性が高まることが報告されている[3,4]．そのため掌側ロッキングプレート術後は，X線により設置位置を確認することが必要である（図7）．

関節評価のポイント

関節の評価は ABCs に沿って行う．A は配列（alignment），B は骨濃度（bone density），C は関節軟骨（cartilage），s は軟部組織（soft tissue）である[5]．

1. 配 列

骨および関節のアライメントを評価する．骨アライメントは骨折により骨片が転位し，骨軸がずれることで変化する．X線像により骨アライメントの変化が整復されているかを評価する．一般的に，X線上で仮骨が確認できるのは骨折整復後4週ごろであり，それまでに行われるX線撮影は骨癒合の確認ではなく，骨折部が動いてしまっていないかを確認するために行われる[6]．われわれセラピストが運動療法を行う際は，整復後の骨アライメントが保たれているか，骨癒合の評価と併せて経時的に評価する．

関節アライメントの変化は，脱臼および亜脱臼により生じる．関節が正常なアライメントになっているか，関節適合性が保たれているかを運動療法前に必ず確認する．なお，X線でのアライメントの見かたは，第Ⅳ章の各関節の正常像を参照されたい．

2. 関節軟骨

X線上で，関節裂隙は関節軟骨の厚さを反映している．したがって，関節軟骨の状態をX線像の関節裂隙から評価することが可能である．関節軟骨の破壊や摩耗が生じると，関節裂隙が狭小化する．また，併せてX線像やCT断層像から関節面に不整が生じていないか運動療法を行う際には必ず評価する（図8）．これらが生じている場合は，関節可動域を拡大させて正常な関節機能を獲得することが困難である．さらに無理な可動域訓練自体が関節軟骨に負担

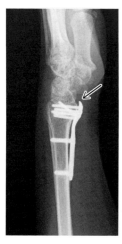

図7　掌側ロッキングプレート設置位置の確認
橈骨遠位端骨折に対する掌側ロッキングプレート固定術後のX線側面像．watershed line を越えて掌側ロッキングプレートが設置されているのを確認できる（矢印）

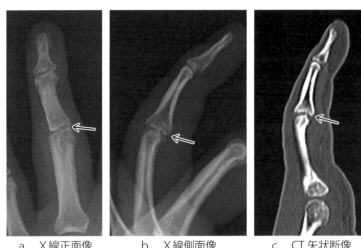

a．X線正面像　　b．X線側面像　　c．CT矢状断像

図8　関節面の評価

PIP関節内損傷症例．X線正面像（a）および側面像（b）で関節裂隙の狭小化を認める（矢印）．CT矢状断像（c）ではPIP関節面の不整を詳細に評価できる（矢印）

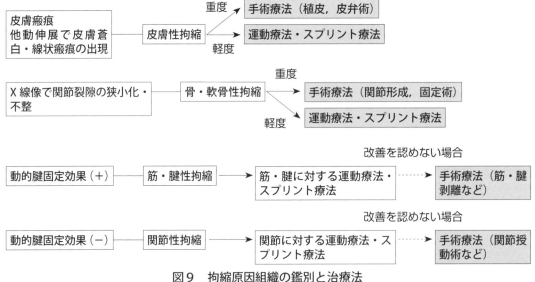

図9　拘縮原因組織の鑑別と治療法

を与え，さらに症状を悪化させることを念頭におかなければならない．画像所見および理学的所見から関節可動域制限の原因となっている対象組織を明らかにし，それらの組織に対して適切なアプローチを行わなければならない．なお，拘縮の鑑別方法と治療法を図9に示す．

3．骨濃度

骨濃度は，単位面積あたりの骨塩が減少すると低下し，X線透過性が亢進および脱灰像（demineralization）を呈する．全身的な骨塩の減少を「骨粗鬆症（osteoporosis）」，局所的に生じる場合を「骨萎縮（bone atrophy）」と呼ぶことが多い．骨粗鬆症では，全身性にX線透

第Ⅲ章　リハビリテーション・アプローチで確認すべき画像のポイント

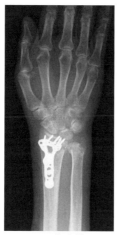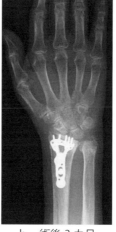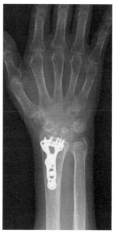

　　　　a．術直後　　　　　b．術後3カ月　　　　c．術後6カ月
図10　橈骨遠位端骨折術後に生じた複合性局所疼痛症候群（CRPS）による骨萎縮像
術直後（a）と比べ，3カ月（b）と6カ月（c）のX線像では，橈骨手根関節，手根骨間の関節裂隙の狭小化と局所的な骨萎縮よる脱灰像を認める

表1　上肢に生じる主な脱灰像（文献7）より引用）

1．均一な脱灰像
・加齢による骨粗鬆症
・内分泌疾患（糖尿病，甲状腺機能亢進症など）
・ステロイド性骨粗鬆症
・副甲状腺機能亢進症（長期透析例など）
2．関節周囲の脱灰像
・関節炎（関節裂隙狭小化を伴う）
▶関節リウマチ
▶化膿性関節炎
▶結核性関節炎
・廃用性骨粗鬆症（ギプス固定後など）
・複合性局所疼痛症候群（反射性交感神経性ジストロフィー，ズデック骨萎縮）
3．限局性脱灰像（骨融解像）
・良性骨腫瘍（多くは周辺骨硬化を伴う）
・悪性骨腫瘍（周辺骨硬化なし，骨膜反応あり）
・関節リウマチ，痛風，多発性骨髄腫など
・骨無腐性壊死

過性の亢進を認める．一方，関節炎や複合性局所疼痛症候群（CRPS：complex regional pain syndrome）では関節周囲に骨萎縮が生じる（**図10**）．また，長期間のキャスト固定後や受傷後および術後の手の不使用においても，関節周囲の骨萎縮を認めることがある．上肢に生じる主な脱灰像を**表1**に示す．

4．軟部組織

　軟部組織（皮膚，皮下脂肪組織，筋など）はX線透過性であるため，X線像では詳細な評価が困難である．しかしながら，骨折の形からその周辺の軟部組織に加わった力の大きさ，方向を推測することができる．また，転位した骨片の位置から損傷を受ける筋および腱などの軟

部組織を推し量ることができる．詳細な軟部組織の評価には MRI や超音波検査が適している．

骨折治癒の評価のポイント

　近年は，内固定法の発展に伴う強固な整復固定術により，早期の運動療法を開始することが可能となった．しかし，この内固定はあくまで骨癒合までの間，解剖学的な整復位を保持するために骨折部を架橋するためのものである．また，内固定自体が骨癒合を促進するわけではない．それらの内固定力を超える負荷は，整復した骨接合部を破綻させる危険性がある．よって，筋力強化訓練や上肢への荷重負荷は，原則として骨折治癒が得られた後に開始する．また，男性の平均握力が 463N とした場合，橈骨遠位端には 2,410N が加わる計算となり[8]，近年のどの内固定または外固定を用いてもこれに耐えうることができない．そのため，最大握力などの筋力計測も骨癒合が確認できた後に実施すべきである．骨折治癒とは，骨折部の力学的特性，特に力学的強度の回復と定義され，①臨床所見，②画像検査，③力学試験などの指標に基づいて行われる[9]．ここでは，臨床的に用いられることが多い，①臨床所見，②画像検査について概説する．

1. 臨床所見

　臨床上の判断として，①骨折部の疼痛や圧痛の有無，②荷重ができるかどうか，③荷重時の疼痛の有無などがある．しかし，これらは患者の状態を主観的に評価したものであり，信頼性や妥当性に問題が残るといわれている[9]．そこで，Gurlt による骨の平均癒合期間（**表2**）をもとに骨折治癒に要する標準的な期間を予測することができる．ただし，これらは本来の強度を回復するまでの期間ではなく，架橋性仮骨が形成されるまでの最短の期間を示すものとされている[11]．

2. 画像所見

　X 線像により「正面および側面の 2 方向の X 線で対面する 4 カ所の皮質のうち，3 カ所以上に骨性架橋が完成した状態」が，長管骨骨折の骨癒合完了の目安とされ，ゴールドスタンダードとして用いられている[9]（**図11，12**）．近年は強固な整復位を保つために複数の内固定材が

表2　Gurltによる骨の平均癒合期間（文献10)より引用）

部　位	平均癒合期間（週）
中手骨	2
肋　骨	3
鎖　骨	4
前腕骨	5
上腕腕骨骨幹部	6
上腕骨頸部，脛骨	7
下腿両骨	8
大腿骨骨幹部	8
大腿骨頸部	12

用いられ，このためX線上で内固定材と骨折部が重なり合い，癒合状態を詳細に評価できない場合がある．ただし，最近のソフトウエアの進歩によりアーチファクトが軽減したCTより骨折部の癒合状態を詳細に評価することが可能となっている．

その他の注意すべきポイント

1. 異所性骨化

異所性骨化とは，骨外の軟部組織に成熟した骨化巣が形成される病態である[12]．直接的な外傷，頭部外傷，熱傷後に生じることが多い[13]．特に上肢では肘関節で生じることが最も多く，熱傷や骨折・脱臼に続発して生じ[14]（**図13**），肘関節の内側側副靱帯の後線維束が好発部位である[15]（**図14**）．肘の広範な異所性骨化は，重大な拘縮をもたらし，まれに完全な強直を招くことがある．原因はさまざま考えられているが，暴力的なリハビリテーションがその一つと考えられている[15]．

われわれセラピストは，X線像において整復位や骨癒合の経時的な評価を行うだけでなく，異所性骨化が生じていないかを合わせて確認することが重要である．異所性骨化の発生の有無にかかわらず，疼痛自制内での可動域訓練が原則であるが，画像上に異所性骨化を認めた際は，

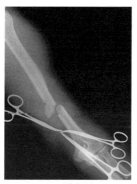
a．受傷時

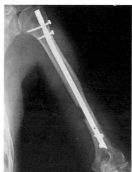
b．骨接合術直後

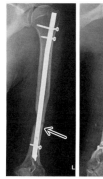
c．術後 2.5 カ月

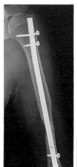
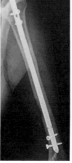
d．術後 6 カ月

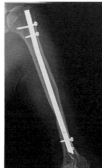
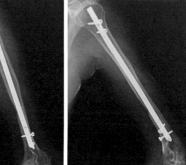
e．術後 12 カ月

図11　上腕骨骨幹部開放骨折の骨癒合像
上腕骨骨幹部開放骨折に対し，髄内釘による骨接合術が行われた．術後 2.5 カ月（c）で仮骨の形成が確認され（矢印），術後 6 カ月（d）で皮質骨の骨性架橋により骨折線がわかりにくくなっている．術後 12 カ月（e）には，骨折線が消失するとともに骨欠損部にも骨形成を認め，骨癒合が得られたのを確認できる

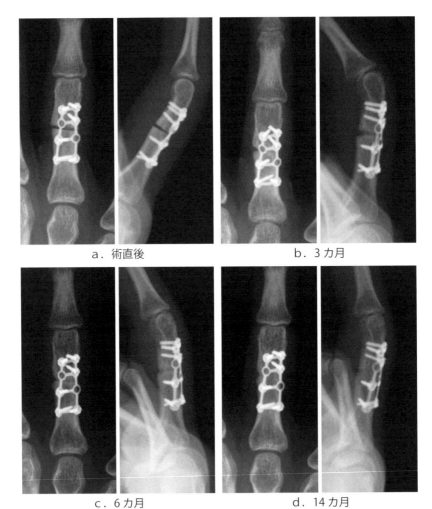

a．術直後　　　　　　　　b．3カ月

c．6カ月　　　　　　　　d．14カ月

図12　環指基節骨変形治癒に対する矯正骨切り術後の骨癒合像
術直後（a）にあった骨切り部の楔状の隙間に，術後3カ月（b）で仮骨の形成が確認できる．術後6カ月（c）には隙間が仮骨で埋まり，14カ月（d）には骨癒合が得られた

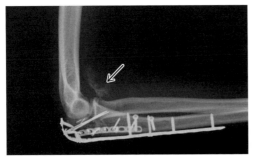

図13　肘関節外に生じた異所性骨化（X線側面像）
肘頭骨折に対するプレート固定術後に肘関節外に生じた異所性骨化（矢印）

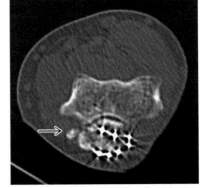

図14　肘関節内側側副靱帯に生じた異所性骨化（CT軸位断像）
肘頭骨折に対するテンションバンドワイヤリング術後に生じた内側側副靱帯後線維束の異所性骨化（矢印）

自動運動を主体としたより愛護的な可動域訓練にとどめ，訓練後のアイシングを徹底する．なお，異所性骨化による可動域制限には，骨化巣の外科的切除が適応となる．

2. 内固定材抜去後の注意点

　金属製プレートを用いた骨折固定法の利点は，それらによって得られる骨折部の安定性により，隣接関節の早期可動域訓練が可能となり，受傷肢の早期機能回復が期待されることである．しかし，欠点はプレート抜去後の再骨折である．プレート抜去後の再骨折は，前腕骨において約25％に発生すると報告がある[16]．その原因は，骨折部の骨癒合の障害以外にプレート直下に生じる皮質骨の脆弱化が考えられている．これらを解決するために骨膜血行を温存可能なロッキングプレートが使用されるようになり，また術後1年以上待ってからプレートを抜去するよう推奨されている[17]．

　プレート抜去後の再骨折の75％は，抜去後の1カ月以内に発生していることから[18]，6週間ギプスやスプリントで固定し，大きな外力から保護するとともに，3カ月間は運動を避けることが必要との意見もある[15, 17]．プレート抜去後は早期から自動可動域訓練が可能であるが，外出時と夜間就寝時はスプリントで保護し，重労働作業やスポーツ活動を3カ月間は控えるよう指導する必要がある．

【文　献】

1) 大橋健二郎：関節造影の現状—透視下，MRI，CT関節造影の臨床応用．臨床画像　**29**：938-951，2013
2) 田中利和，他：基節骨基部骨折に対する術後可動域制限の少ない鋼線固定術．日本手外科学会雑誌　**30**：346-349，2013
3) Imatani J,et al: An anatomical study of the watershed line on the volar, distal aspect of the radius: implications for plate placement and avoidance of tendon ruptures. *J Hand Surg*　**37A**：1550-1554, 2012
4) Orbay JL,et al: Current concepts in volar fixed-angle fixation of unstable distal radius fractures. *Clin Orthop Relat Res*　**445**：58-67, 2006
5) 福田国彦：単純X線写真．福田国彦（編）：骨軟部画像診断のここがポイント．羊土社，2007，pp12-15
6) 浅野昭裕：運動療法に役立つ単純X線像の読み方．メジカルビュー社，2011，pp38-45
7) 金谷文則：画像診断．斎藤英彦，他（編）：手外科診療ハンドブック改訂第2版．南江堂，2014，pp26-42
8) Putnam MD, et al: Distal radial metaphyseal forces in an extrinsic grip model: implications for postfracture rehabilitation. *J Hand Surg*　**25A**：69-75, 2000
9) 渡部欣忍：骨折治癒評価法—現状と将来展望．関節外科　**36**：318-327，2017
10) 石井清一，他（監）鳥巣岳彦，他（編）：標準整形外科学 第8版．医学書院，2002，p598
11) 酒井昭典：骨折治癒時期の決定．酒井昭典，他（編）：骨折の治療指針とリハビリテーション．南江堂，2017，pp6-9
12) Salazar D,et al: Heterotopic ossification of the elbow treated with surgical resection: risk factors, bony ankylosis, and complications. *Clin Orthop Relat Res*　**472**：2269-2275, 2014
13) Abrams GD,et al: Risk factors for development of heterotopic ossification of the elbow after fracture fixation. *J Shoulder Elbow Surg*　**21**：1550-1554, 2012
14) Summerfield SL, et al: Heterotopic ossification of the elbow. *J Shoulder Elbow Surg*　**6**：321-332, 1997
15) 和田卓郎，他：外傷性異所性骨化．石井清一（編）：肘診療マニュアル 第2版．医歯薬出版，2007，pp55-56
16) Hidaka S, et al: Refracture of bone the forearm after plate removal. *J Bone Joint Surg*　**64A**：1241-1243, 1984
17) 千馬誠悦，他：プレート抜去後に生じた前腕骨骨折．東北整形災害外科紀要　**46**：77-81，2002
18) Rumball K, et al: Refractures after forearm plat removal. *J Orthop Trauma*　**4**：124-129, 1990

第Ⅳ章

画像に基づいた上肢運動器疾患のアプローチ

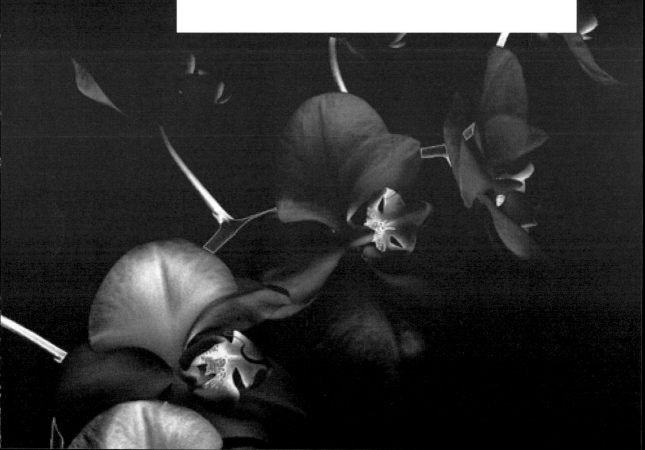

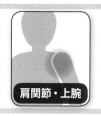

1. 肩関節の正常像

肩関節・上腕

X線像

　肩関節のX線像は，正面像（図1）とY-viewが多く用いられる．正面像では表1の指標を観察する．特に関節窩に対する骨頭の上下偏位は，肩甲上腕関節の上下方向の安定性を推測する指標となり，その正常な指標は「Moloney's arch」と呼ばれ，上腕骨と肩甲骨の下方の辺縁がきれいな弧を描く状態とされている（図1）．また，肩峰骨頭間距離（AHI：acromio-humeral interval）は関節窩に対して骨頭が上方偏位すると狭小化する指標である（図1）．AHIの経時的な評価で肩甲上腕関節における上下方向の安定性の変化を推察できる．特にAHIが6mm以下の場合は，腱板断裂を疑う所見とされている[1]．Y-viewでは肩峰下腔の観察に有利な撮像であり（図2），主に表2の指標を確認する．特に肩峰の骨棘や形態パターン（図3）は，正面像で確認できる関節窩に対する骨頭の上方偏位がない症例でも，肩峰下腔が狭小化する可能性を推察する指標となる．

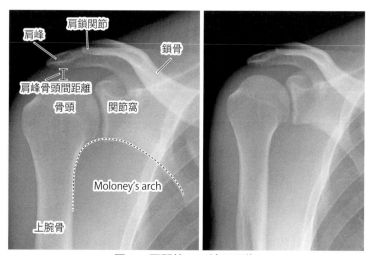

図1　肩関節のX線正面像

表1　肩関節のX線正面像で確認する指標

・関節窩に対する骨頭の上下の位置関係— Moloney's arch
・肩峰に対する骨頭の位置関係—肩峰骨頭間距離（AHI）
・肩甲上腕関節の裂隙，関節症性変化
・肩峰下の骨棘
・肩峰下腔における石灰沈着
・肩鎖関節の変性および変形

MRI

肩関節のMRIは，基本的に①軸位断（axial），②斜位冠状断（oblique coronal），③斜位矢状断（oblique sagittal）で撮影する．

軸位断像では，前後の関節唇や肩甲下筋腱，結節間溝の観察に優れている（図4）．特に関節窩中央レベル（図4b）では三角筋の萎縮や脂肪浸潤を観察でき，三角筋の機能的予後の予

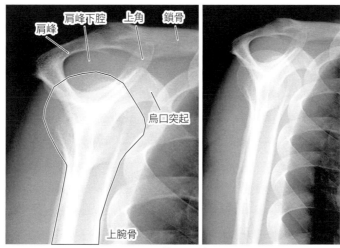

図2　肩関節のX線Y-view

表2　肩関節のX線Y-viewで確認する指標

- 肩峰の形態
- 肩峰下の骨棘
- 肩峰下腔における石灰沈着

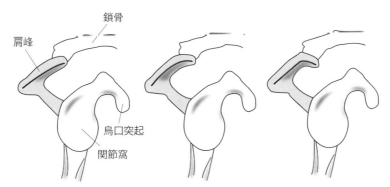

a．タイプⅠ：flat　　b．タイプⅡ：curved　　c．タイプⅢ：hooked

図3　肩峰形態のパターン
タイプⅡおよびタイプⅢはタイプⅠに比べ肩峰下腔が狭小化しやすい．

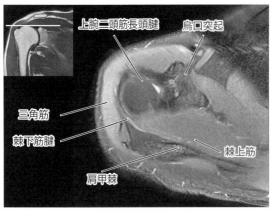
a．関節内長頭腱レベル

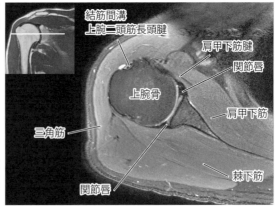
b．関節窩中央レベル

図4　MRI軸位断像（脂肪抑制T2強調像）

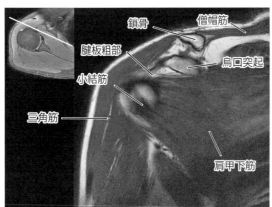
a．肩甲下筋レベル

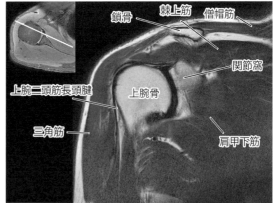
b．長頭腱レベル

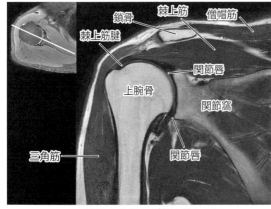
c．関節窩中央および棘上筋レベル

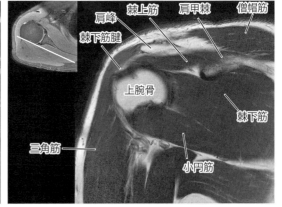
d．棘下筋レベル

図5　MRI斜位冠状断像（T2強調像）

測に用いることができる．また，関節窩に対する上腕骨頭の前後偏位を観察でき，肩甲上腕関節の前後方向の安定性を推測する指標となる．

　斜位冠状断像では，上下の関節唇や棘上筋腱および棘下筋腱，肩峰下腔の観察に優れている（図5）．特に関節窩中央レベルおよび棘上筋レベル（図5c）では関節窩に対する上腕骨頭の

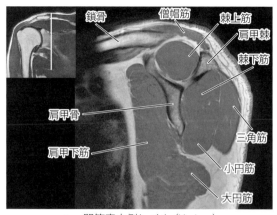 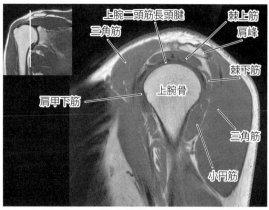

a．関節窩内側レベル（Y-view）　　　　　　　　b．小結節レベル
図6　MRI斜位矢状断像（T1強調像）

上下偏位を観察でき，肩甲上腕関節の上下方向の安定性を推測する指標となる．

斜位矢状断像では，腱板および腱板筋群の短軸像の観察に優れている（図6）．特に Y-view と呼ばれる関節窩内側レベル（図6a）は，腱板筋群の筋萎縮や脂肪浸潤の評価に用いられる．腱板筋群の脂肪浸潤は Goutallier 分類[2]（図7）が用いられ，腱板筋群（肩甲下筋，棘上筋，棘下筋，小円筋）それぞれの機能的予後や断裂腱縫合後の再断裂リスクの予測に用いることができる．

超音波画像

本稿では，リハビリテーション・アプローチに役立つ機能的障害の指標となる超音波画像について解説する．特に骨および関節のアライメントや，筋の形態および収縮動態の評価方法について述べる．

1．骨および関節のアライメント

肩関節の超音波で評価されている骨および関節のアライメントの指標として，①肩峰上腕骨頭間距離（AHD：acromio-humeral distance）と②烏口突起上腕骨頭間距離（CHD：coraco-humeral distance or interval）の2点を紹介する．

1）肩峰上腕骨頭間距離（AHD）

AHD は，肩峰に対する上腕骨頭の距離を計測することで肩峰下腔の狭小化を評価する指標であり，肩峰前縁・後縁の中点で肩峰外側縁にのせたプローブの傾きを肩甲骨面に水平となるように撮影する．得られた画像で，肩峰と上腕骨頭を最短距離で結んだ直線を AHD として計測する（図8）[3]．臨床における AHD の評価は，上肢体側下垂位を基本肢位とし，上肢挙上動作中の肩峰に対する上腕骨頭の動態を Dynamic AHD として観察することが多い[4]（図9）．この Dynamic AHD の狭小化は，肩峰下インピンジメントの発生を推察できる指標とされている．正常な肩関節の多くは，挙上60°で肩峰外側端の下方を大結節外側端が通過するため，図9b

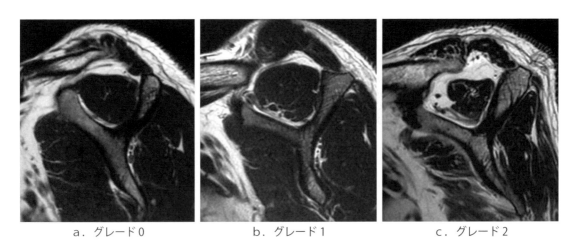

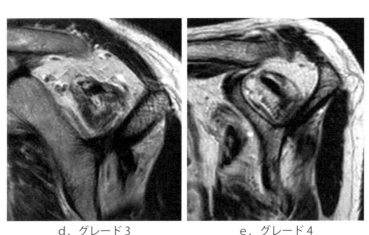

a. グレード0　　b. グレード1　　c. グレード2

d. グレード3　　e. グレード4

図7　Goutallier分類（斜位矢状断T2強調像）
筋束内の脂肪浸潤を評価する分類である．そのため筋束外の脂肪は対象外となる．グレード0:正常，グレード1:わずかな索状の脂肪，グレード2:筋線維が脂肪より多い，グレード3:筋線維と脂肪が同等，グレード4:脂肪が筋線維より多い

で確認できる大結節外側端は，挙上60°以上の超音波画像では確認できなくなる．

2）烏口突起上腕骨頭間距離（CHD）

　CHDは，烏口突起と上腕骨頭の間隙を評価する指標であり，烏口突起上にのせたプローブを上腕骨長軸に対し垂直になるように撮影する（**図10**）．得られた画像で，烏口突起と上腕骨頭を最短距離で結んだ直線をCHDとして計測する．CHDの計測肢位は，肩関節内旋・外旋中間位での肩甲骨面挙上0°と60°で評価する方法（**図11**）[5]と，肩関節水平内転動作で対側肩に手をおくクロスアーム肢位で評価する方法（**図12**）[6]が報告されている．臨床におけるCHDの評価は，肩前方に疼痛を有する症例の関節窩に対する骨頭前方偏位を推察する指標として観察することが多い．

第Ⅳ章 画像に基づいた上肢運動器疾患のアプローチ

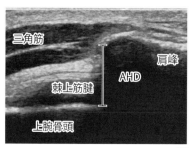
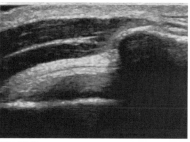

a．超音波画像

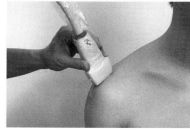
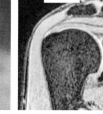

b．プローブ位置　　　c．該当部位の解剖学的位置（MRI）

図8　超音波画像による肩峰上腕骨頭間距離（AHD）の計測法

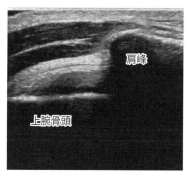
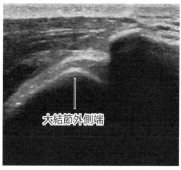
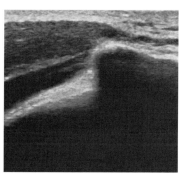

a．下垂位　　　　b．肩甲骨面挙上45°　　　　c．肩甲骨面挙上60°

図9　肩甲骨面挙上動作中の肩峰に対する上腕骨頭の動態（Dynamic AHD）評価

挙上動作中の肩峰に対する上腕骨頭の動態を観察する．肩甲骨面挙上45°で肩峰の外側下方に大結節が確認できる（b）．肩甲骨面挙上60°では大結節が確認できない（c）

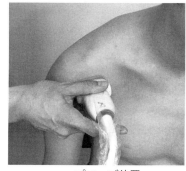
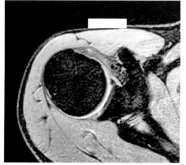

a．プローブ位置　　　b．該当部位の解剖学的位置（MRI）

図10　烏口突起上腕骨頭間距離（CHD）の計測法（上肢体側下垂位）

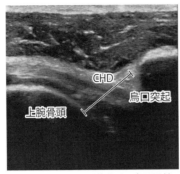 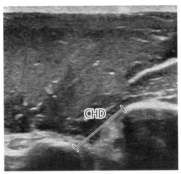

a．上肢体側下垂位および肩関節　　b．肩甲骨面挙上60°および肩関
　　内旋・外旋中間位　　　　　　　　　節内旋・外旋中間位

図11　Dynamic CHDの計測法（肩甲骨面挙上動作）

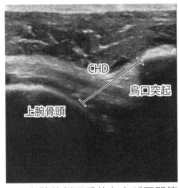 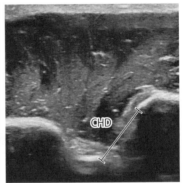

a．上肢体側下垂位および肩関節　　b．クロスアーム肢位
　　内旋・外旋中間位

図12　Dynamic CHDの計測法（肩関節水平内転動作）

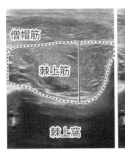 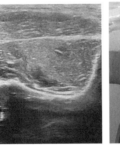 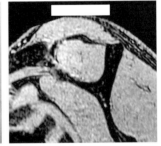

a．超音波画像　　　　　　　b．プローブ位置　　　　　c．該当部位の解剖学的位置
　　　　　　　　　　　　　　　　　　　　　　　　　　　　（MRI）

図13　超音波による棘上筋断面積・筋厚の計測法

2．筋の形態および収縮動態

　肩関節周囲筋の多くは，深層に存在し，形態計測や触診が困難である．しかし，超音波を用いることで，深層に位置する筋の形態や収縮動態を評価することができる．ここでは，棘上筋および棘下筋の評価方法を紹介する．

第Ⅳ章 画像に基づいた上肢運動器疾患のアプローチ

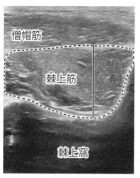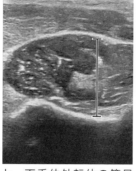

a．安静下垂位　　b．下垂位外転位の等尺
性収縮時

図14　筋収縮に伴う棘上筋短軸像の変化

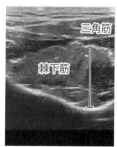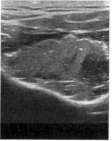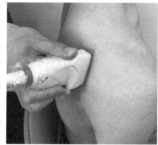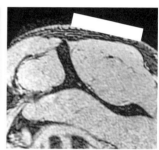

a．超音波画像　　　　　b．プローブ位置　　　c．該当部位の解剖学的位置
（MRI）

図15　超音波による棘下筋筋厚の計測法

1）棘上筋

棘上筋では，短軸像で筋断面積を評価する手法[7]が行われる（図13）．棘上筋の短軸像は，肩甲棘基部と肩峰後外側端の中点（肩甲棘の頭側）で，肩甲棘に対する垂線より約30°外側に傾けてプローブをあて撮影する．使用するプローブの大きさによっては筋断面積の計測が困難な場合もあり，その際は筋厚の計測を行う．また，筋収縮時の動態評価として短軸像における筋断面積の変化（図14）を観察することができ，訓練時の筋収縮の有無をフィードバックする際に用いることができる．

2）棘下筋

棘下筋では，筋厚を計測する手法[8]が報告されている（図15）．筋厚を計測するプローブは，肩甲棘基部と肩峰後外側端の中点（肩甲棘の尾側）で，肩甲棘に対して垂直にあて撮影する．棘上筋と同様に，筋収縮時の動態を評価することも可能であり，リハビリテーション・アプローチに有用である．

【文　献】

1) Goutallier D, et al : Acromio humeral distance less than six millimeter: its meaning in full-thickness rotator cuff tear.

Orthop Traumatol Surg Res **97**：246-251，2011

2）Goutallier D, et al：Fatty muscle degeneration in cuff ruptures. Pre- and postoperative evaluation by CT scan. *Clin Orthop Relat Res* **304**：78-83，1994

3）Desmeules F, et al：Acromio-humeral distance variation measured by ultrasonography and its association with the outcome of rehabilitation for shoulder impingement syndrome. *Clin J Sport Med* **14**：197-205，2004

4）Bureau NJ, et al：Dynamic sonography evaluation of shoulder impingement syndrome. *Am J Roentgenol* **187**：216-220，2006

5）Navarro-Ledesma S, et al：Is coracohumeral distance associated with pain-function, and shoulder range of movement, in chronic anterior shoulder pain? *BMC Musculoskelet Disord* **18**：136，2017

6）Tracy MR, et al：Sonography of the coracohumeral interval: a potential technique for diagnosing coracoid impingement. *J Ultrasound Med* **29**：337-341，2010

7）Katayose M, et al：The cross-sectional area of supraspinatus as measured by diagnostic ultrasound. *J Bone Joint Surg Br* **83**：565-568，2001

8）長谷川　伸，他：大学野球選手の回旋腱板筋ならびに三角筋の形態および筋力特性．体力科学　**52**：407-420，2003

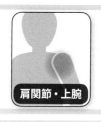

2. 肩関節脱臼

疾患の特徴

　肩関節脱臼は，一般に肩関節が外転・外旋あるいは水平伸展を強制されることで生じる．その90％以上が前方へ脱臼する[1]．ラグビーなどのコンタクトスポーツで受傷することが多い．高齢者と比較して活動性の高い若年者では，反復性脱臼に移行することが多い．

治療

1．保存療法

　3週間程度の安静固定（装具や三角巾などを使用し，上腕骨を内旋位で下垂）後に，関節可動域訓練および筋力訓練を開始する．痛みや不安感に応じて筋力強化訓練の負荷量を調整し，スポーツを行っている場合は競技復帰などの時期を検討する．

2．手術療法

　保存療法による固定期間が終了したのちに，脱臼不安感を訴える患者や，反復性脱臼または初回受傷でも活動性の高い患者が手術療法の対象となる．手術療法としては，鏡視下もしくは直視下でのBankart（バンカート）修復術が施行される（図1）．また，Bristow（ブリストー）

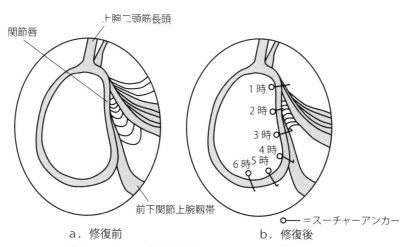

図1　Bankart修復術のシェーマ（文献3）より引用）
　損傷した関節唇を前下関節上腕靱帯と一緒に上方へ引き上げ，スーチャーアンカーを用いて修復する

法（図2）や，Latarjet法が追加されることもある．直視下による修復術と，鏡視下による修復術の長期成績には大きな差がない[2]．

画像所見

受傷時のX線像では，上腕骨の前方脱臼を認める（図3）．前方脱臼では，関節唇や関節包などの軟部組織が損傷する（Bankart lesion；図4）．合併症には，関節窩前下縁の骨折（Bony Bankart lesion；図5），上腕骨後方の損傷（Hill-Sachs lesion；図6）や腋窩神経損傷などがある．

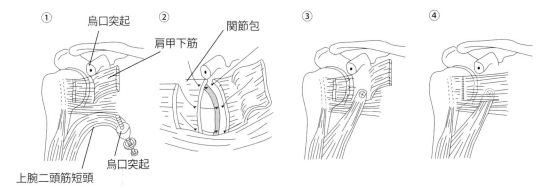

図2　Bankart＆Bristow法のシェーマ（文献4）より引用）

①烏口突起にスクリューを刺入し切離，肩甲骨下筋を下方1/3を残し関節包から切離反転する．腱板疎部を切開し，関節包を関節窩側から切離する
②スーチャーアンカー（または骨孔）に関節包を引き上げ縫合し，腱板疎部を縫縮する
③切離した烏口突起を関節面から1cm内側の4時の位置（右肩）にスクリュー固定する
④肩甲下筋を修復する

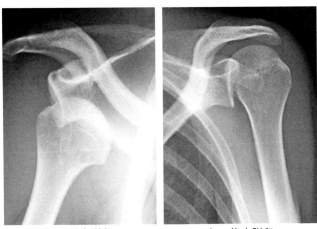

a．前方脱臼　　　　b．後方脱臼
図3　肩関節脱臼のX線像

第Ⅳ章　画像に基づいた上肢運動器疾患のアプローチ

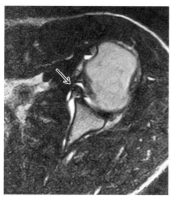

図4　Bankart lesionのMRI（軸位断像）
脱臼後のT2強調像で前方関節唇に損傷を認める（矢印）

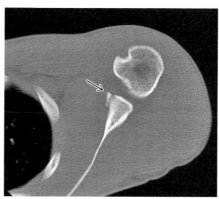

a．軸位断像

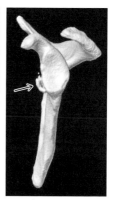

b．3D-CT

図5　関節窩の骨折を伴うBony Bankart lesionのCT
関節窩の前下方に骨片を認める（矢印）

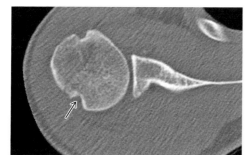

a．前方脱臼の軸位断像

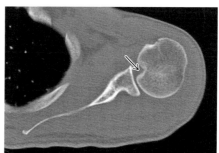

b．後方脱臼の軸位断像

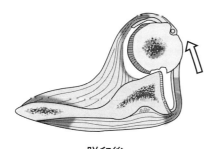

脱臼後

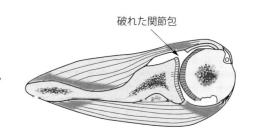

整復後

破れた関節包

c．前方脱臼のメカニズム

図6　Hill-Sachs lesionのCTと受傷メカニズム（文献5）より引用）
上腕骨が関節窩を乗り越え脱臼する際に，上腕骨頭の後方と関節窩が衝突することによって受傷する

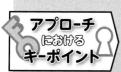
アプローチにおけるキーポイント

- Bony Bankart lesionの場合，骨欠損が関節窩横経の25％以下の場合は鏡視下でのBankart修復術が施行され，25％以上の場合はBristow法を追加することが推奨される．
- Bristow法などが追加された場合，訓練負荷を上げる際はスクリューの折損などがないかを確認する．

リハビリテーション・アプローチ

1．保存療法
1）アプローチの戦略
- 保存療法を選択した場合は，手術療法よりも再脱臼のリスクが高いことをセラピストおよび患者の両者が理解するべきである．特にスポーツを行うのであれば，復帰する競技特性の把握はもちろんのこと，患者自身の全身弛緩性の有無などの把握も重要である．
- 軟部組織の修復強度が正常化すると考えられている3カ月程度は，スポーツ活動などに制限を設けるべきである．

2）アプローチの実際
- アプローチのプロトコルを**表1**に示す．
- 装具などでの固定期間終了後，腱板筋力訓練や低負荷の訓練を開始する（**図7a，b**）．
- 受傷後2カ月を過ぎたあたりから筋力訓練の負荷を上げ，体幹や股関節などの協調性を意識した訓練を取り入れる（**図7c**）．
- 特にスポーツを行うのであれば，受傷後3カ月を目安に競技復帰を目指す．

2．手術療法
1）アプローチの戦略
- 肩関節内旋・外旋筋力は，術後3カ月から急速な回復を示し，また術後4～5カ月後には術前レベルに回復し，術後9～12カ月で反対側の90%の回復を示す[6]．
- 肩甲骨周囲の筋力強化訓練だけではなく，体幹や股関節も含めた訓練が重要である．

表1　アプローチのプロトコル（保存療法）

	翌日〜	3週〜	1カ月〜	2〜3カ月
装　具	・装具の装着	・装具の完全除去		
他動運動		・制限なしに実施		
自動運動	・手指および肘関節の屈曲・伸展運動			
筋力訓練		・腱板の筋力訓練	・痛みや不安感に応じて負荷を増強	
スポーツ			・痛みや不安感に応じて身体接触のない基礎練習を許可 ・オーバーヘッドスポーツ（投球を含む）を許可（野球，水泳，バレーボール，テニス）	・痛みや不安感に応じてスポーツへの復帰
その他		・車の運転を許可	・家事の制限なし	

第Ⅳ章　画像に基づいた上肢運動器疾患のアプローチ

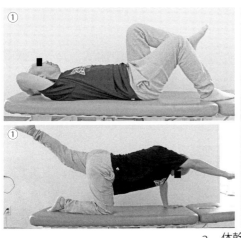
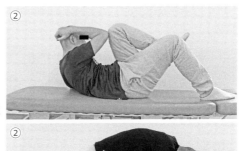
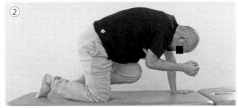

a．体幹の訓練

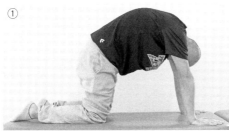
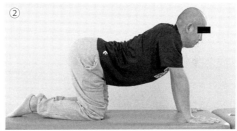

b．肩甲骨および脊椎の可動性の訓練

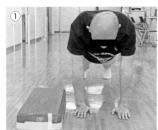
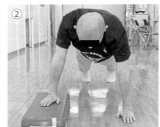
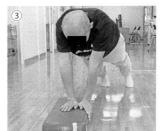

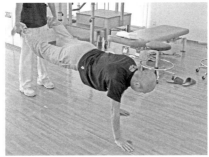

c．肩甲帯と体幹の協調性を向上させるための訓練

図7　肩甲骨周囲筋の筋力改善を目的とした訓練
a：肩甲帯と体幹の安定を目的とする
b：肩甲帯と体幹の協調性の向上を目的とする
c：負荷量が上がるため，術後2カ月以上経過してから始めることが推奨される

81

2）アプローチの実際

▶ アプローチのプロトコルを**表2**に示す．

▶ 肩甲上腕関節の可動域訓練のほかにも，腱板筋や肩甲骨周囲筋の筋力訓練，姿勢指導など をとおして肩関節の安定化を図ることが重要である．

▶ スポーツ復帰する場合は，肩関節の脱臼肢位である外転・外旋位を制限することを目的と したサポーターの使用なども有効である．

▶ 2週間程度の装具固定（**図8**）後に肩関節の可動域訓練を開始する．

▶ 術後早期から，上腕骨下垂位での肩関節周囲筋の等尺性収縮による訓練が重要である．特 に腱板筋の訓練だけではなく肩甲骨周囲筋の訓練も重要で，正しい肩甲帯のアライメント の早期獲得が推奨される．

▶ 装具による固定期間を終えた後，肩関節に過度な負担を与えない訓練から開始する（**図 7a，b**）．

▶ 術後2〜3カ月程度から筋力訓練の負荷量を増やし，また体幹や股関節との協調性向上を 目的とした訓練を開始する（**図7c**）．スポーツを行っている場合は，競技特性に応じて激

表2　アプローチのプロトコル（手術療法）

	翌日	1周〜	2週〜	3週〜	4週〜	2カ月	3カ月	5〜6カ月
装　具	・装具の装着	・外転枕の除去	・装具の完全除去					
他動運動		・肩関節屈曲	・肩関節外旋運動	・肩関節外転運動	・肩関節制限の解除			
自動運動	・手指および肘関節の屈曲・伸展運動	・肩甲骨の内転運動	・肩関節自動挙上					
筋力訓練				・腱板の筋力訓練（鏡視下Bankart法の場合）	・腱板の筋力訓練（Bristow法の場合）	・ダッシュやウエイトトレーニングを許可		
スポーツ							・身体接触のない基礎練習を許可 ・オーバーヘッドスポーツ（投球を含む）を許可（野球，水泳，バレーボール，テニス） ・術後6カ月を目安に試合への復帰	・コンタクトスポーツを許可（ラグビー）
その他		・パソコン作業を許可		・車の運転を許可	・家事の制限なし			

82

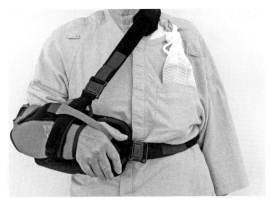

図8 術後装具(GLOBAL SLING OKⅢ, コスモス)
術直後は肩関節の安静を目的に,肩関節が安定する外転 30°,軽度内旋位に保持する.術後1週間で外転枕を外し,術後2週間で装具除去とする

しい身体接触のない基礎および反復練習から参加する.
- 術後3カ月から,テニス,バレーボールなどのオーバーヘッド動作(投球動作を含む)を許可する.
- 5〜6カ月程度で,身体接触を含めたスポーツ復帰を許可する.
- スポーツ復帰については,その競技の動作特性(オーバーヘッド動作があるのか,激しい身体接触があるのかなど)や患者のコンプライアンスを考慮して,術後のスケジュールを計画立てることが重要である.

【文 献】
1) 内田淳正(監),中村利孝,他(編):標準整形外科学 第11版.医学書院,2011,p725
2) Harris JD, et al : Long-term outcomes after Bankart shoulder stabilization. *Arthroscopy* **29**:920-933, 2013
3) 岩掘裕介:反復性肩関節脱臼に対する手術(鏡視下 Bankart 修復術)関節外科 **36**:10-21, 2017
4) 岡村健司:コンタクトアスリートにおける外傷性肩関節前方不安定症Bankart & Bristow法について.臨床スポーツ医学 **25**:725-730, 2008
5) 平沢泰介,他(編):新図説臨床変形外科講座 第5巻 肩・上腕・肩・上腕・肘.メジカルビュー社,1994,P98
6) Amako M et al : Recovery of shoulder rotational muscle strength after a combined Bankart and modified Bristow procedure. *J Shoulder Elbow Surg* **17**:738-743, 2008

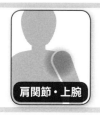

3. 鎖骨骨折

疾患の特徴

　鎖骨骨折は，全骨折の約10％程度といわれ，発生頻度の高い骨折である．なかでも鎖骨中央1/3での骨折である鎖骨骨幹部骨折は，鎖骨骨折全体の約80％を占めるといわれる．次に鎖骨外側1/3での骨折（鎖骨遠位端骨折）が約15％，鎖骨内側1/3での骨折（鎖骨近位端骨折）が約5％であると報告されている[1]．

　受傷機転は，転倒や転落により肩の外側を打撲する「介達外力」がほとんどであるが，直接鎖骨を打撲したことによる「直達外力」も存在する．

　鎖骨骨折に対する治療法は，保存療法が原側であるが，転位の大きな骨折型では観血的療法が行われることもある．

治療

1．保存療法

　鎖骨骨折は，鎖骨骨幹部骨折（図1）が85％と大部分を占め，転位の少ない骨折型においては，原則として保存療法が適応となっている．保存療法では，鎖骨バンドによる固定（図2）やスリング固定（図3）が用いられ，良好な結果が得られることが多い[2]．

　受傷後2週目からスリング固定，または鎖骨バンド固定下での振り子運動を実施し，肩関節の可動性を獲得しておくことが重要である[3]．

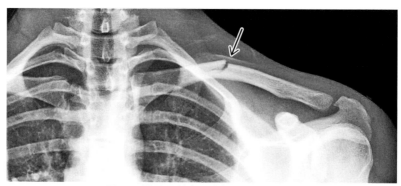

図1　鎖骨骨幹部骨折のＸ線正面像

2．手術療法

骨片が大きく転位している場合は，外固定のみで整復位を保持することが難しく，観血的療法が適応となる．Robinson分類タイプ2B（図4）に対してはプレート固定を施行し，早期の疼痛軽減と社会復帰を得ることができる[4]．プレート固定術後（図5）は，固定が強固であるため骨折部の安定性が得られ，肩関節の可動域制限をきたさず，早期より関節可動域訓練を実施することが可能である．

画像所見

1．保存療法

受傷時のX線像では，鎖骨骨幹部の骨折線を認める（図6）．骨片の転位が少なく，鎖骨バンドで固定し保存療法を行った．

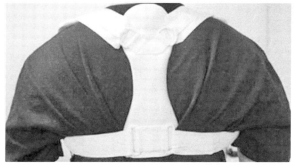

図2　鎖骨バンド（クラビクルバンド）による固定

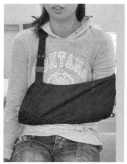

図3　スリングによる固定

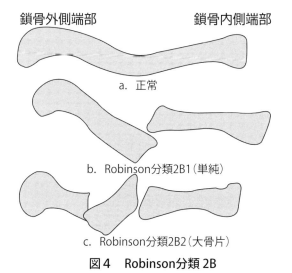

図4　Robinson分類2B

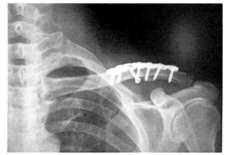

図5　鎖骨骨幹部骨折に対するプレート固定術後のX線正面像

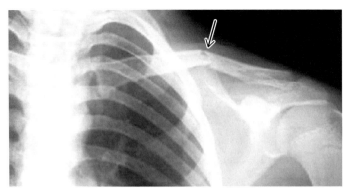

図6 鎖骨骨幹部骨折の転位の少ない症例（X線正面像）

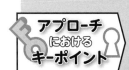

- 整復位が保持されていても，強い外力を加えることで転位する可能性があるため，早期よりリハビリテーションを実施する際には，医師との連携が重要である．
- 上肢挙上の際に肩甲骨は60°回旋し，肩甲上腕関節や肩甲胸郭関節と連動する．この挙上運動で鎖骨の挙上30°と回旋30°が協調して動く．そのため，保存療法において関節可動域訓練を実施する際，鎖骨の動きを無視して行うことは，骨折部を転位させる危険性がある．よって，鎖骨を制動しながら関節可動域訓練を実施するべきである．
- 振り子運動を用いた運動療法は，疼痛や転位に十分注意する必要がある．またその際，鎖骨の制動を行いながら振り子運動を実施する必要がある．
- 疼痛の強い症例には，アイシングを3時間ごとの頻度で行うことや，防御性筋収縮が生じにくいように関わる必要がある．

2．手術療法

受傷時のX線像では鎖骨骨幹部に骨折を認め，鎖骨骨幹部骨折に対してプレート固定術が行われた（図5）．

リハビリテーション・アプローチ

1．保存療法

1）アプローチの戦略

▶骨折部の転位が生じないように，鎖骨と肩甲骨を制動しながら振り子運動を実施する．

▶疼痛をできる限り生じさせないようにアプローチを進めることが重要である．

▶肩関節に可動域制限が出現した場合は，速やかに制限因子を特定し，アプローチする必要がある．

第Ⅳ章　画像に基づいた上肢運動器疾患のアプローチ

> **アプローチにおけるキーポイント**

- プレート固定術では，術後早期より振り子運動が可能である．また，肘関節，手関節および手指関節の自動運動を開始し，非固定部以外の関節の可動性を保つことが重要である．
- 疼痛がなければ，肘関節や手関節に対して等尺性収縮による運動を開始する．
- 手術侵襲における軟部組織損傷もあるため，アイシングの頻度を多めに実施することが重要である．
- 術後4週より肩関節の自動・他動運動が可能となるが，肩関節は最も可動域の大きな関節であるため，3〜4週間固定すると容易に肩関節周囲で癒着を生じ，可動域制限をきたす．そのため，振り子運動により肩関節の可動性を拡大しておくことは，非常に重要である．

表1　アプローチのプロトコル（保存療法）

固定期			非固定期		
〜1週	1週〜	4週〜	6週〜	8週〜	12週〜
・肩の安静固定 ・肘関節および手関節，手指関節の自動運動 ・疼痛軽減に合わせて肘関節および手関節の等尺性運動	・鎖骨と肩甲骨を制動した振り子運動 ・小胸筋の短縮に注意 ・肩甲骨内転運動	・肩関節の可動域訓練（自動運動とし，肩関節80°以上の外転と外旋を制限） ・回旋筋腱板の等尺性筋力強化訓練の開始	・肩関節の全可動域訓練（自動運動，自動介助運動，他動運動） ・抵抗運動 ・軽作業を許可	・抵抗運動の継続	・重作業を許可 ・スポーツの開始

2）アプローチの実際

➢ アプローチのプロトコルを**表1**に示す．

➢ 骨折部の転位が生じないように，鎖骨バンドやスリングで固定し（**図2，3**），受傷後1週より上肢下垂位での振り子運動を行う．また，非固定関節の可動域訓練を実施し，受傷後4週より上肢の挙上運動を開始する[3]．

➢ 小胸筋の短縮は，間接的に鎖骨遠位端を内側方向へ牽引し，骨折部の転位を生じさせる可能性があるため，姿勢の指導（**図7**）と肩甲骨の内転運動を実施する．

➢ 振り子運動の際には，鎖骨と肩甲骨を徒手的に制動した状態で実施する（**図8**）．

2．手術療法

1）アプローチの戦略

➢ プレート固定術が行われた場合，骨折部の安定性が得られるため早期運動療法が可能となる．早期より振り子運動を実施することで，棘上筋と肩峰下滑液包の癒着を生じさせない

87

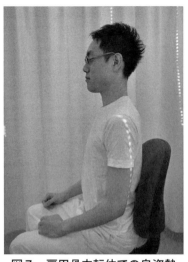

図7 肩甲骨内転位での良姿勢
肩甲骨内転位を保持させる．また胸椎が後弯しないように指導する

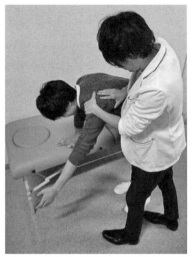

図8 鎖骨と肩甲骨を制動しながらの振り子運動
徒手的に鎖骨の挙上と回旋，さらには肩甲骨の外転と上方回旋を制動した状態で振り子運動を実施する

表2 アプローチのプロトコル（手術療法）

術後翌日	1週〜	4週〜	6週〜	8週〜	12週〜
・振り子運動 ・アイシングの徹底 ・非固定部の運動	・鎖骨と肩甲骨を制動した振り子運動 ・小胸筋の短縮に注意 ・肩甲骨内転運動	・肩関節の可動域訓練（自動運動とし，肩関節80°以上の外転と外旋を制限） ・回旋筋腱板の等尺性筋力強化訓練	・肩関節の全可動域訓練（自動運動，自動介助運動，他動運動） ・抵抗運動 ・軽作業を許可	・抵抗運動の継続	・重作業を許可 ・スポーツの開始

ように図る．
➢肩関節に可動域制限が出現した場合は，速やかに制限因子を特定し，アプローチする必要がある．
➢小胸筋の短縮による肩甲骨外転位や骨折部へのストレスに注意をする（図9）．

2）アプローチの実際
➢アプローチのプロトコルを表2に示す．
➢術後翌日より振り子運動（図10）を開始し，関節の可動性を早期より獲得できるようにする．

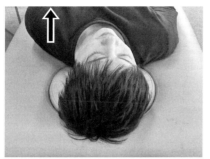
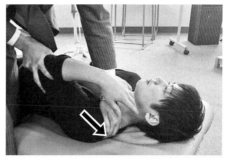

a．肩峰床面距離　　　　b．ストレッチング肢位

図9　小胸筋のストレッチング

患側の肩峰床面距離が健側よりも増大している場合，小胸筋の短縮が疑われ，小胸筋のストレッチングが必要となる．小胸筋のストレッチング方法は，患者を背臥位にさせ肩関節30°屈曲，肘関節屈曲位にする．セラピストは左手で肩甲骨を，右手で前腕近位部を把持し，胸部で患者の肘を固定する．ストレッチングは，セラピストが胸部で上腕骨の長軸方向に肩甲骨を後退させる

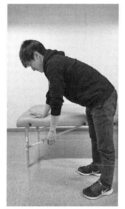
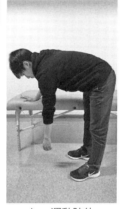

a．開始肢位　　　b．運動肢位

図10　振り子運動

獲得可動域に合わせて体幹の前傾角度を増大させる．疼痛が出現しないように，体幹の前傾角度を45°程度から開始し，最終的に90°まで増大させていく

【文　献】

1) Robinson CM : Fractures of the clavicle in the adult. Epidemiology and classification. *J Bone Joint Surg* **80**：476-484, 1998
2) 蜂谷将史, 他：鎖骨骨折の保存的治療―機能的鎖骨バンド（function clavicle fixation band）について．整・災外　**33**：497-503, 1990
3) 江藤文夫, 他（監訳）：骨折の治療とリハビリテーション―ゴールへの至適アプローチ．南江堂, 2002, pp56-65
4) 伊藤貴明：鎖骨骨幹部骨折に対するプレート固定法．*MB Orthop* **20**：9-14, 2007

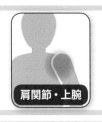

4. 上腕骨近位端骨折

肩関節・上腕

疾患の特徴

　上腕骨近位端骨折は，日常診療で比較的によく遭遇する骨折であり，全骨折の約4～5％を占めるといわれる．特に骨粗鬆症を有する高齢者に多く発生し（女性に多く，男性の約2倍の頻度），80代の女性で発生頻度が高い．高齢者では骨粗鬆症を基盤として，主に立った高さからの転倒による外力で生じ（約半数が屋内での受傷），若年者ではスポーツや交通外傷などの強い外力で生じる．

　上腕骨近位端の骨折部位（図1）や重症度により，骨片の粉砕や骨頭の内反転位などが少なからず存在し，その整復や固定，および術後の再転位などに十分に配慮する必要がある[1]．

分類

　骨折の分類は，上腕骨近位端を骨頭，小結節，大結節，骨幹部の4つのセグメントに注目し，セグメント相互間に1cm以上の離開や45°以上の回旋変形がある場合を転位骨折（displaced fracture）と定義している．これ以下の転位であれば1-part骨折とし，骨折線が1つであれば2-part骨折とされている[2]．

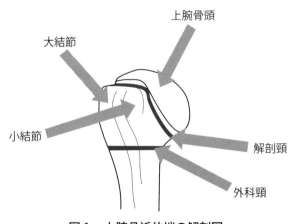

図1　上腕骨近位端の解剖図

第IV章　画像に基づいた上肢運動器疾患のアプローチ

治　療

1．保存療法

　1-part 骨折（転位なし）では，骨折の分割に関係なく転位のない骨折であり，基本的に保存療法が選択される．治療成績は 94 〜 97％が良好であり，短期間の固定と運動療法で回復する[3]．

　2-part（骨折線が1つ）外科頸骨折で骨片どうしが嵌合している場合は，多少の変形があってもそのまま外固定し，転位が生じないように治療を進めればよいとされ，1 〜 2 週間の包帯固定後，関節可動域訓練を開始する[4]．石黒ら[5]は転位した上腕骨近位端骨折に対して良好な成績を報告し，1 週間の包帯固定後，1 日 2,000 〜 3,000 回の振り子運動によって，上肢自体の重さや重錘などの重さにより肩関節周囲組織へ牽引を加え，関節包に伸張を与えることができると述べた．これにより，烏口肩峰アーチ下での上腕骨大結節のスムーズな運動（通過）も可能となる．加えて，振り子運動により肩関節周囲組織の痛みやそれに伴う可動域制限などの機能改善を図れる．

　2-part 大結節骨折および小結節骨折では，転位が 5mm 以上あれば整復内固定術を勧めている．また，骨片が小さい場合も骨頭の上に転位するので整復内固定術が勧められている[6]．なお，3-part 骨折（骨折線が2つ）または 4-part 骨折（骨折線が3つ）の場合は，整復操作にて骨折面が相対すれば，外固定と早期運動療法で保存的に治療が可能である[5]．

2．手術療法

　整復位が得られない転位型骨折，整復位が保持できない不安定型骨折に対しては，観血的療法が必要である．内固定術や経皮ピンニング固定術後は，骨片間の安定性が十分に期待できるため，関節可動域訓練などの機能回復訓練を早期より開始できる．転位のある骨折では，どの術式であれ，安定した整復位を得ることで早期のリハビリテーションが可能となる[7]．

画像所見

1．保存療法

　受傷時の X 線像では，上腕骨外科頸に骨折線を認める（図2）．整復後の X 線像では転位を認めず，良好な整復位を認める（図3）．

2．手術療法

　受傷時の X 線像では，上腕骨外科頸に骨折を認める（図4）．手術では，上腕骨近位端骨折の 2-part 骨折に対して髄内釘固定術が行われた（図5）．

91

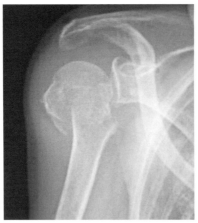
図2 受傷時の上腕骨外科頸骨折のX線正面像

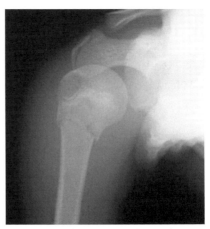
図3 整復後のX線正面像

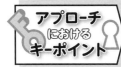
アプローチにおけるキーポイント

- 整復位が保持されていても，強い外力を加えることで転位する可能性があるため，早期よりリハビリテーションを実施する際には，医師との連携が重要である．
- 振り子運動を用いた運動療法は良好な成績が報告されているが，疼痛や転位には十分に注意する必要がある．
- 疼痛の強い症例には，アイシングを3時間ごとの頻度で行うことや，防御性筋収縮が生じにくいように関わる必要がある．

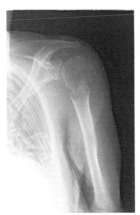
a．外旋位
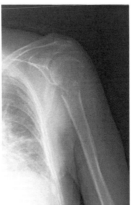
b．内旋位

図4 受傷時の上腕骨近位端骨折のX線正面像

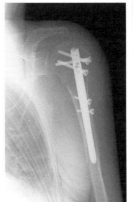
a．外旋位
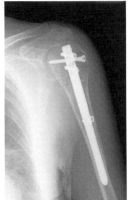
b．内旋位

図5 髄内釘固定術後のX線正面像

リハビリテーション・アプローチ

1．保存療法

1）アプローチの戦略

▷ 骨折部の転位が生じないように，細心の注意を払って関節可動域の拡大を図る．

第Ⅳ章　画像に基づいた上肢運動器疾患のアプローチ

> **アプローチにおけるキーポイント**
>
> ・髄内釘固定術では，骨粗鬆症が強い症例や粉砕型の症例を除いて，術後1週以内に肩関節の自動挙上および伸展運動を開始し，術後3週以降に肩関節回旋運動を開始できる．
> ・髄内釘固定術では，腱板や骨頭軟骨への侵襲により回旋筋腱板が弱化する．そのため回旋筋腱板へのアプローチも必要である．
> ・手術侵襲での軟部組織損傷を伴うため，アイシングの頻度を多めに実施することが重要である．
> ・疼痛が強く防御性筋収縮が強い場合は，肩関節の自動運動ではなく自動介助運動から開始する．
> ・肩関節は，最も可動域の大きな関節であるため，3〜4週間固定すると容易に肩関節周囲での癒着を生じ，可動域制限をきたすことになる．そのため，早期からの関節可動域訓練が非常に重要である[8]．

> ➤疼痛をできる限り生じさせないように進めていくことが重要である．
> ➤肩関節に可動域制限が出現した場合は，速やかに制限因子を特定し，アプローチをする必要がある．

2）アプローチの実際

> ➤アプローチのプロトコルを**表1**に示す．
> ➤骨折部の転位が生じないように，バストバンドやスリング（**図6**）で固定し，受傷後1週より上肢下垂位での振り子運動を行う．また，非固定関節の可動域訓練を実施し，受傷後6週からは上肢の挙上運動を開始する[8]．
> ➤肩関節に可動域制限が残存する場合は，その制限因子を特定する。本稿では特に筋による制限因子に対してのアプローチを示す（**図7〜14**）．

2．手術療法
1）アプローチの戦略

> ➤髄内釘固定術が行われた場合，骨折部の安定性が得られるため早期の運動療法が可能とな

表1　アプローチのプロトコル（保存療法）

固定期			非固定期			
〜1週	1週〜	3週〜	4週〜	6週〜	8週〜	12週〜
・非固定部の運動 ・アイシングの徹底	・振り子運動	・他動運動（肩甲骨面上の挙上）	・肩関節の他動運動（挙上および外転） ・等尺性筋力強化訓練	・肩関節の挙上運動（自動介助） ・肩関節の回旋運動 ・軽作業を許可	・等張性筋力強化訓練	・重作業を許可 ・スポーツの開始

93

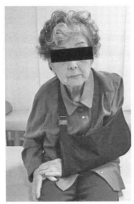
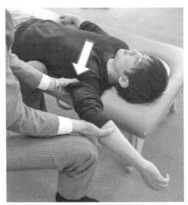
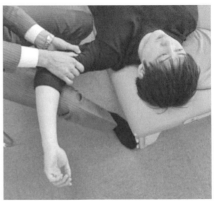

図6 術後のスリング固定

a. ストレッチングによる方法

b. 横断マッサージによる方法

図7 肩関節挙上制限に対する上腕三頭筋のダイレクトマッサージ

a：上腕三頭筋起始部を固定（矢印）し，肩関節を挙上することで起始部の柔軟性の改善が期待できる

b：筋腹を把持し，内側と外側方向へ移動させることで柔軟性の改善が期待できる

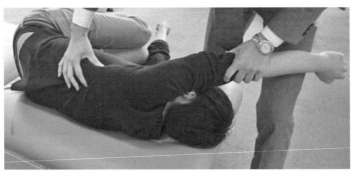

図8 挙上制限に対する広背筋のダイレクトマッサージ

骨盤を後傾位にし，肩関節を挙上させながら広背筋に対してダイレクトにマッサージすることで挙上制限の改善が期待できる

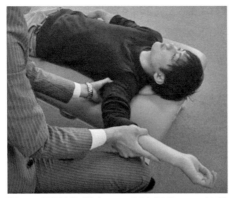
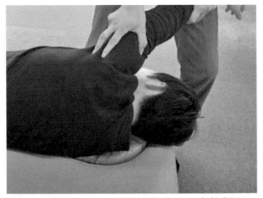

図9 肩関節挙上＋90°外転位での外旋制限に対する大円筋のダイレクトマッサージ

大円筋の筋腹を把持し，肩関節を外旋していくことで大円筋の柔軟性の改善が期待できる

図10 肩関節挙上＋90°屈曲位での内旋制限に対する小円筋のダイレクトマッサージ

肩関節の挙上を他動的に行いながら小円筋に対してダイレクトにマッサージすることで，小円筋の柔軟性の改善が期待できる

第Ⅳ章 画像に基づいた上肢運動器疾患のアプローチ

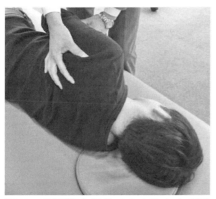

図11 肩関節内転位での内旋および結帯動作制限に対する棘下筋のダイレクトマッサージ

棘下筋の筋腹を把持し，他動的に肩関節の内旋を行いながら，棘下筋の走行に添ってマッサージをすることで，棘下筋の柔軟性の改善が期待できる

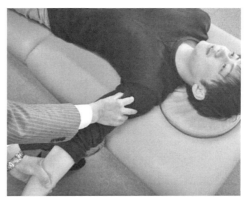

図12 肩関節水平伸展および結帯動作制限に対する烏口腕筋のダイレクトマッサージ

烏口腕筋の筋腹を把持しながら，肩関節の水平伸展を行い，烏口腕筋に対してダイレクトマッサージを行うことで，肩関節水平伸展および結帯動作の改善が期待できる

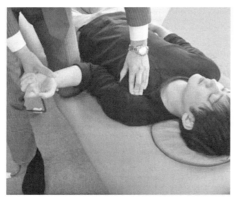

図13 肩関節内転位での外旋制限に対する肩甲下筋のダイレクトマッサージ

小結節に停止する肩甲下筋の停止部を触知しながら他動的に肩関節の外旋を行い，肩甲下筋に対してダイレクトマッサージを実施することで，肩甲下筋の柔軟性の改善が期待できる

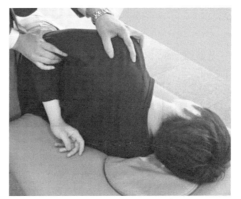

図14 肩関節内転・内旋および結帯動作制限に対する棘上筋のストレッチ

肩関節の内転・内旋を他動的に行うことで，棘上筋のストレッチを実施し，内転および内旋および結帯動作の改善を図る

る．しかし，髄内定固定術では腱板や骨頭軟骨への侵襲のため，棘上筋と肩峰下滑液包との癒着やそれに伴う腱板機能の低下が生じやすく，肩関節に可動域制限や挙上制限が生じることがある．早期より振り子運動を実施することで，棘上筋と肩峰下滑液包の癒着を生じさせないように図る．
▶肩関節に可動域制限が出現した場合は，速やかに制限因子を特定し，アプローチする必要がある．

表 2　アプローチのプロトコル（手術療法）

術後翌日〜	1 週〜	3 週〜	4 週〜	6 週〜	8 週〜	12 週〜
・振り子運動	・肩関節の自動挙上運動（疼痛が強い症例や術後の骨折部の安定性が低い症例は自動介助運動を行う）	・肩関節の回旋運動 ・肩関節の他動運動	・等尺性筋力強化訓練（腱板機能訓練を含む）	・軽作業を許可	・等張性筋力強化訓練	・重作業を許可 ・スポーツの開始

2）アプローチの実際

➢ アプローチのプロトコルを**表 2** に示す.

➢ 術後翌日より振り子運動を開始し，関節の可動性を早期より獲得できるようにする.

➢ 肩関節に可動域制限が残存する場合は，制限因子を特定する. 特に本稿では，筋による制限因子に対してのアプローチを示す（**図 7 〜 14**）.

【文　献】

1) Agel J, et al : Treatment of proximal humeral fractures with Polarus nail fixation. *J Shoulder Elbow Surg* **13**：191-195，2004

2) Neer CS 2nd : Four‐segment classification of proximal humeral fractures: purpose and reliable use. *J Shoulder Elbow Surg* **11**：389-400，2002

3) Kristiansen B, et al : Proximal humeral fracture; late results in relation to classification and treatment. *Acta Orthop Scand* **58**：124-127，1987

4) 佐藤克巳：保存療法の限界―どこまで治療できるのか？. 玉井和哉（編）：上腕骨近位端骨折―適切な治療法の選択のために. 金原出版，2010，p81

5) 石黒　隆，他：上腕骨近位端骨折に対する保存的治療―下垂位での早期運動療法について. 骨・関節・靱帯　**18**：103-110，2005

6) Keser S, et al : Proximal humeral fractures with minimal displacement treated conservatively. *Int Orthop* **28**：231-234，2004

7) 井崎輝昌，他：成人の上腕骨近位端骨折の治療原則. 玉井和哉（編）：上腕骨近位端骨折―適切な治療法の選択のために. 金原出版，2010，pp38-41

8) 石黒　隆：早期運動療法. 玉井和哉（編）：上腕骨近位端骨折―適切な治療法の選択のために. 金原出版，2010，pp76-80

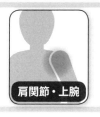

5. 上腕骨骨幹部骨折

疾患の特徴

　上腕骨骨幹部骨折は，全骨折の5%程度でみられ，若年者の受傷機転は高エネルギー外傷による場合が多く，また高齢者では転倒などによる場合が多い．上腕骨は近位端，骨幹部，遠位端の3つの部位に分類され，さらに骨幹部は近位1/3，中間1/3，遠位1/3に分類される．なお，骨幹部は豊富な軟部組織に囲まれ，良好な血行があることから骨癒合が得られやすい特徴がある[1]．合併症には橈骨神経麻痺，血管損傷などがある．橈骨神経麻痺の発生頻度は10%程度で，骨幹部の遠位1/3の骨折に合併することが多い．橈骨神経麻痺は一過性のものが多く，保存療法で治癒する．このほか，上腕動脈の損傷の発生頻度は0.5～3%程度であり，開放骨折の発生頻度は，2～9%程度である[2]．

治　療

　保存療法と手術療法の選択は，骨折部位，骨折型や転位の程度，患者の活動度，治療者側からの指示に対して患者の理解が得られるかなどを考慮し決定される．

1．保存療法

　斜骨折や，螺旋骨折が保存療法の対象となる．横骨折は保存療法には適さない．ハンギングキャストなどの外固定で2週間程度整復位を保持した後に，ファンクショナルブレースが用いられる（図1，2）．保存療法で骨癒合に要する期間は10～15週間程度である．なお，ファンクショナルブレースによる保存療法を選択した場合，骨幹部の近位1/3の骨癒合率は，中間1/3および遠位1/3と比較して低い[3]

2．手術療法

　髄内釘による内固定術が現在の主流であり，プレート固定よりも侵襲が少ない．固定力も強く，術後早期からの関節可動域訓練が可能である

画像所見

1．手術療法（髄内釘固定術）

　70代，女性，上腕骨骨幹部に骨折を認める（図3）．X線像からは転位は少ないが，近位は

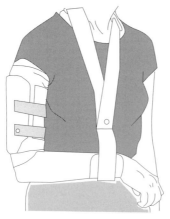 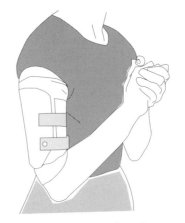

図1　ハンギングキャスト　　図2　ファンクショナルブレース

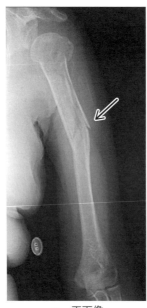 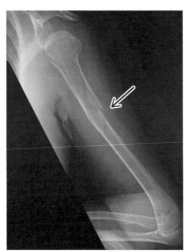

a．正面像　　　　　　　b．側面像

図3　受傷時のX線像
上腕骨骨幹部に骨折を認める（矢印）

海綿骨まで損傷していることが確認できる．本症例には，髄内釘固定術が行われた（図4）．

リハビリテーション・アプローチ

1．保存療法

1）アプローチの戦略

- 十分な骨癒合が得られるまで，骨折部に負荷がかからないよう注意する．
- 肩関節，肘関節および手指の自動運動から開始し，浮腫の軽減や関節拘縮の予防に努める．
- 画像所見では保存療法に耐えうる病態であっても，認知症などが原因で患者の理解が得ら

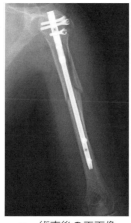 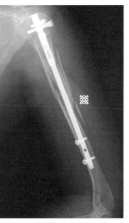 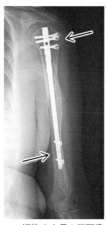 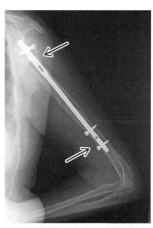

　a．術直後の正面像　　b．術直後の側面像　　c．術後5カ月の正面像　　d．術後5カ月の側面像

図4　髄内釘固定術後のX線像

受傷時は骨片が複数確認できる（※）が，受傷後5カ月で良好な骨癒合が得られている．髄内釘の近位部および遠位部はロッキングスクリュー（矢印）により固定されている

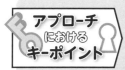・髄内釘の近位部および遠位部は，ロッキングスクリューにより強固に固定され，上腕骨の回旋に対しても十分な固定力を有する．そのため，術後早期からの関節可動域訓練が可能である．

れず，起き上がり動作時などの日常生活上で手をついて骨折部に過負荷が生じるおそれがある．患者の特性を十分に考慮する必要がある．

2）アプローチの実際

▶アプローチのプロトコルを**表1**に示す．
▶受傷直後は，就寝時の肢位の指導が重要である（**図5**）．
▶外固定をファンクショナルブレースに変更してから，肩甲骨周囲の運動を徐々に開始する．特に肩甲上腕リズムの再獲得を目的として，肩甲骨内転運動や突き上げの運動を開始する（**図6，7**）．
▶肩関節の自動挙上運動を始める際は，水平な机を利用すると自重を軽減しながら進めることができる．その際には机上を滑らせるように指示し，骨折部に負荷がかからないように注意が必要である（**図8**）．
▶腱板の筋力強化を目的としてゴムバンドを使用することは，骨癒合の状態を主治医に確認してから開始するべきである（**図9**）．

2．手術療法（髄内釘固定術）

1）アプローチの戦略

▶肩関節および肘関節の単関節運動は，除重力位から可能である．

表1 アプローチのプロトコル（保存療法）

	安静期・固定期	非抵抗運動期		抵抗運動期	
	受傷直後	3週後	4週後	8週後	12〜20週後
装　具	・三角巾の装着 ・ハンギングキャストの装着	・ファンクショナルブレースの装着		・装具の除去（骨癒合を考慮して）	
他動運動		・肩関節の運動 ・肘関節の運動 （愛護的に）	・制限解除		
自動運動	・手指の運動	・肩甲骨周囲筋の運動 ・肩関節の運動 ・肘関節の運動	・腱板の筋力強化訓練 ・肩甲骨周囲筋の運動	・等張性収縮による筋力強化訓練	
その他				・上肢荷重訓練	・ADLの制限解除 ・リハビリテーションを終了

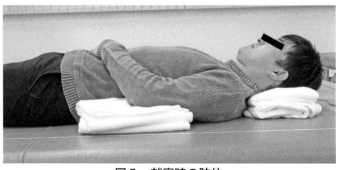

図5　就寝時の肢位
疼痛軽減と上肢全体の保護を目的に，肘関節の下に枕やクッションを設置することを推奨する．これにより肩関節屈曲0〜30°の範囲に収まることが望ましい

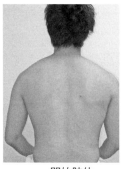 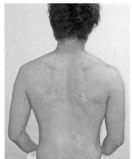

　　a．開始肢位　　　　b．内転位
図6　肩甲骨の内転運動
患部外の訓練として肩甲骨の内転運動を積極的に実施する．僧帽筋の中部線維・下部線維の収縮を意識する．肩甲上腕リズムの再獲得に重要である

第Ⅳ章 画像に基づいた上肢運動器疾患のアプローチ

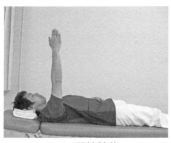
a．開始肢位

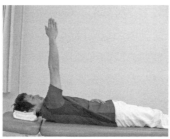
b．つきあげ動作

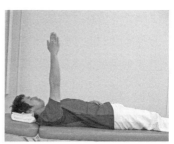
c．終了肢位

図7　肩甲骨の外転運動（突き上げ運動）
患部外の訓練として上肢を天井に向けて突き上げ動作を繰り返す．肩甲帯の挙上を抑制しながら，前鋸筋の収縮を意識させる．肩甲上腕リズムの再獲得に重要である

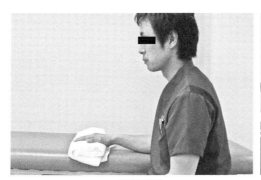
a．開始肢位

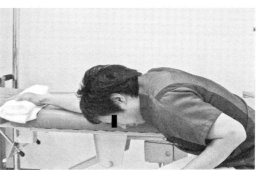
b．挙上位

図8　自重を軽減した肩関節の自動挙上運動
タオルなどを使用しながら机上を滑らせるように指示する．その際，荷重がかからないように注意する．腰痛持ちの患者には無理のかからない範囲で実施する

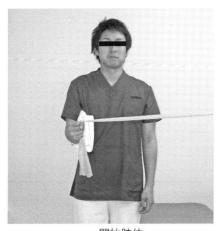
a．開始肢位

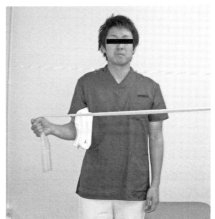
b．外旋位

図9　腱板の筋力強化訓練
低負荷のゴムバンドを使用する．肩関節の外転，体幹の側屈や回旋などの代償動作が生じないように注意する．bのようにタオルなどを腋窩に挟むことで，簡単に代償動作を抑制することができる．負荷量に関しては，骨癒合の状態と合わせて医師に確認し許可を得てから開始すべきである

➢ 上腕骨骨幹部骨折は，肩関節および肘関節の関節面に骨折部が及んでいないため，早期から疼痛自制内の自動運動や，愛護的な他動運動を始めることが可能である．

➢ 骨癒合の状況を確認しながら早期の関節可動域の獲得に努める．

➢ スクリューの折損などのトラブルがないかを確認しながら進める．

2）アプローチの実際

➢ アプローチのプロトコルを**表2**に示す．

➢ 術後早期は就寝時の肢位の指導が重要である（**図5**）．

➢ 振り子運動は，肩関節周囲の緊張を軽減し可動域の獲得に有用であるが，高齢者の場合は転倒のリスクがあるため，十分な配慮が必要である．

➢ 肩甲骨周囲の筋力低下を引き起こさないことを目的に，骨折部に負担がかからないように術後早期から肩甲骨周囲の運動を促す（**図6，7**）．

➢ 血管損傷や神経損傷の有無の確認と骨接合部の固定力を考慮し，転位，短縮，変形に注意しながらリハビリテーションを進めることが重要で，主治医とのコミュニケーションが不可欠である．

➢ 腱板の筋力強化訓練には，低負荷のゴムバンドを使用することが推奨される（**図9**）．高負荷のゴムバンドを使用すると，腱板筋以外の筋に過剰な負荷が生じる．

➢ 荷重がかかる訓練は，骨癒合の状態を主治医と確認しながら術後2カ月以降が望ましい．

表2　アプローチのプロトコル（髄内釘固定術）

	安静期	非抵抗運動期		抵抗運動期		
	術後翌日	2週後	3週後	4週後	8週後	12～20週後
装　具	・三角巾の装着 ・アームスリングの装着	・装具の除去				
他動運動	・肩関節の屈曲運動	・肩関節の外旋運動	・肩関節の外転運動	・制限解除		
自動運動	・手指の運動 ・肘関節の屈曲・伸展運動 ・肩甲骨の内転運動	・肩関節の挙上 ・肩甲骨周囲筋の等張性収縮による運動		・腱板の筋力強化訓練 ・肩甲骨周囲筋の自動運動	・上肢荷重訓練	リハビリテーションを終了

【文　献】

1）内田淳正（監），中村利孝，他（編）：標準整形外科学 第11版．医学書院，2011，pp729-730

2）Pidhorz L : Acute and chronic humeral shaft fractures in adults. *OrthopTraumatol Surg Res* **101**：41-49, 2015

3）Ali E, et al : Nonoperative treatment of humeral shaft fractures revisited. *J Shoulder Elbow Surg* **24**：210-214, 2015

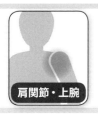

6. 腱板断裂

疾患の特徴

　腱板断裂は，中高齢者に多い肩関節疾患の一つである．Yamamotoら[1]は，腱板断裂の発生率は20.7%と述べており，年齢の増加とともに発生率が高くなることを示している[1,2]．腱板断裂の原因は，加齢や繰り返される機械的刺激，変性，外傷などがあげられる[3]．腱板付着部の近位1/2インチは，血流に乏しい部分でありcritical portion（脆弱部位）と呼ばれる[4]．特に棘上筋腱は，肩峰下で機械的刺激を受けやすい位置にあることや，上腕骨大結節付着部近傍の血行が乏しいことから，加齢変性が生じやすく最も断裂が生じやすいといわれている[5]．次いで，棘下筋，肩甲下筋へと断裂が進行する．

症状

　主に肩の疼痛，筋力低下，関節可動域制限，挙上や下垂運動時の引っかかり感，有痛弧徴候，大結節上の圧痛などがある．特に腱板断裂の約2/3は，肩に関する症状がない無症候性断裂であり[1,2]，無症候性断裂症例のうち51%が2.8年後に新たに症状を発現する（症候性断裂）といわれている[6]．発症後は，症状が持続する場合に断裂拡大の危険が高い可能性がある[7,8]．

腱板断裂の分類

　腱板断裂は，形態的に不全断裂（partial thickness tear）と完全断裂（complete tear）に分けられる．不全断裂は，肩関節腔と肩峰下滑液包内が交通していないものであり，関節面断裂（articular side tear），滑液包面断裂（bursal side tear），腱内断裂（intratendinous tear）の3つに分類される[9]（図1）．また，断裂の深さにより3mm未満をグレード1，3mm以上6mm未満をグレード2，6mm以上の断裂をグレード3に分けている[10]．完全断裂は，関節側から滑液包側まで全層にわたり断裂したものであり，断裂の前後径により1cm未満を小断裂，1cm以上3cm未満を中断裂，3cm以上5cm未満を大断裂，5cm以上を広範囲断裂に分類される[11]．

治療

　医師は，腱板不全断裂の場合はまず保存療法を選択することが多い．腱板完全断裂の場合で

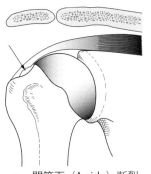 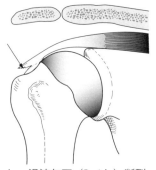 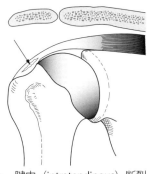

a．関節面（A-side）断裂　　　b．滑液包面（B-side）断裂　　　c．腱内（intratendinous）断裂

図1　腱板不全断裂の分類(文献9)より一部改変引用)

不全断裂は，関節面断裂（articular side tear），滑液包面断裂（bursal side tear），腱内断裂（intratendinous tear）の3つに分類される

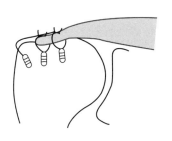 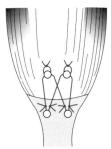

a．triple row 法　　　　　　　　b．suture bridge 法

- 体位：側臥位
- 全身麻酔下の評価：関節可動域，インピンジメントサイン，動揺性
- 手術手技：①肩甲上腕関節内鏡視を行い滑膜炎や関節唇損傷などの随伴病変があれば処置を行う．②肩峰下滑液包鏡を行い，鏡視下で肩峰下除圧を行う（詳細は「8．インピンジメント症候群」を参照）．③スーチャーアンカー（縫合糸つきの固定具）を用いて鏡視下で腱板縫合を行う

※当院では，suture bridge 法に single row 法を追加し，固定力を高めた triple row 法が多く用いられる

図2　当院の鏡視下腱板縫合術（ARCR）の手術手順

も保存療法を選択する場合がある．保存療法によって疼痛が軽快しない場合や，インピンジメント症状が軽快しない場合，肩関節挙上制限が著しい場合は，腱板修復を考慮する．

腱板断裂に対する鏡視下腱板縫合術（ARCR：arthroscopic rotator cuff repair）の手術手順を図2に示す．術前所見や，術中の関節可動域，断裂腱，断裂サイズ，縫合状態などは，術後の縫合腱の回復過程や運動療法を考えるうえで重要な所見となる．なお，広範囲断裂で一次修復が困難な場合や脂肪変性が強い場合は，上方関節包再建術やリバース型人工肩関節置換術を選択することもある．

画像所見

1．腱板不全断裂

MRI では，腱板の連続性が一部途絶し，同部位に水腫が認められ，それらが T2 強調像やプロトン密度強調像で高信号に描出されることで診断できる（**図3**）．また，超音波では腱板の

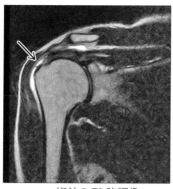 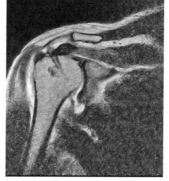

a．術前のT2強調像　　　b．術後のT2強調像
図3　腱板不全断裂のMRI
術前MRIでは棘上筋腱の連続性が一部途絶しており，水腫を認める（矢印）

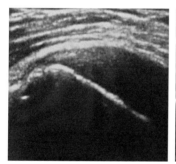 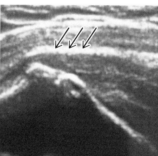 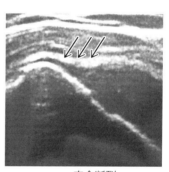

a．正常　　　　　　b．不全断裂　　　　　　c．完全断裂
図4　腱板断裂の超音波画像
不全断裂（b）は腱板の平坦化，完全断裂（c）は腱板の陥凹または菲薄化を認める（矢印）

平坦化を描出することで診断できるが，描出が難しい場合もある（図4）．

2．腱板完全断裂

　MRIでは，T2強調像やプロトン密度強調像で，腱板の連続性が関節側から滑液包側まで全層に渡り途絶しており，同部位には水腫を認める（図5）．また，腱板の萎縮および脂肪変性の程度を評価することも大切である．棘上筋の萎縮は，tangent signやscapula ratioが用いられる．tangent signでは，斜位矢状断像で烏口突起と肩甲棘の上縁を結ぶ線を想定し，筋腹がこれを超えない場合に萎縮ありと評価する[12]．scapula ratioでは，棘上筋の筋肉量が棘上窩のサイズと比較して50％以下であれば萎縮とする．また，脂肪変性の評価はGoutallier分類（**表1**）が用いられ[13]．脂肪変性の程度が強いと術後の治療成績は低下し，再断裂が生じやすいとされる．修復腱板の評価は，菅谷分類（**表2**）が用いられる[14]．

　X線正面像では，腱板断裂が棘下筋腱まで拡大すると上腕骨頭の求心性が低下し，上方へ偏位する．インピンジメントの原因となりうる肩峰の形態や肩鎖関節の関節症性変化の確認は，併せて必要である．

　超音波では，腱板の陥凹または菲薄化を描出することで診断できる（図4）．

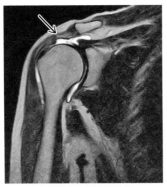 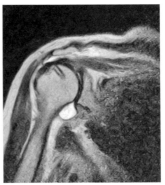

a. 術前のT2強調像　　　　b. 術後のT2強調像

図5　腱板完全断裂のMRI
術前MRIでは棘上筋腱が断裂しており，同部位には水腫を認める（矢印）

表1　Goutallier分類

- グレード0：脂肪沈着なし
- グレード1：わずかな索状の脂肪
- グレード2：筋肉＞脂肪
- グレード3：筋肉＝脂肪
- グレード4：筋肉＜脂肪

表2　菅谷分類

- タイプⅠ：修復腱板に厚みがあり，かつ一様に低信号
- タイプⅡ：修復腱板に厚みがあるものの，一部に高信号が混在する
- タイプⅢ：修復腱板の連続性は保たれているが，厚みのないもの
- タイプⅣ：一部のスライスで修復腱板の連続性がなくなっているもの
- タイプⅤ：連続性の途絶部分が大きく，矢状面での広がりもあるもの

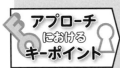

- MRIでは，腱板の連続性や筋萎縮，脂肪変性の程度，水腫の有無などを評価することができる．
- X線像では，肩甲骨関節窩に対する上腕骨頭偏位の程度や肩峰の形態，肩鎖関節の関節症性変化などを評価することができる．
- 超音波では，腱板の陥凹または菲薄化を描出することで断裂を診断できるが，不全断裂は描出が難しい場合がある．
- 腱板損傷の急性期や腱板修復術後の早期には，炎症の増悪や慢性化，再断裂を避けるために腱板の筋力強化運動は控える．

リハビリテーション・アプローチ

1. 保存療法

1）アプローチの戦略

▶急性期は，関節内で損傷部の腫脹や充血，滑膜の増生，炎症が生じる．この時期は局所の

安静を図り，炎症を沈静化させることが重要である．
- 疼痛回避性の筋収縮やマルアライメントを生じる場合があるため，マルアライメントの矯正やリラクセーション，ADLの動作指導が必要となる．
- 主に拘縮予防のため，関節可動域訓練が大切となる．
- 損傷した腱板に過負荷をかけないために，肩甲骨周囲筋の機能改善や正常な肩甲上腕リズムの獲得が求められる．
- 腱板の萎縮や脂肪浸潤の程度，断裂サイズにより腱板の機能回復の程度が異なる．そのため，残存腱板の機能改善と他筋の代償機能向上の双方を，病態に応じて考慮する必要がある．

2）アプローチの実際
- 安静肢位の指導やマルアライメントの矯正，リラクセーションの獲得を行う．
- 肩関節の他動可動域訓練を行う．疼痛の部位や程度を確認し，原因を把握しながら実施することが重要である．特に急性期は，病態を悪化させる危険性があるため注意を要する．
- 急性期が終わり筋力強化訓練を開始できる状態であることを確認したうえで，肩甲骨内転運動（図6）やセラタスパンチ（前鋸筋強化運動）（図7）などの肩甲骨周囲筋の筋力強化訓練を行う．腱板の筋力強化訓練は，病態に応じて必要性の有無を評価し実施する．また，正常な肩甲上腕関節リズムを担保したうえで，肩関節自動挙上運動（図8）などの動

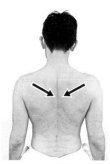 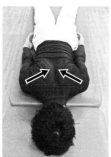 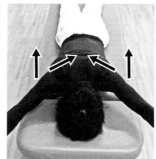 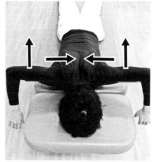

a．座位　　　b．腹臥位　　　c．僧帽筋下部線維をターゲットにした運動　　　d．僧帽筋中部線維をターゲットにした運動

図6　肩甲骨内転運動

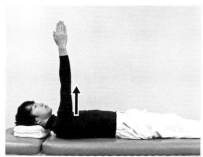 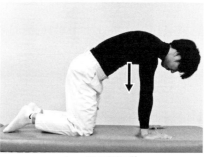

a．背臥位　　　　　　　　　b．四つ這い位

図7　セラタスパンチ

作練習を行う．さらに，上腕骨頭の求心位保持や腱板と肩甲骨周囲筋の同時収縮の機能改善を目的に，徒手による外乱に対して肩関節を一定の位置に保持する運動（図9）などを実施する．

2. 手術療法
1）アプローチの戦略
> 手術前の筋力や関節可動域，拘縮の有無，疼痛の部位や程度などを把握することは重要である．その情報は，手術後のゴール設定や目標の到達時期を予測するうえで役立つ．

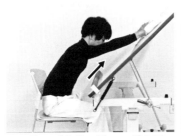
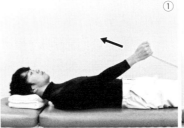
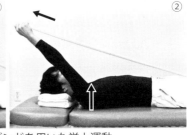

a．テーブルサンディングを用いた自動挙上運動

b．背臥位でセラバンドを用いた挙上運動

図8　肩関節自動挙上運動

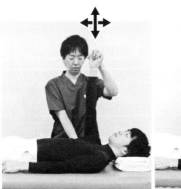
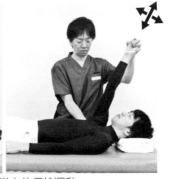

a．肩関節の挙上位保持運動

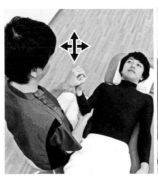
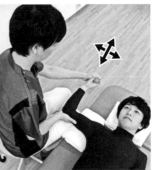

b．肩関節の内旋・外旋位保持運動

図9　肩関節の肢位保持運動
さまざまな肩関節の肢位において，外乱に対して肩関節を一定の位置に保持する運動を実施する

第Ⅳ章　画像に基づいた上肢運動器疾患のアプローチ

> 腱板の萎縮や脂肪浸潤の程度，断裂腱，断裂サイズ，縫合状態などの所見は，予後予測や術後の運動療法を考えるうえで重要な所見となる．

> 主に棘上筋腱を修復する術式が行われる．修復腱の破断強度は，術後3カ月で52%，術後6カ月で81%であるといわれている[15]．また，再断裂は術後3カ月以内が多いとされる[16]．そのため再断裂に注意し，治癒過程を考慮しながら個々の症例に応じた対応が必要となる．

2）アプローチの実際

> アプローチのプロトコルを表3に示す．当院では，断裂サイズや縫合状態などを鑑みて，加速的にリハビリテーションを進める症例を早期プロトコル，より慎重にリハビリテーションを進める症例を通常プロトコルに分けて実施している．

> 外固定は，外転装具（肩関節30°外転位）を早期プロトコルでは1週間，通常プロトコルでは3週間装着する（図10）．その後，外転枕を除去しスリングだけの固定とする．スリングは，早期プロトコルでは術後2週，通常プロトコルでは術後24日間で除去する．

> 特に術後早期は，手術による侵襲や修復腱板の治癒過程を考慮し，疼痛のコントロール，リラクセーションの獲得，他動関節可動域訓練を中心に行う．また，肢位や姿勢によっては腱

表3　アプローチのプロトコル（手術療法）

		術後時期（日）									
		3	7	14	21	24	28	35	60	90	120～180
装具	早期プロトコル	・装具と外転枕	・外転枕の除去	・装具の除去							▶
	通常プロトコル	・装具と外転枕				・外転枕の除去	・装具の除去				▶
他動運動	早期・通常プロトコル	・屈曲	・外旋	・外転							▶
	早期プロトコル				・全方向						▶
	通常プロトコル						・全方向				▶
自動運動	早期プロトコル		・肩甲骨周囲筋		・腱板の筋力強化訓練 ・肩関節自動挙上運動			・ADLの制限なし	・軽作業	・軽いスポーツ	▶
	通常プロトコル		・肩関節90°屈曲位保持運動				・腱板の筋力強化訓練 ・肩関節自動挙上運動	・ADLの制限なし	・軽作業		▶

板や肩甲骨周囲筋の筋緊張亢進を助長させるため，安静肢位の取り方が重要である（図11）．
- 術後翌日から肩関節の他動屈曲可動域訓練（図12）を開始する．筋や関節包，滑液包の癒着を防止することが重要となる．十分なリラクセーションを図りながら実施する．また，手指や手関節，肘関節といった患部外の関節可動域訓練や自動運動を徐々に開始する．
- 術後1週から肩関節の他動外旋可動域訓練（図13）を開始する．また，肩甲胸郭関節の筋力や可動性を維持するため，肩甲骨周囲筋の筋力強化訓練や背臥位での肩関節90°屈曲位保持運動（図14）を開始する．
- 術後2週から肩関節の他動外転可動域訓練を開始する．
- 早期プロトコルでは術後3週から，また通常プロトコルでは術後4週から肩関節全方向の他動可動域訓練を開始する．
- 早期プロトコルでは術後3週から，また通常プロトコルでは術後4週から肩関節の自動挙上運動と腱板の筋力強化訓練（図15）を開始する．はじめは，重力除去位である背臥位で，

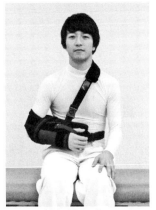

図10 外転装具（global sling OK, COSMOS）

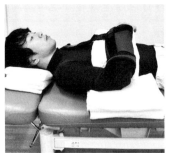

a．背臥位

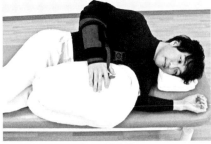

b．側臥位

図11 安静肢位
タオルやクッションを用いて肢位を確保する

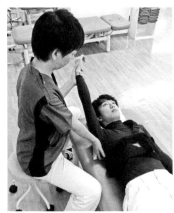

図12 肩関節の他動屈曲可動域訓練

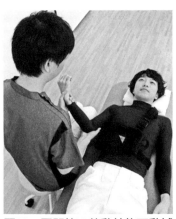

図13 肩関節の他動外旋可動域訓練

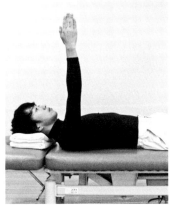

図14 肩関節90°屈曲位保持運動

第Ⅳ章 画像に基づいた上肢運動器疾患のアプローチ

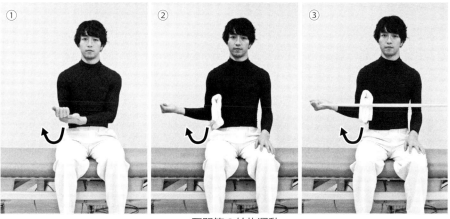

a．肩関節の外旋運動

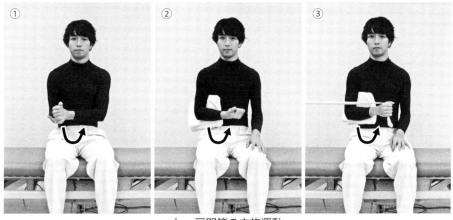

b．肩関節の内旋運動

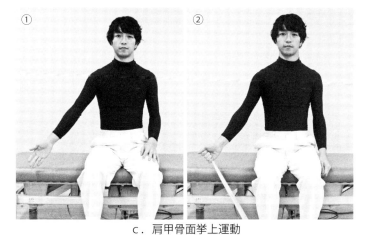

c．肩甲骨面挙上運動

図15　腱板の筋力強化訓練

また等尺性収縮にて小さい負荷量から訓練を開始する．その後，座位や立位にて実施し，等張性運動や抵抗運動へと徐々に運動負荷を上げる．特に肩関節自動挙上運動では，上腕骨頭が肩甲骨関節窩に対して求心位に保持されており，正常な肩甲上腕リズムで運動が遂行されているかを確認することが重要である．また，腱板の筋力強化訓練では，腱板の収縮を随時確認することが大切である．

➤ 術後5週からADLでの制限を解除する．術後2カ月で軽作業の復帰，術後3カ月で軽いスポーツ動作の開始を許可する．

【文　献】

1）Yamamoto A, et al : Prevalence and risk factors of a rotator cuff tear in the general population. *J Shoulder Elbow Surg* **19**：116-120, 2010

2）Minagawa H, et al : Prevalence of symptomatic and asymptomatic rotator cuff tears in the general population: From mass-screening in one village. *J Orthop* **10**：8-12, 2013

3）Sambandam SN, et al : Rotator cuff tears: An evidence based approach. *World J Orthop* **6**：902-918, 2015

4）Codman EA : The Shoulder. Rupture of the supraspinatus tendon and other lesions in or about the subacromial bursa. Thomas Todd, Boston, 1934

5）Moosmayer S, et al : Prevalence and characteristics of asymptomatic tears of the rotator cuff: an ultrasonographic and clinical study. *J Bone Joint Surg Br* **91**：196-200, 2009

6）Yamaguchi K, et al : Natural history of asymptomatic rotator cuff tears: a longitudinal analysis of asymptomatic tears detected sonographically. *J Shoulder Elbow Surg* **10**：199-203, 2001

7）Yamamoto N, et al : Risk Factors for Tear Progression in Symptomatic Rotator Cuff Tears: A Prospective Study of 174 Shoulders. *Am J Sports Med* **45**：2524-2531, 2017

8）Safran O, et al : Natural history of nonoperatively treated symptomatic rotator cuff tears in patients 60 years old or younger. *Am J Sports Med* **39**：710-714, 2011

9）Burkhart SS, et al : Burkhart's View of the Shoulder: A Cowboy's Guide to Advanced Shoulder Arthroscopy. Lippincott Williams & Wilkins, 2006

10）Ellman H : Diagnosis and treatment of incomplete rotator cuff tears. *Clin Orthop Relat Res* **254**：64-74, 1990

11）DeOrio JK, et al : Results of a second attempt at surgical repair of a failed initial rotator-cuff repair. *J Bone Joint Surg Am* **66**：563-567, 1984

12）Zanetti M, et al : Quantitative assessment of the muscles of the rotator cuff with magnetic resonance imaging. *Invest Radiol* **33**：163-170, 1998

13）Goutallier D, et al : Fatty muscle degeneration in cuff ruptures. Pre- and postoperative evaluation by CT scan. *Clin Orthop Relat Res* **304**：78-83, 1994

14）菅谷啓之，他：単層固定法における鏡視下腱板修復術の成績－術後1年のMRI所見と手術成績．肩関節 **27**：233-236, 2003

15）Gerber C, et al : Experimental rotator cuff repair. A preliminary study. *J Bone Joint Surg Am* **81**：1281-1290, 1999

16）田中誠人，他：腱板断裂修復術後の再断裂時期の検討．肩関節 **36**：603-605, 2012

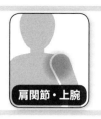# 7. 人工肩関節

特 徴

　人工肩関節置換術は，さまざまな病態により起因する骨関節構造の破綻に対する治療法である．この治療法の目的は，疼痛の軽減および喪失した肩関節機能の再建である．人工肩関節には，人工骨頭置換術（HA：hemiarthroplasty）と解剖学的な人工肩関節置換術（TSA：anatomic total shoulder arthroplasty），リバース型人工肩関節置換術（RSA：reverse total shoulder arthroplasty）の3つの分類が存在する（図1）．なお，わが国でのRSA使用は，2014年4月に認められた．

　HAとTSAは解剖学的な構造をしているが，それに対してRSAは肩甲骨関節窩側が凸形状，上腕骨側が凹形状という非解剖学的な構造をもつ．同じ人工肩関節でも異なる構造を有するため，それぞれの適応や機能再建コンセプトの違いを理解することはリハビリテーション・アプローチにとって重要である．

適 応

1．人工骨頭置換術および人工肩関節置換術

　上腕骨近位端骨折，一次性変形性肩関節症，肩関節リウマチ，上腕骨頭壊死は，HAおよび

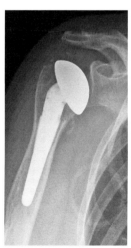 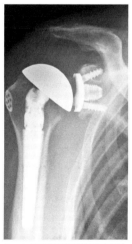 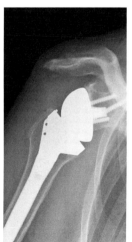

a．人工骨頭置換術（HA）　　b．人工肩関節置換術（TSA）　　c．リバース型人工肩関節置換術（RSA）

図1　人工肩関節の分類

TSA の適応であるが，腱板機能不全，三角筋麻痺，感染，術後リハビリテーションが困難な症例には禁忌である．

2．リバース型人工肩関節置換術

原則として腱板機能が再建困難な偽性麻痺を呈する症例が適応である．具体的には，腱板断裂性関節症（cuff tear arthropathy），腱板機能が障害された肩関節リウマチ，一次修復不能な腱板広範囲断裂，上腕骨近位端の3パートおよび4パート骨折などが該当する．なお，わが国では日本整形外科学会「リバース型人工肩関節置換術ガイドライン」の遵守が義務づけられている．

基礎知見

1．人工骨頭置換術および人工肩関節置換術

HA は球体の上腕骨コンポーネントを置換する術式であり，TSA は骨頭に加え凹形状の関節窩コンポーネントも置換する術式である．両者とも非拘束型の人工関節であり，腱板機能で関節窩に対する骨頭の求心性を担保する正常な肩関節と同様の機能が求められる．RSA が開発されるまでは腱板機能が温存されていない症例にも適応されていた．しかし，「limited-goals」と呼ばれ，効果は除痛のみで，肩関節自動挙上可動域の獲得が困難な症例もあった．

2．リバース型人工肩関節置換術

RSA は，腱板機能の喪失による関節の不安定性を半拘束型の人工関節構造で補い，三角筋の筋力で関節運動を行うコンセプトで肩関節機能を再建する術式である．また，RSA は肩甲上腕関節の回旋中心（COR：center of rotation）を内方化し，関節窩に加わる剪断力を減少させる構造で関節の安定性を確保している．加えて，COR を下方移動することで関節運動を担う三角筋を伸長し，収縮に有利なポジションをとることも特徴である（**図2**）．

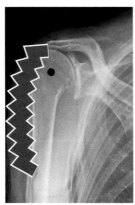 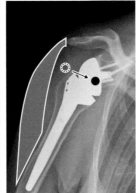

a．腱板断裂性関節症(CTA)　　b．RSA

図2　リバース型人工肩関節置換術(RSA)の機能再建コンセプト
肩甲上腕関節の回旋中心（COR；丸印）が上方化し，三角筋が弛緩している（a）．RSA は COR を内方化し関節窩に加わる剪断力を減少させ，下方移動することで三角筋を伸長している（b）

従来の RSA は，COR を内方化することで上腕骨コンポーネントと肩甲骨との衝突や，三角筋後部線維の外旋作用の減少などが生じる．そのため，scapular notching という合併症や肩関節自動外旋可動域制限などの問題が存在する．その問題を解決するために，近年は関節窩の球体中心を外方化（lateralization）する機種や，上腕骨コンポーネントが骨切部より突出する機種（onlay type；従来の機種は inlay type と呼ばれる）が開発されている．リハビリテーション・アプローチをするうえで，使用する機種により機能的な予後が変わる可能性があるため，主治医との確認が不可欠である．

手術概要

1．人工肩関節置換術（人工骨頭置換術も同様）

手術手順を表1に示す．リハビリテーション・アプローチ前に確認しておくべきポイントは，以下の3点である．

①皮切および関節内侵入路：術後管理において重要である．

②肩甲下筋の切離方法：術者によって異なる．3種類の方法があるが，術後のリスク管理や術後の長期成績に違いはないとされている．

③TSA 置換後の関節可動域：術後可動域の予測因子となるため確認が不可欠である．

2．リバース型人工肩関節置換術

基本的な手順は TSA と同様であるが，肩甲下筋腱の断裂が大きい場合や外方化を行っている場合は，肩甲下筋の修復が行えないことがある．また，術後脱臼リスクに有意な差はないという報告があるが[1,2]，修復の有無で術後管理に違いが生じるため確認が不可欠である．

表1　人工肩関節置換術（TSA）の手術手順（当院）

・体位：ビーチチェアポジション
・全身麻酔下での評価：関節可動域
・皮切および関節内侵入*：前方進入法（deltopectoral approach）．大胸筋腱の頭側 2cm 程度と肩甲下筋の切離を行う
・肩甲下筋の切離*：3 種類の方法が存在する．①小結節の骨切，②小結節停止部での剥離，③小結節停止部近位数 mm での切離を行う
・上腕骨頭の脱臼および骨切：後捻角を考慮して骨切面を設定する
・関節窩コンポーネントの設置：関節包–関節唇を切離する
・上腕骨コンポーネントの設置：設置に合わせて切離した肩甲下筋を修復する
・TSA 置換後評価*：関節可動域，安定性
・閉創
　*リハビリテーション・アプローチ前に確認すべきポイント

画像所見

1．人工肩関節置換術および人工骨頭置換術

1）症例1

60代，男性，一次性変形性肩関節症（Gerber OA 分類 severe）に対し TSA が施行された（図3）．術前の腱板筋群の断裂，萎縮，脂肪浸潤を認めず（図4），術中の麻酔下評価での関節可動域制限がないことから術後機能予後が良好となることが予測された．術後は関節可動域，筋力ともに順調に改善し，術後6カ月で趣味の水泳を再開するに至った．

2）症例2

70代，女性，一次性変形性肩関節症（Gerber OA 分類 severe）に対し TSA が施行された（図5）．術前の罹病期間が5年と長く，Goutallier 分類（「1．肩関節の正常像の図7」を参照）が

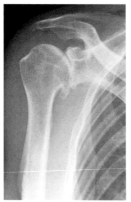
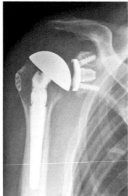
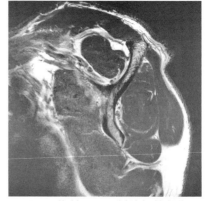
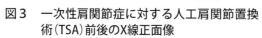

図3　一次性肩関節症に対する人工肩関節置換術（TSA）前後のX線正面像
a．術前　　b．術後

図4　術前のMRI 斜位矢状断像
腱板筋群の萎縮，脂肪浸潤がないことが確認できる（詳しい解説は「肩関節の正常像図6, 7」を参照）

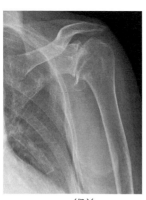
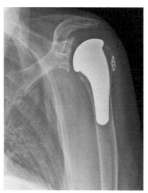
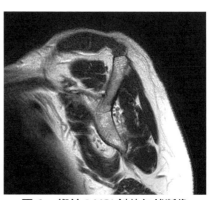
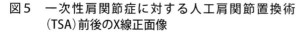

図5　一次性肩関節症に対する人工肩関節置換術（TSA）前後のX線正面像
a．術前　　b．術後

図6　術前のMRI 斜位矢状断像
棘上筋－棘下筋－肩甲下筋のGoutallier分類グレードがそれぞれ2-2-2と脂肪浸潤が認められる

棘上筋グレード 2，棘下筋グレード 2，肩甲下筋グレード 2 と脂肪浸潤を認めたこと（図 6），術中の麻酔下評価で拘縮が認められたことから，術後機能の獲得に時間を要することが予測された．術後機能は，3 カ月で肩関節の自動屈曲 105°，6 カ月で肩関節の自動屈曲 135°と徐々に改善を認め，ADL の自立に至った．

3）症例 3

50 代，女性．上腕骨近位端骨折に対するプレート固定の抜釘術後に生じた上腕骨頭壊死症に対し，HA が施行された（図 7）．HA 術後の肩関節 X 線正面像の経時的な変化で，関節窩に対する人工骨頭の上方偏位の進行とその後の改善が確認できる（図 8）．この人工骨頭の上方偏位の進行により，ADL および運動療法での負荷量を少なくした．その後，腱板機能の改善に合わせ負荷量を増加させる対応を図った．

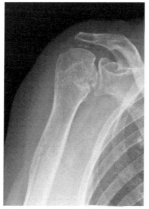 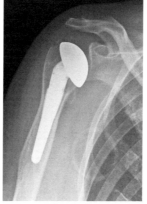

a．術前　　　　　b．術後

図 7　上腕骨頭壊死症に対する人工骨頭置換術（HA）前後の X 線正面像

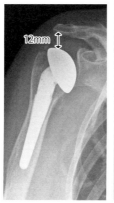 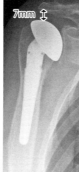 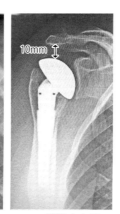

a．術後 1 カ月　　b．術後 3 カ月　　c．術後 6 カ月

図 8　術後の X 線正面像の経時的変化
術後 3 カ月で認められた関節窩に対する人工骨頭の上方偏位が術後 6 カ月で改善していることが認められる

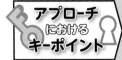

- 術後成績は腱板機能に大きな影響を受ける．術前，術中，術後の腱板機能に関する所見を整理することは機能予後の予測に不可欠である．
- TSA術後の二次的な腱板機能不全の予測因子として，術前の棘下筋脂肪浸潤（Goutallier分類 グレード2〜4）および関節窩コンポーネントの過度な上方傾斜が報告されている[3]．術前の棘上筋単独断裂や肩甲下筋の脂肪浸潤は，有意な予測因子としてあげられていないが，併せて確認が必要と考えられる．
- TSA術後の肩関節自動挙上可動域の予測因子として，術前の肩関節自動挙上可動域があげられる[4]．この所見は術前の腱板機能を反映していると考えられる．
- 術後の腱板機能の回復に対しADLおよび運動療法での負荷量が大きい場合，関節窩に対する骨頭の上方偏位が進行し，肩関節自動挙上可動域獲得の予後不良の要因となる．X線正面像や超音波で肩峰骨頭間距離の経時的な変化を確認することは，腱板機能回復の指標となる（図8）．

2．リバース型人工肩関節置換術

1）症例4

80代，男性，腱板断裂性関節症（Hamada分類クラス4B）に対してRSAが施行された（図9）．術前のMRIでは三角筋中部線維に信号変化があるが，三角筋前部線維・後部線維に萎縮および脂肪浸潤は認められず，小円筋の萎縮および脂肪浸潤も軽度であった（図10）．加えて，術中でのRSA置換後の肩関節可動域に拘縮が認められなかったことから，術後機能が良好となることが予測された．術後の肩関節自動可動域は屈曲および外旋ともに順調に改善し，術後6カ月で肩関節は屈曲160°，外旋40°を獲得するに至った．

2）症例5

70代，男性，一次修復不能な腱板広範囲断裂に対してRSAが施行された（図11）．術前の

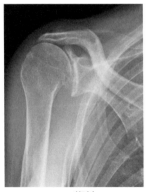
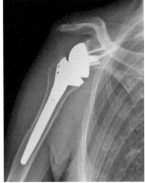

a．術前　　　　　b．術後

図9　腱板断裂性関節症〔CTA（Hamada分類クラス4B）〕に対するリバース型人工肩関節置換術（RSA）前後のX線正面像

CTでは三角筋前部線維・中部線維の顕著な萎縮を認め（**図12**），MRIでは小円筋の筋腹が確認できなかったことから（**図13**），術後の機能獲得に時間を要することが予測された．術後の肩関節機能は3カ月で自動屈曲60°，6カ月で自動屈曲105°と徐々に改善を認めたが，自動外旋は6カ月で0°と改善が認められなかった．

3）症例6

70代，女性．腱板断裂性関節症（Hamada分類クラス4B）に対してRSAが施行された（**図14**）．術前は三角筋の萎縮と脂肪変性は軽度であること（**図15**），術中はRSA置換後の肩関節可動域に拘縮は認められなかったことから，術後における肩関節の自動挙上獲得は良好であ

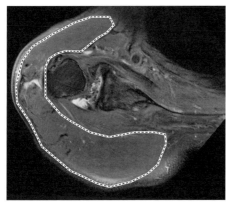
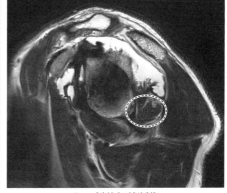

a．軸位断像　　　　　　　　b．斜位矢状断像

図10　術前のMRI

軸位断像では三角筋中部線維に信号変化があるが，前部および後部線維に萎縮がないことが確認できる（a：点線）．斜位矢状断像では小円筋の萎縮および脂肪浸潤が軽度であることが確認できる（b：点線）

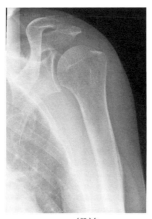
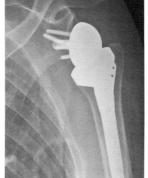

a．術前　　　　　　b．術後

図11　一時修復不能な広範囲腱板断裂に対して施行されたリバース型人工肩関節置換術（RSA）前後のX線像

ると予測された．また，小円筋の萎縮および脂肪変性が顕著に認められたが（**図16**），onlay typeの上腕骨コンポーネントを使用しており，三角筋後部線維での外旋筋力の生成が可能となることも予測された．術後3カ月で肩関節は自動挙上150°，自動外旋0°となり，三角筋での外旋筋力の生成を目的に運動療法を継続する方針となった．

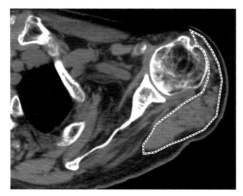

図12　術前のCT軸位断像
三角筋前部線維，中部線維の顕著な萎縮が確認できる（点線）

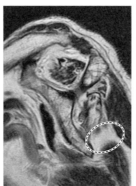 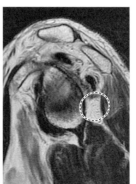

a．関節窩内側レベル　　b．関節窩レベル
図13　術前のMRI斜位矢状断像
両画像とも小円筋の筋腹が確認できない（点線）

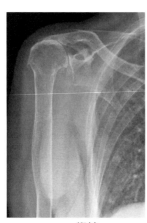 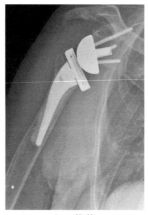

a．術前　　　　　b．術後

図14　腱板断裂性関節症（Hamada分類クラス4B）に対するリバース型人工肩関節置換術（RSA）前後のX線正面像
onlay typeの上腕骨コンポーネントを使用していることが確認できる

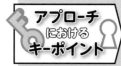

- 術前の三角筋萎縮や脂肪浸潤が機能予後の予測因子となる可能性が議論されている[5]．
- 術後における肩関節の自動挙上獲得は良好な成績を担保できているが，自動外旋の獲得は不良な例が多い．肩関節の自動外旋の予後不良因子として，術前での小円筋のGoutallier分類がグレード3，4であること[6]，上腕骨コンポーネントがinlay typeであること[7]，関節窩コンポーネントで外方化していないこと[8]があげられる．
- 術後における肩関節の自動挙上を予測できる因子として，RSA置換後における術中麻酔下での挙上可動域があげられる[10]．

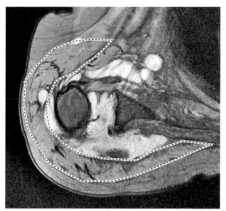

図15 術前のMRI軸位断像
三角筋の軽度萎縮と脂肪変性が確認できる（点線）

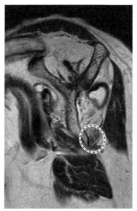

a．関節窩内側レベル

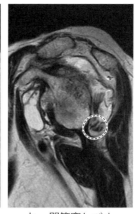

b．関節窩レベル

図16 術前のMRI斜位矢状断像
両画像とも小円筋の萎縮および脂肪浸潤（Goutallier分類グレード3）が認められる（点線）

リハビリテーション・アプローチ

1．人工肩関節置換術および人工骨頭置換術

1）アプローチの戦略

- 正常な肩関節機能の獲得を目指す．そのため，腱板機能の獲得を最優先に可動域拡大および筋力強化を図る．
- 手術侵襲により骨関節構造，関節唇および関節包などの固有感覚受容器が消失する．そのため，術後は残存する受容器である筋および腱への感覚入力を促し，固有感覚の再教育を目的としたアプローチが求められる．
- TSAは肩甲下筋を切離および修復する術式である．修復した部位の治癒には3カ月程度を要する．肩甲下筋の張力は治癒を妨げる要因となるため，治癒過程を考慮しながら運動負荷を設定する必要がある．
- 術後の肩甲下筋腱断裂は，TSAの不安定性[11]や肩関節機能の低下[12]の原因となることが報告されている．不安定性は，さらなる外科手術を要する原因となるため，肩甲下筋腱の治癒を保護することは重要である．
- 縫合処置を行わない腱板筋（腱板断裂のない症例の場合，棘上筋，棘下筋，小円筋が該当）は，張力負荷が腱板損傷のリスクにならない．術直後より収縮機能を担保するアプローチを進めることが肩関節機能の獲得に重要である．

2）アプローチの実際

- アプローチのプロトコルを表2に示す．
- 固定は，外転装具（肩関節30°外転位）を装着する．術後4週で外転枕を除去し，疼痛などの症状に合わせてスリングを3〜7日間で除去する．

表2　アプローチのプロトコル〔人工肩関節置換術（TSA）〕

	他動運動期		自動運動期				
	術後翌日〜	3週〜	4週〜	6週〜	3カ月〜	4カ月〜	5カ月〜
固　定	・外転装具固定（肩関節30°外転位）	・外転枕の除去 ・3〜7日でスリングの除去					
肩関節運動	・他動可動域訓練（外旋方向以外） ・従重力肢位，小さい振幅での自動介助内旋・外旋運動	・他動外旋可動域訓練	・従重力自動運動（自動内旋運動を含む）	・抗重力自動運動	・抵抗運動		
ADL動作	・完全固定		・脇締め動作	・身辺動作（肩関節挙上90°の範囲まで）	・生活関連動作	・制限なし	・スポーツおよび就労への復帰
患部外	・肘関節，手関節，手指における可動域訓練 ・脊柱および肩甲帯における柔軟性の改善			・四つ這い訓練			

➢ 術後翌日より肩関節の他動可動域訓練を開始する．肩甲下筋の張力が発生する肩関節外旋可動域訓練は術後3週まで行ってはならない．また，小さい振幅での肩関節自動介助内旋・外旋運動を開始する（図17）．加えて，脊柱および肩甲帯，肘関節，手関節および手指の自動運動，他動運動を行い，患部外の可動性を担保する．

➢ 術後4週から背臥位および側臥位での肩関節自動運動を開始する（図18）．棘上筋や棘下筋を対象とした側臥位での肩関節の外転運動や外旋運動は，徐々に抵抗をかけて実施する．加えて，背臥位における肩関節屈曲90°位でのリズミックスタビライゼーションなど，外力に対する肢位保持課題を低負荷で行い，固有感覚の再教育を早期から進める（図19）．また，ADLにおける上肢使用は，脇を締めた状態での動作のみ許可し，肩関節の内旋動作が含まれる結帯動作や引き戸の開閉動作を行わないように注意する．

➢ 術後4週以降は徐々にヘッドアップ角度をつけた肩関節の自動運動を開始する．開始の基準は背臥位での肩関節自動挙上時に正常な肩甲上腕リズムや，関節窩に対する骨頭求心性が担保されていることとしている．また，同時期よりヘッドアップ45°肢位，肩関節屈曲90°位での肢位保持運動を行う（図20）．肢位保持運動は，正常な肩甲胸郭関節および肩甲上腕関節アライメントを保持し，身体感覚を学習する目的で行う．特に，棘上筋や棘下筋の収縮感覚へのフィードバックが重要であり，筋収縮の有無を触診や超音波画像で確認しながら実施する（図21）．加えて，肩甲胸郭関節の機能改善も重要であり，体幹運動を伴った肩甲骨運動（図22）や獲得可動域に合わせた抵抗運動（図23）などを段階的に進める．

➢ 術後6週が経過し，ヘッドアップ60°での肩関節自動挙上時に正常な肩甲上腕リズムおよび関節窩に対する骨頭求心性が担保されていれば，端座位および立位での自動運動を開始

第Ⅳ章 画像に基づいた上肢運動器疾患のアプローチ

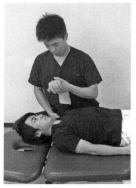
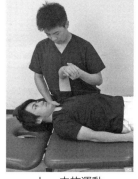

a．外旋運動　　　　　b．内旋運動

図17　小さい振幅での肩関節自動介助内旋・外旋運動
　肩関節の内旋運動時は負荷が発生しないように介助し，外旋運動時は弱い抵抗を加える．関節窩に対する骨頭求心性を担保した軸回転を行い，軸運動の逸脱に対してていねいにフィードバックを行うことが重要である

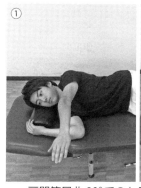
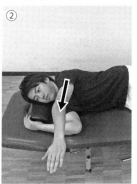

a．肩関節屈曲90°でのセラタスパンチ（肩甲帯プロトラクション運動）　　　b．肩甲骨面挙上運動

図18　側臥位における肩関節自動運動

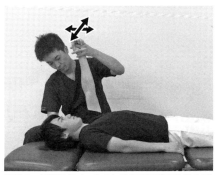
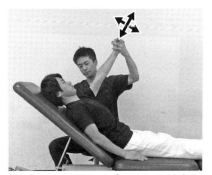

図19　背臥位における肩関節屈曲90°での外力に対する肢位保持運動
　患者に肢位を保持するように指示し，さまざまな方向に外力を加える．固有感覚の再教育が重要な目的であり，腱板筋群の収縮の有無などのフィードバックをていねいに行う

図20　ヘッドアップ45°での外力に対する肢位保持運動
　背臥位と同様に行う．獲得可動域に合わせて屈曲角度を変化させて行う

123

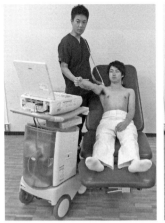 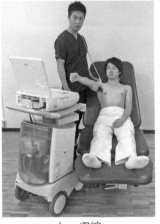

　　　　a．弛緩　　　　　　　b．収縮
図21　超音波画像診断装置を用いた棘上筋収縮のフィードバック訓練
　腱板筋群の収縮および弛緩の状態を超音波画像でフィードバックし，収縮感覚の再教育を図る（実際の超音波画像は「1. 肩関節の正常像」の図14を参照）

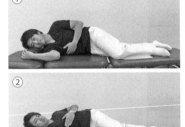 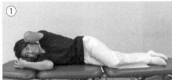 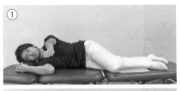

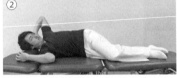 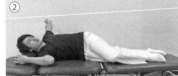

　　a．上肢下垂位　　　　　b．上肢挙上＋肘屈曲位　　　　c．上肢挙上＋肘伸展位
図22　体幹回旋運動を伴った肩甲骨内転運動
　獲得可動域および筋力に合わせて段階的に肢位を変えて負荷量を調節する

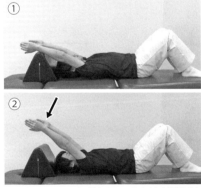 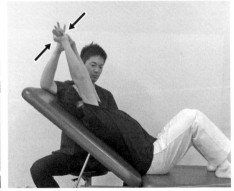

　a．クッションなどを用いる方法（背臥位）　　b．徒手抵抗を用いる方法（ヘッドアップ）
図23　僧帽筋下部線維の等尺性収縮訓練
　獲得可動域に合わせて僧帽筋下部線維に負荷を加えるよう工夫する．背臥位やヘッドアップ肢位で行うことが可能である

第Ⅳ章　画像に基づいた上肢運動器疾患のアプローチ

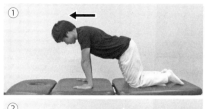
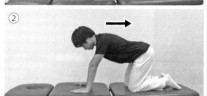
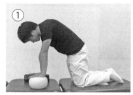
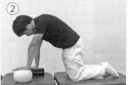
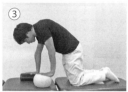

a．四つ這い重心移動　　　　　　　b．四つ這いボール転がし

図24　四つ這いでの固有感覚受容器の刺激訓練

する．同時期より，低負荷での肩甲下筋の収縮機能改善を進める．また，ADLにおける上肢使用は身辺動作まで許可するが，肩関節挙上90°以上での動作は制限する．

▶術後3カ月より家事などの生活関連動作での患肢使用を許可し，肩甲下筋に対する抵抗運動を開始する．また，四つ這い位での重心移動やcat&dog，胸椎回旋訓練など患肢に荷重負荷がかかる運動を許可する（図24）．このような閉鎖性運動連鎖（CKC：closed kinetic chain）は脊柱および肩甲帯の運動機能の改善だけでなく，肩関節に対する感覚入力を促すことに長けており，固有感覚の再教育を目的に取り入れる．

▶術後4カ月でADLでの上肢使用の制限を解除し，術後5カ月でスポーツや就労への復帰を許可する．

2．リバース型人工肩関節置換術
1）アプローチの戦略
▶三角筋および肩甲帯周囲筋の筋力を担保することが重要である．
▶術後の脱臼危険肢位は，肩関節伸展・内転・内旋のいわゆる結帯動作である．RSA周囲の軟部組織が安定する術後1～3カ月は禁忌とする．
▶TSAと同様に肩甲下筋の切離および修復を行った場合，同部位の治癒過程に合わせて肩甲下筋の過度な張力を制限する必要がある．
▶術中に三角筋を伸長しているため，術後の過負荷は三角筋起始部である肩甲棘および肩峰の疲労骨折の原因となる[9]．同部位の疼痛所見を確認しながら運動療法を進める必要がある．
▶術後の肩甲上腕リズムは，肩甲上腕関節と肩甲胸郭関節が1.3：1となることが報告されている[13]．これは正常動作より，肩甲胸郭関節が優位の運動パターンであることを示している．
▶小円筋の萎縮および脂肪浸潤が存在する場合，外旋筋力を担保することが困難となる[6]．代償する筋として三角筋後部線維が外転位において外旋モーメントを有することが報告されており，外旋筋力の担保に重要となる[15]．

- 肩関節自動挙上可動域は術後6カ月までに改善され，以降プラトーに達するとされている．ただし，自動内旋・外旋可動の拡大は術後6カ月～1年でも認められることが報告されている[16]．

2）アプローチの実際

- アプローチのプロトコルを表3に示す．
- 固定は外転装具（肩関節30°外転位）を4週間装着する．RSA後の装具固定は脱臼肢位である結帯肢位への運動制限を主目的としている．そのため，装具の装着下での肩関節自動運動は負荷をかけない条件で認めている．

表3　アプローチのプロトコル〔リバース型人工肩関節置換術(RSA)〕

	他動運動期		自動運動期			
	術後翌日～	3週～	4週～	8週～	3カ月～	4カ月～
固定	・外転装具固定（肩関節30°外転位）		・外転枕の除去　3～7日でスリングの除去			
肩関節運動	・他動可動域訓練（外旋肢位，結帯肢位は禁忌）・背臥位における内旋・外旋中間位での自動介助挙上運動・小さい振幅での自動介助内・外旋運動	・他動外旋可動域訓練	・従重力自動運動（自動内旋運動を含む）	・抗重力自動運動	・抵抗運動	
ADL動作	・完全固定		・結帯動作以外の身辺動作	・結帯動作を含む身辺動作	・制限なし	・スポーツおよび就労への復帰
患部外	・肘関節，手関節，手指における可動域訓練・脊柱および肩甲帯における柔軟性の改善				・体幹運動を伴った上肢挙上運動	

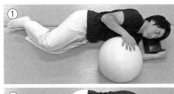
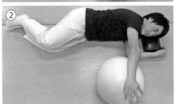

図25　側臥位におけるバランスボールを用いたセラタスパンチ（肩甲帯プロトラクション運動）

バランスボールで上肢重量を免荷することで，前鋸筋の強化運動を早期から行える

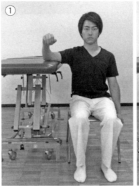
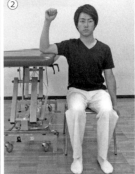

a．内旋位　　　　　　b．外旋位

図26　上肢挙上位での肩関節外旋運動

上肢重量を免荷した状態で肩関節外旋運動を行う．小円筋および三角筋後部線維が動作筋となるので，残存機能に合わせて強化部位のフィードバックを行う

第Ⅳ章 画像に基づいた上肢運動器疾患のアプローチ

- 術後翌日より肩関節の他動域訓練および可動域訓練を開始する．肩甲下筋を修復している場合は他動外旋運動を術後3週まで禁忌とする．また，背臥位における肩関節内旋・外旋中間位での自動介助挙上運動および小さい振幅での内旋・外旋運動（図17）を開始する．TSAと同様に患部外の自動運動や他動運動を行い可動性を担保する．
- 術後4週から背臥位および側臥位での肩関節自動運動を開始する．その際，肩甲胸郭関節の機能改善が重要であり，体幹運動を伴った肩甲骨運動や背臥位および側臥位での前鋸筋や僧帽筋の強化を積極的に取り入れる（図22, 23, 25）．ADLでは身辺動作のみを許可し，結帯動作を伴うズボンの上げ下ろしなどは患肢で行わないように注意する．
- 術後4週以降は徐々にヘッドアップ角度をつけた自動運動を開始する．開始の基準は，背臥位で肩関節自動挙上が行えるための三角筋の筋出力が担保されていることとしている．加えて，肩甲骨周囲筋の筋力強化もヘッドアップ肢位で進めていく（図23）．
- 術後8週が経過し，ヘッドアップ60°での肩関節自動挙上が可能となれば，端座位および立位での肩関節自動運動を開始する．同時期より，挙上位での外旋運動を開始する（図26）．また，疼痛自制内での結帯動作を含むADL動作を許可する．なお，肩関節挙上90°以上での動作は制限する．
- 術後3カ月よりADL動作での患肢使用における制限を解除する．また，体幹運動を伴った上肢挙上運動を用い，肩甲帯機能の向上を図る（図27）．
- 術後4カ月でスポーツや就労への復帰を許可する．

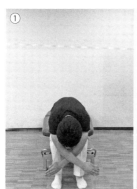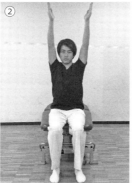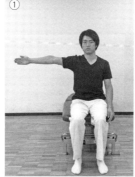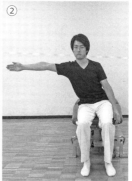

a．体幹伸展を伴ったバンザイ運動　　　　　　b．体幹側屈を伴ったサイドセラタスパンチ（側方リーチ動作）

図27　体幹運動を伴った上肢挙上運動

【文　献】

1) Friedman RJ, et al : Comparison of reverse total shoulder arthroplasty outcomes with and without subscapularis repair. *J Shoulder Elbow Surg* **26**：662-668, 2017
2) Vourazeris JD, et al : Primary reverse total shoulder arthroplasty outcomes in patients with subscapularis repair versus tenotomy. *J Shoulder Elbow Surg* **26**：450-457, 2017
3) Young AA, et al : Secondary rotator cuff dysfunction following total shoulder arthroplasty for primary glenohumeral osteoarthritis: results of a multicenter study with more than five years of follow-up. *J Bone Joint Surg Am* **94**：685-693, 2012

4）Levy JC, et al : Factors predicting postoperative range of motion for anatomic total shoulder arthroplasty. *J Shoulder Elbow Surg* **25**：55-60，2016

5）Wiater BP, et al : Preoperative deltoid size and fatty infiltration of the deltoid and rotator cuff correlate to outcomes after reverse total shoulder arthroplasty. *Clin Orthop Relat Res* **473**：663-673，2015

6）Simovitch RW, et al : Impact of fatty infiltration of the teres minor muscle on the outcome of reverse total shoulder arthroplasty. *J Bone Joint Surg Am* **89**：934-939，2007

7）Ladermann A, et al : Effect of humeral stem design on humeral position and range of motion in reverse shoulder arthroplasty. *Int Orthop* **39**：2205-2213，2015

8）Greiner S, et al : Clinical performance of lateralized versus non-lateralized reverse shoulder arthroplasty: a prospective randomized study. *J Shoulder Elbow Surg* **24**：1397-1404，2015

9）Mayne IP, et al : Acromial and scapular spine fractures after reverse total shoulder arthroplasty. *Shoulder Elbow* **8**：90-100，2016

10）Schwartz DG, et al : Factors that predict postoperative motion in patients treated with reverse shoulder arthroplasty. *J Shoulder Elbow Surg* **23**：1289-1295，2014

11）Kany J, et al : The main cause of instability after unconstrained shoulder prosthesis is soft tissue deficiency. *J Shoulder Elbow Surg* **26**：e243-e251，2017

12）Buckley T, et al : Analysis of subscapularis integrity and function after lesser tuberosity osteotomy versus subscapularis tenotomy in total shoulder arthroplasty using ultrasound and validated clinical outcome measures. *J Shoulder Elbow Surg* **23**：1309-1317，2014

13）Walker D, et al : Scapulohumeral rhythm in shoulders with reverse shoulder arthroplasty. *J Shoulder Elbow Surg* **24**：1129-1134，2015

14）Kontaxis A, et al : The biomechanics of reverse anatomy shoulder replacement – A modelling study. *Clin Biomech* **24**：254-260，2009

15）Ackland DC, et al : Moment arms of the shoulder musculature after reverse total shoulder arthroplasty. *J Bone Joint Surg Am* **92**：1221-1230，2010

16）Collin P, et al : Pre-operative factors influence the recovery of range of motion following reverse shoulder arthroplasty. *Int Orthop* **41**：2135-2142，2017

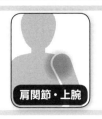

8. インピンジメント症候群

肩関節・上腕

疾患の特徴

インピンジメント（impingement）は，「衝突」を意味する用語である．肩関節インピンジメント症候群とは，肩関節運動の中で骨や軟部組織が繰り返し衝突し，結果として疼痛や可動域制限，組織損傷を引き起こす病態の総称である．肩痛の原因となる衝突部位によって，関節外インピンジメント（external impingement）と関節内インピンジメント（internal impingement）に分類される．関節外インピンジメントは肩峰下インピンジメントと烏口下インピンジメントに，関節内インピンジメントは前上方と後上方のインピンジメントに分かれる．

1．関節外インピンジメント

1）肩峰下インピンジメント

肩峰下インピンジメントは，烏口肩峰アーチの下を大結節が通過する際に腱板や肩峰下滑液包が挟み込まれることで生じ[1]（図1），肩痛や腱板断裂の誘因とされている．また，肩峰下面や烏口肩峰靱帯がその発生に関わるといわれている．肩峰下インピンジメントのリスクファクターとして，肩峰の形態，肩甲骨の下方回旋および内旋，前傾の異常キネマティクス，後方関節包の伸張性低下があげられる[2]．

2）烏口下インピンジメント

烏口下インピンジメントは，肩関節屈曲・内旋時に肩甲下筋腱と上腕骨小結節，烏口突起後面が衝突することで，前方肩関節痛および腱板断裂が生じるとされている[3]．また，肩関節前

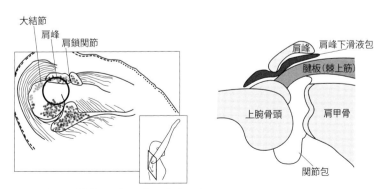

図1　肩峰下インピンジメント（文献1）より一部改変引用）
インピンジメントの部位を丸印で示す

方不安定性も関与している可能性がある[4].

2．関節内インピンジメント

1）前上方インピンジメント

前上方インピンジメントは，腱板，上腕二頭筋長頭腱，上関節上腕靱帯が上腕骨頭と関節窩に挟まれることで生じるとされる．また，肩関節挙上・内旋位や肩関節屈曲90°内旋位にて生じるといわれている[1,5,6]（図2）．

2）後上方インピンジメント

後上方インピンジメントは，肩関節外転・外旋位にて腱板の関節側が上腕骨頭大結節の腱板付着部と関節窩，関節唇の間に挟まれることで生じるとされる[7,8]（図3）．アスリートでは，投球動作における後期コッキング相で生じるといわれている[7].

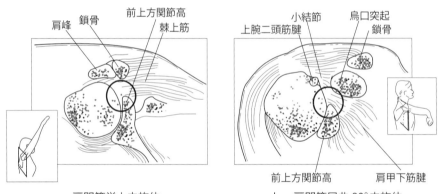

a．肩関節挙上内旋位　　　　b．肩関節屈曲90°内旋位
図2　前上方インピンジメント（文献1より一部改変引用）
インピンジメントの部位を丸印で示す

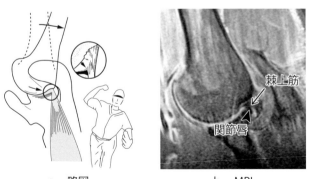

a．略図　　　　b．MRI
図3　後上方インピンジメント（文献7より一部改変引用）
インピンジメントの部位を丸印で示す

症状

主に肩の疼痛，筋力低下，関節可動域制限，挙上運動時の引っかかり感，有痛弧徴候（painful arc sign）などがある．

治療

はじめは，抗炎症療法（三角巾，外用薬）や薬物療法（注射療法），運動療法による保存療法が選択されることが多い．保存療法によって症状が軽快しない場合は，手術を考慮する．現在，肩峰下インピンジメント症候群に対する鏡視下肩峰下除圧術（ASD：arthroscopic subacromial decompression）は，外科的治療のゴールデンスタンダードになっている．ASDの手術手順を図4に示す．術前所見や術中の関節可動域は，術後の運動療法を考えるうえで重要な所見となる．

画像所見

1．肩峰下インピンジメント

肩峰形態の評価は，単純X線像では正面像とY-view像で評価する（図5，6）．MRIでは，斜冠状断像が適しており（図7），T2強調像や脂肪抑制プロトン密度強調像での腱板断裂や烏口肩峰靱帯，水腫などの変化を確認する．

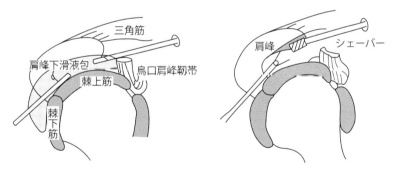

a．肩峰下滑液包の切除と烏口肩峰靱帯の切離　　b．前肩峰の形成

・体位：側臥位もしくはビーチチェアポジション
・全身麻酔下の評価：関節可動域，インピンジメントサイン，動揺性
・手術手技：①肩峰下滑液包の切除　②烏口肩峰靱帯の切離　③前肩峰の形成（骨棘切除）

図4　当院の鏡視下肩峰下除圧術（ASD）の手術手順

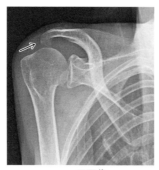

a．正面像　　　　b．Y-view像

図5　肩峰下インピンジメントのX線像
肩峰先端の変形性変化を認める（矢印）

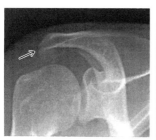 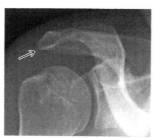 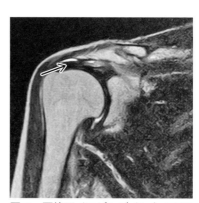

a．術前　　　　b．術後

図6　肩峰下骨棘の単純X線像
術後の肩峰下骨棘が切除されたことを確認できる（矢印）

図7　肩峰下インピンジメントのMRI
斜冠状断のT2強調像を示す．肩峰下滑液包の水腫と烏口肩峰靱帯の肥厚を認める（矢印）

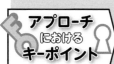

- X線像では，肩峰形態を評価することができる．
- MRIでは，腱板断裂や烏口肩峰靱帯，水腫などを評価することができる．
- 急性期や肩峰下除圧術後早期の症例は，炎症を沈静化させることが重要である．過剰な肩関節の他動可動域訓練や腱板を中心とした筋力強化訓練を控える．

リハビリテーション・アプローチ

1．保存療法

1）アプローチの戦略

> 急性期や疼痛の強い症例は，関節内で炎症が生じていることが多い．この時期は局所の安静を図り，腱板への直接的な負荷を与えず炎症を沈静化させることが重要である．

> 疼痛回避性の筋収縮やマルアライメントが生じる場合があるため，マルアライメントの矯

正やリラクセーションの獲得，ADL の動作指導が必要となる．
▶ 主に拘縮予防のため，関節可動域訓練が大切となる．特に可動域制限が強い場合は，二次的な滑膜炎が生じている可能性があるため，炎症を増悪させないよう可動域訓練を行う．
▶ 腱板や肩甲骨周囲筋の機能改善および後方関節包や後方腱板を主とした伸張性改善，正常な肩甲上腕リズムの獲得が求められる．

2）アプローチの実際

▶ 安静肢位の指導やマルアライメントの矯正，リラクセーションの獲得を行う．鏡を用いた姿勢への視覚的な教示も有効である．
▶ 肩関節の他動可動域訓練を行う．疼痛の部位や程度を確認し，原因を確認しながら実施することが重要である．臨床的には，特に後方腱板である棘下筋や小円筋の伸張性低下が肩甲骨関節窩に対する上腕骨頭の前上方偏位に関連するので，確認と対応が必要である．
▶ 肩甲骨内転運動（「6．腱板断裂の図6」を参照）やセラタスパンチ（「6．腱板断裂の図7」を参照）などの肩甲骨周囲筋の筋力強化訓練を行う．また，正常な肩甲上腕リズムを担保したうえでの肩関節自動挙上運動（「6．腱板断裂の図8」を参照）などの動作練習を行う．さらに，上腕骨頭の求心位保持や腱板と肩甲骨周囲筋の同時収縮の機能改善を目的に，徒手による外乱に対して肩関節を一定の位置に保持する運動（「6．腱板断裂の図9」を参照）などを実施する．
▶ 腱板の筋力強化訓練は，炎症が沈静化し，腱板への直接的な負荷を与えても症状が生じないことを確認したうえで実施する．
▶ スポーツ復帰に向けては，そのスポーツ特有の動作に対して肩関節周囲筋の機能が十分であるかを確認することが必要である（図8）．

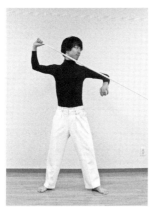
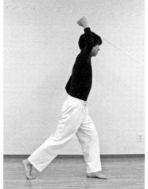
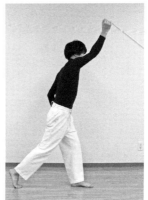

a．コッキング期　　　　b．加速期　　　　c．減速期

図8　スポーツ動作の確認の一例（投球動作）
投球動作の際に，腱板や肩甲骨周囲筋の筋機能が十分であるか，視診や触診により確認をする

2．手術療法

1）アプローチの戦略

➤手術により肩関節運動における物理的阻害因子が除去されるので，術後のリハビリテーションでは，軟部組織による肩峰下スペースの狭小化を助長する因子を除去していくことが重要である．

➤具体的に，腱板や肩甲骨周囲筋の筋力低下，後方関節包や後方腱板の伸張性低下による肩甲骨関節窩に対する上腕骨頭の求心位保持機能の低下，上腕骨頭の関節包内運動の障害，肩甲上腕リズムの破綻などに対するアプローチが必要となる．

➤特に術後早期は，手術の侵襲による炎症を考慮し，疼痛のコントロール，リラクセーションの獲得，他動関節可動域訓練を中心に行う．また，肢位や姿勢によっては肩峰下にストレスを加える，もしくは内圧を高める可能性がある．また，腱板や肩甲骨周囲筋の筋緊張亢進を助長させる危険性がある．そのため，安静肢位の取り方（「6．腱板断裂の図11」を参照）や疼痛を強く生じさせない範囲での他動および自動運動が重要である．

2）アプローチの実際

➤アプローチのプロトコルを**表1**に示す．

➤装具は術後1週間装着する（**図9**）．装具固定ベルトは術後2日目で除去する．

➤術後翌日から肩関節の他動屈曲可動域訓練を開始する（「6．腱板断裂の図12」を参照）．その際，筋や関節包，滑液包の癒着を防止し，拘縮を予防することが重要で，十分なリラクセーションを図りながら実施する．また，手指や手関節，肘関節の患部外関節可動域訓練や自動運動を徐々に開始する．

表1　アプローチのプロトコル（手術療法）

	術後時期							
	1日	2日	7日	14日	28日	60日	90日	120～180日
装　具	・装具の装着	・装具固定ベルトの抜去	・装具の除去					→
他動運動	・肩関節屈曲	・肩関節外旋		・肩関節外転				→
自動運動		・肩甲骨の内転運動 ・三角筋の等尺性運動	・背臥位での肩関節90°屈曲位保持運動 ・セラタスパンチ	・腱板の筋力強化訓練 ・肩関節自動挙上運動	・ADLの制限なし	・軽いスポーツ	・投球の開始	→

134

第IV章 画像に基づいた上肢運動器疾患のアプローチ

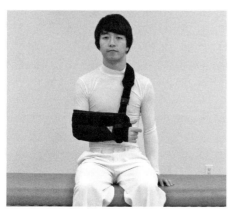

図9 装具（Global Sling OK, COSMOS）

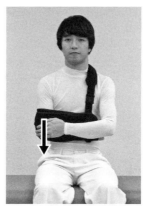 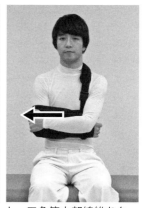

a．三角筋前部線維をターゲットにした等尺性運動　　b．三角筋中部線維をターゲットにした等尺性運動

図10 三角筋の等尺性運動

- 術後2日目から肩関節の他動外旋可動域訓練を開始する（「6．腱板断裂の図13」を参照）．また，肩甲胸郭関節の筋力や可動性を維持するため，肩甲骨内転運動や三角筋の等尺性運動（図10）を開始する．
- 術後1週から背臥位での肩関節90°屈曲位保持運動を開始する（「6．腱板断裂の図14」を参照）．その際，上腕骨頭が肩甲骨関節窩に対して求心位に保持されているかを確認しながら実施する．また，セラタスパンチ（「6．腱板断裂の図7」を参照）も開始する．
- 術後2週から肩関節の他動外転可動域訓練を開始する．また，肩関節自動挙上運動と腱板の筋力強化訓練（「6．腱板断裂の図15」を参照）も開始する．はじめは，重力除去位である背臥位で，また等尺性収縮にて小さい負荷量から訓練を開始する．その後，座位や立位で実施し，等張性運動や抵抗運動へと徐々に運動負荷を上げる．先に述べた肩甲骨関節窩に対する上腕骨頭の求心位保持機能および上腕骨頭の関節包内運動，肩甲胸郭関節の可動性，肩甲上腕リズムなどを確認しながら代償運動を生じさせない範囲での運動負荷量を設定することが必要となる．
- 術後4週からADLでの制限を解除する．術後2カ月で軽いスポーツ動作の開始，術後3カ月で投球動作の開始を許可する．

【文献】

1) Valadie AL 3rd, et al : Anatomy of provocative tests for impingement syndrome of the shoulder. *J Shoulder Elbow Surg* **9**：36-46, 2000
2) Mackenzie TA, et al : An evidence-based review of current perceptions with regard to the subacromial space in shoulder impingement syndromes: Is it important and what influences it? : *Clin Biomech*（Bristol, Avon） **30**：641-648, 2015
3) Gerber C, et al : The role of the coracoid process in the chronic impingement syndrome. *J Bone Joint Surg Br* **67**：703-708, 1985
4) Okoro T, et al : Coracoid impingement syndrome: a literature review. *Curr Rev Musculoskelet Med* **2**：51-55, 2009
5) Gerber C, et al : Impingement of the deep surface of the subscapularis tendon and the reflection pulley on the anterosuperior glenoid rim: a preliminary report. *J Shoulder Elbow Surg* **9**：483-490, 2000
6) Habermeyer P, et al : Anterosuperior impingement of the shoulder as a result of pulley lesions: A prospective

arthroscopic study. *J Shoulder Elbow Surg* **13** : 5-12, 2004

7) Halbrecht JL, et al : Internal impingement of the shoulder: Comparison of findings between the throwing and nonthrowing shoulders of college baseball players. *Arthroscopy* **15** : 253-258, 1999

8) Walch G, et al : Impingement of the deep surface of the supraspinatus tendon on the posterosuperior glenoid rim: An arthroscopic study. *J Shoulder Elbow Surg* **1** : 238-245, 1992

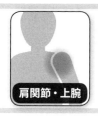

9. 肩関節周囲炎

肩関節・上腕

疾患の特徴

　肩関節周囲炎は，名前のとおり肩関節周囲の炎症の総称であり，腱板断裂，石灰沈着性腱板炎，腱板疎部損傷，滑液包炎，上腕二頭筋腱長頭炎などを含む．ここでは五十肩について述べる．五十肩（肩関節周囲炎）は，特に誘因なく肩の痛みが現われ，腕があがらないなど可動域制限を伴い，癒着性関節包炎（adhesive capsulitis），凍結肩（frozen shoulder）と表される[1,2]．原因は，未だ明らかになっていないが，肩関節周囲の組織（骨，軟骨，靱帯，腱）の微細な損傷が発症原因と考えられている．また，糖尿病を有する人の発生率が高い．

　片側に発症することが多く，一度回復した肩への再発や，両側同時に発症することはほとんどない．そのため繰り返す痛みの訴えや，両側に症状を訴える場合は，他疾患との鑑別診断が必要である．なお，五十肩は凍結進行期（freezing phase），凍結期（frozen phase），解凍期（thawing phase）の3つの病期に分類され，発症から完治までに1年程度の期間を要する．

症　状

　特に誘引なく肩の痛みが生じ，腕を上げられないなど関節可動域制限を伴う．腕を上げ始める時よりも，最終域で痛みを訴えることが多い．

治　療

1．保存療法

ほとんどの症例が保存療法で症状を緩和することができる．痛みに対しては消炎鎮痛剤が処方される．

2．手術療法

リハビリテーションを数カ月施行しても改善が得られない場合は，関節受動術や関節包切離術が選択されることがある．

画像所見

　40代，女性．X線像では上腕骨頭の上方偏位を認めず，肩峰と上腕骨頭の距離が保たれて

いるのを確認できる．また，MRIでは腱板損傷を認めず，関節水腫の所見を認める（**図1**）．

リハビリテーション・アプローチ

1．保存療法
1）アプローチの戦略
➤病期にあった運動負荷や指導が重要である．

2）アプローチの実際
➤アプローチのプロトコルを**表1**に示す．

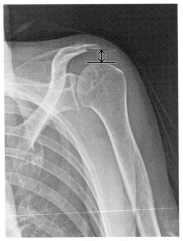

a．X線正面像　　　　b．MRI T2強調像（冠状断像）

図1　X線像とMRI
a：上腕骨頭の上方偏位を認めず，肩峰と上腕骨頭間の距離が保たれている
b：腱板損傷を認めず，腋窩陥凹部に関節水腫を認める（矢印）

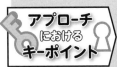
- 肩関節周囲炎は，病変の主体が軟部組織であるためX線像による骨関節形態の撮像だけでは捉えきれない．
- MRIでは，腱板断裂および石灰沈着性腱板炎などがないことや，滑膜炎の存在を確認することが重要である．

表1　アプローチのプロトコル（保存療法）

病　期	凍結進行期	凍結期	解凍期
目　標	・安静肢位・安楽肢位の獲得	・リラクセーションの獲得 ・肩甲骨周囲筋力の維持	・関節可動域の拡大 ・ADLの拡大

a．凍結進行期
- 凍結進行期は，安静肢位および安楽肢位の指導が中心となる．日中はポケットに手を入れたり，枕などを利用した自重の軽減や，夜間就寝時のポジショニング指導などが有効である（図2）．
- 疼痛の強い時期に関節可動域の拡大を図ろうとすると，かえって症状を悪化させる．

b．凍結期
- 目的とする組織の線維方向を考慮した伸張が重要であるが，大きな負荷で組織を伸張することは炎症の再燃の原因となりうる．よって，呼吸を止めない程度の伸張刺激で十分である．
- リラクセーションの獲得と肩甲骨の可動域拡大には，タオルやストレッチポールを使用した深呼吸が有効である（図3）．また，不良姿勢の改善を目的とした骨盤の運動が有効である（図4）．

c．解凍期
- 伝統的なコンノリー体操（connolly exercise；図5）[3]や自動介助運動（図6，7）をとおして，関節可動域や日常生活活動の拡大が求められる．
- 僧帽筋上部線維の筋活動が高く，僧帽筋下部線維の筋活動が低くなる傾向があることか

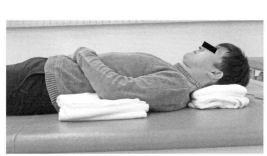
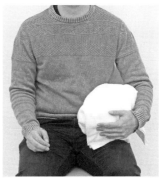

a．就寝時の肢位　　　　　　　b．椅子座位の肢位
図2　安静肢位の指導
a：肘の下に枕やタオルを設置し，上腕骨が水平になるように保つ．肩関節の前方にかかるストレスを減少させて疼痛を軽減する
b：クッションや枕を利用して，安静肢位を保つ

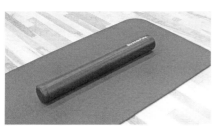
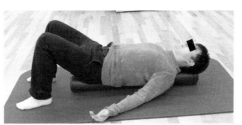

a．ストレッチポール　　　　　　b．肩甲骨周囲筋を緩めるエクササイズ
図3　ストレッチポールを使用したエクササイズ
ストレッチポールを使用しリラクセーションの獲得や肩甲胸郭関節の可動性の改善を図る

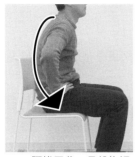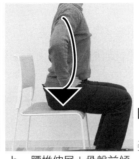

a．腰椎屈曲＋骨盤後傾　　b．腰椎伸展＋骨盤前傾

図4　骨盤と体幹を意識した運動
骨盤の前後傾と脊椎の可動性の改善を目的に，不良姿勢の改善に努める

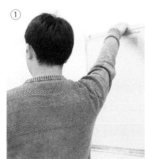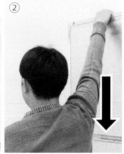

a．挙上運動

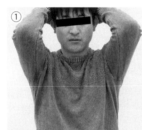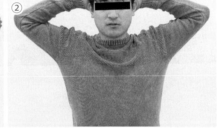

b．外旋運動

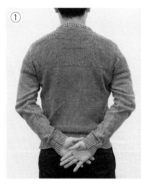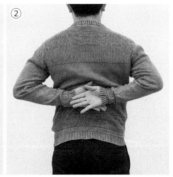

c．内旋運動

図5　コンノリー体操（connolly exercise）
コンノリー体操は，主に解凍期のホームエクササイズとして指導する．反動をつけずに疼痛自制内で実施する．aでは挙上角度の改善を目的として手の届く範囲で手をのせ，しゃがみ込む．bでは肩関節の外旋運動の改善を目的として後頭部で手を固定し，肘を開閉する．cでは肩関節の内旋運動の改善を目的に，後方で手を組み（健側手で患側手を保持し）上下に動かす

ら[4]，僧帽筋下部線維の筋活動を考慮した運動が有効である（図8）.
▶ 高度な関節拘縮を伴った凍結期をつくらないように訓練を進めることが重要である．しかし，いったん発生した高度な関節拘縮に対しての無理な関節可動域訓練は，疼痛を増強してしまうおそれがある．

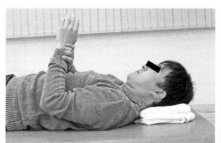

a．開始肢位　　　　　　　　　　b．自動介助屈曲
図6　自動介助運動
自動介助運動および疼痛自制内で，健側上肢の力を利用して介助運動を実施する

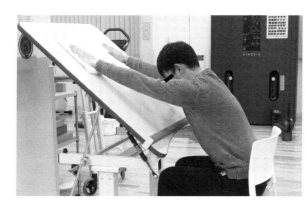

図7　傾斜台を利用した介助運動
自重を軽減し自動運動を促し，関節可動域の改善を目的とする．肩甲上腕リズムの改善にも寄与する．自宅では，水平なテーブルなどを利用しても効果的である

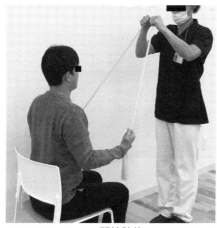 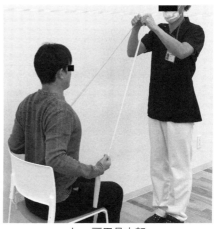

a．開始肢位　　　　　　　　　　b．肩甲骨内転
図8　ゴムチューブを使用した肩甲骨内転運動
僧帽筋下部線維の活動を意識させる．肩関節の伸展動作などの代償動作に注意する

2．手術療法（関節包切離後）

1）アプローチの戦略

➢早期の肩関節可動域の獲得に努める．

➢術中に得られた角度の獲得が早期に望まれるが，術後は強い疼痛を伴うことがあるため，就寝時のポジショニング指導が重要である．

2）アプローチの実際

➢アプローチのプロトコルを**表2**に示す．

➢術後は患部の安静を目的として，装具を2週間装着する（「2．肩関節脱臼」の図8を参照）．

➢術後翌日から肩関節の関節可動域の早期獲得を目的に，運動方向を段階づけた訓練を実施する．術後は疼痛が強いことがあるため，患部の安静を目的として，肩関節の自動屈曲は他動屈曲よりも遅らせたスケジュールで実施する．

➢術後3週を過ぎてから，徒手抵抗による低負荷の等尺性収縮による筋力訓練を開始する．その後ゴムバンドを用いるなど，徐々に抵抗量を増やす．

➢術後は，早期の関節可動域の獲得が望まれるが，特に術後2カ月以内に術中角度を獲得することが重要である．

表2　アプローチのプロトコル（手術療法）

	術後翌日	1週〜	2週〜	3週〜	2カ月〜	4〜6カ月
装　具	・装具の装着	・外転枕の除去	・装具の除去			
他動運動	・肩関節の屈曲運動	・肩関節の外旋運動	・肩関節の外転運動	・肩関節の制限解除		
自動運動	・手指および肘関節の屈曲，伸展運動	・肩甲骨の内転運動（座位）		・肩関節の自動挙上 ・腱板の筋力訓練	・軽作業を許可	・訓練を終了

【文　献】

1）内田淳正（監），中村利孝，他（編）：標準整形外科学 第11版．医学書院，2011，p87

2）村木孝行：肩関節周囲炎—理学療法診療ガイドライン．理学療法学　**43**：67-72，2016

3）Connolly J, et al：The management of painful stiff shoulder. *Clin Orthop Relat Res*　**84**：97-103，1972

4）Lin JJ, et al：Trapezius muscle ombalance individuals suffering from frozen shoulder syndrome. *Clin Rheumatol*　**24**：569-575，2005

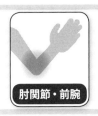

1. 肘関節の正常像

構造

　本稿では，肘関節のリハビリテーションを行う際に確認すべきである画像所見の中でも，頻度が多いX線像，CTの正常像について述べる．肘関節は，上腕骨，橈骨，尺骨によって腕尺関節，腕橈関節，近位橈尺関節の3つの関節で構成されており，肘関節の屈曲および伸展，前腕の回内および回外運動を行う．肘関節の正常可動域は屈曲145°，伸展0°，前腕は回内90°，回外90°であり，これらの関節が正常な位置関係にあることで正常可動域を得ることができる．

X線像の見方

　X線撮影は正面像と側面像が基本であり，より詳しい所見をみる場合に軸位像や斜位像で撮影される．ここでは正面像，側面像，軸位像の正常像について述べる．正面像は，肘関節伸展位および前腕回外位で撮影され，上腕骨内側上顆，外側上顆，上腕骨小頭，上腕骨滑車，肘頭，肘頭窩，橈骨頭，橈骨頸などが確認できる（図1）．側面像は，肘関節90°屈曲位で撮影され，尺骨鉤状突起，鉤突窩，肘頭，肘頭窩，上腕骨小頭などが確認できる（図2）．軸位像は，肘

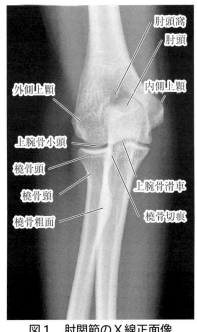

図1　肘関節のX線正面像

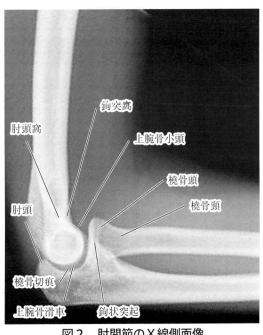

図2　肘関節のX線側面像

関節最大屈曲位で垂直方向から撮影され,尺骨神経溝や骨棘形成の有無を確認できる(図3)[1,2].

成長期のX線像

　小児骨折のX線像を確認する際は,骨端核の存在を認識する必要がある.骨端核は,小児発育期において経年的に成長軟骨内部に形成される二次骨化中心である.肘関節における骨端核は,外側上顆核,内側上顆核,上腕骨小頭核,滑車核,橈骨頭核,肘頭核の6つが存在し,その出現時期は異なる(**図4**).また,これら骨端核の出現や癒合の年齢は個人差が大きく,骨折と混同しないよう注意が必要であり,同肢位で撮影した健側と比較するとよい[3〜5].**表1**

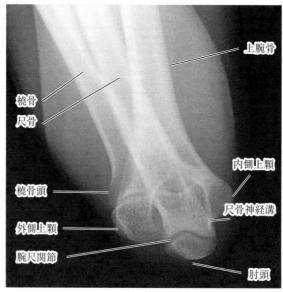

図3　肘関節の軸位像

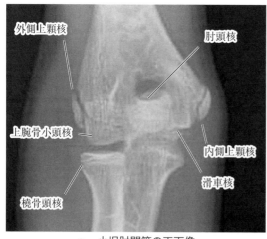
a．小児肘関節の正面像

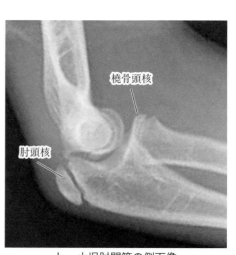
b．小児肘関節の側面像

図4　骨端核のX線像

に平均的な骨端核の出現時期と骨幹端との癒合時期を示す.

X線像における指標

以下にX線正面像,側面像で確認すべき各種指標について確認する.

1. 肘外偏角(carrying angle)

肘外偏角は,肘関節伸展位および前腕回外位での,上腕骨長軸と尺骨長軸のなす角度であり,運搬角とも呼ばれる(図5).正常角は男性6〜11°(平均8.5°),女性12〜15°(平均12.5°)であり,この角度が増大したものが外反肘,減少し負の値を呈したものが内反肘である(図6)[6].外反肘や内反肘があれば,過去に外傷や成長帯に障害があったことが考えられる[1].例えば,発育期の骨端軟骨損傷および上腕骨遠位端骨折の変形治癒では,より高度な変形を遺しやすく,外反肘では後に遅発性尺骨神経麻痺を生じることがある[4].

表1 骨端核の出現時期と癒合時期(文献4)より引用)

	出現年齢(歳)	癒合年齢(歳)
上腕骨小頭核	1〜2	13〜16
内側上顆核	4〜5	14〜18
橈骨頭核	5〜6	14〜18
肘頭核	8〜10	13〜17
滑車核	10〜11	14〜18
外側上顆核	10〜13	14〜16

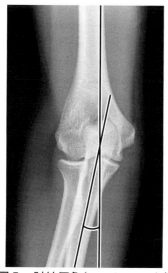

図5 肘外偏角(carrying angle)
上腕骨長軸と尺骨長軸のなす角度

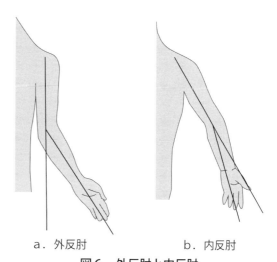

a. 外反肘　　　　　b. 内反肘
図6 外反肘と内反肘
肘外偏角が増大したものが外反肘(a),減少し負の値を呈したものが内反肘(b)となる

2. Baumann角

Baumann角は，上腕骨長軸と上腕骨外顆の骨端線に接して引いた線とのなす角度であり（図7），小児上腕骨顆上骨折における整復状態の指標となる．また，Baumann角（a）は余角（$90 - a$）を用いて報告するものも多い[1,2,7]．

3. Tilting angle

Tilting angle は上腕骨長軸と外顆長軸のなす角度であり，通常は 35 ～ 50°である（図8）[3]．骨折などでこの角度が広がると肘関節伸展制限が生じ，狭まると肘関節屈曲制限が生じる．特に骨折の手術後は，tilting angle を健側と比較することで生じうる関節可動域制限を予測できる．

4. Anterior humeral line

側面像における上腕骨長軸前縁の延長線が anterior humeral line である．正常では，anterior humeral line は上腕骨小頭中央1/3を通過する（図9）．例えば，上腕骨顆上骨折では末梢骨片が転位するため，この関係が崩れる[1,8,9]．

5. Radio-capitellar line（proximal radial line）

正常では，橈骨の骨髄腔中心軸の延長線は上腕骨小頭中心を通過し，これを radio-capitellar line（proximal radial line）という（図10）．なお，橈骨頭の転位や脱臼の診断に有用である[9]．

6. Coronoid line

正常では，鈎状突起前縁の延長線を近位にたどると上腕骨外側上顆の前縁につながり，これを coronoid line という（図11）．これが乱れていると外側上顆が偏位している可能性がある[2,3]．

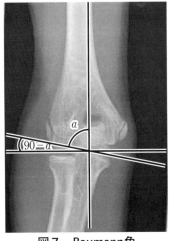
図7　Baumann角
上腕骨長軸と上腕骨外顆骨端線のなす角度である

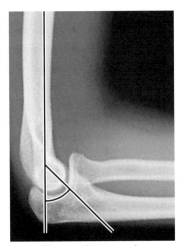
図8　Tilting angle
上腕骨長軸と外顆長軸のなす角度である

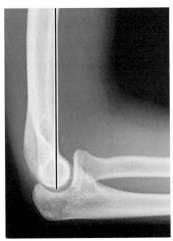
図9　Anterior humeral line
上腕骨長軸前縁の延長線であり，正常では上腕骨小頭中央1/3を通過する

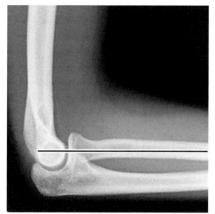

図10 Radio-capitellar line
橈骨の骨髄腔中心軸の延長線が，上腕骨小頭中心を通過する

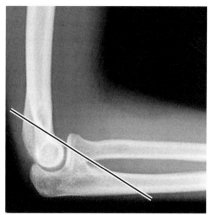

図11 Coronoid line
鉤状突起前縁の延長線が，上腕骨外側上顆の前縁につながる

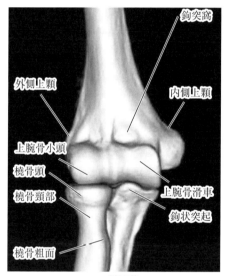

a．前面像

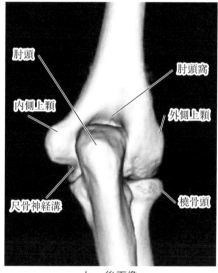

b．後面像

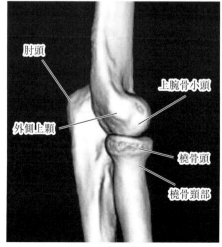

c．外側像

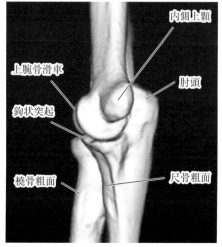

d．内側像

図12 3D-CTの正常像

CT の見方

　3D-CT を含め CT 撮影の利点は，骨の形態的な変化をさまざまな方向から描出でき，病変を立体的に捉えることが可能なことである．特に粉砕骨折における骨片の転位の程度や数，大きさの確認，骨折後の変形治癒の評価，肘関節部の骨および軟部腫瘍の診断，脱臼骨折の診断，骨棘および異所性骨化の部位と程度の診断に有用である[1, 10]．

　セラピストにとっては骨折部の状態を確認することや，骨棘や異所性骨化の部位および大きさを把握することで，生じうる関節可動域制限の予測が可能となる．**図 12** に，肘関節 3D-CT の正常像を示す．

【文　献】
1) 薄井正道，他：画像診断．石井清一，他（編）：肘診療マニュアル 第2版．医歯薬出版，2007，pp13-27
2) 河井秀夫：X線撮影—ストレス撮影．金谷文則（編）：肘関節外科の要点と盲点．文光堂，2011，pp32-35
3) 齋藤育雄，他：肘関節周辺の骨折，脱臼．関節外科　**24**：293-302，2005
4) 伊藤恵康：肘関節外科の実際—私のアプローチ．南江堂，2011，pp3-18
5) 井上　博：小児四肢骨折治療の実際 改訂第2版．金原出版，2001，pp55-84
6) 岡　義範：正常解剖とバイオメカニクス．金谷文則（編）：肘関節外科の要点と盲点．文光堂，2011，pp2-8
7) Dodge HS：Displaced supracondylar fractures of the humerus in children--treatment by Dunlop's traction. *J Bone Joint Surg Am* **54**：1408-1418,1972
8) Rogers LF, et al：Plastic bowing, torus and greenstick supracondylar fractures of the humerus: radiographic clues to obscure fractures of the elbow in children. *Radiology* **128**：145-150，1978
9) 大森裕子，他：肘関節周囲の骨折．臨床画像　**32**：705-720，2016
10) 吉田典之，他：CT撮影．金谷文則（編）：肘関節外科の要点と盲点．文光堂，2011，pp36-39

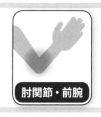

2. 上腕骨遠位端骨折

上腕骨遠位端骨折は，上腕骨顆上骨折，上腕骨通顆骨折，上腕骨顆部を含めた関節内骨折など多岐にわたり，分類もさまざまなものが用いられている[1]．ここでは，臨床場面で遭遇することの多い，成人の上腕骨遠位端骨折と小児の上腕骨顆上骨折について述べる．

上腕骨遠位端骨折の特徴

上腕骨遠位端骨折は，肘周辺における骨折の中でも発生頻度が高く，かつ難治性の骨折とされる[2]．骨折は病態により大きく2つに分類される．1つ目は，骨質が良好な青壮年者にスポーツや交通外傷などの高エネルギー外傷として起こり，関節内外に高度の粉砕を伴うものである．この場合，軟部組織損傷を伴い開放骨折になることや，関節内外の高度粉砕例となり治療に難渋することが多い[2]．2つ目は，骨粗鬆症を背景とした高齢者に転倒などの低エネルギー外傷として起こるものである．ギプス固定のみでは骨癒合が得られにくく，手術を行っても骨癒合が遅延し偽関節になることや，術後に関節拘縮を起こしやすいので注意が必要である[2〜4]．

分類

上腕骨遠位端骨折の骨折型の分類は種々あるが，ここでは臨床上用いられることの多いArbeitsgemeinschaft für Osteosynthesefragen 分類（AO分類）における骨折型を図1に示す[5]．

治療

1．保存療法

保存療法は，転位の少ないものや，汚染された開放創があり早期の手術で感染の危険があるもの，手術療法が技術的に困難と考えられるものなどが適応となるが，関節可動域制限や痛みが残存する場合がある[6,7]．

2．手術療法

関節面に骨折線が及んでいる場合は，基本的に手術適応となる[6]．また，骨折部の転位を有する症例は原則的に手術適応とされ，観血的整復およびアナトミカルロッキングプレート（anatomical locking plate）を使用した強固な内固定が第一選択となっている[2]．

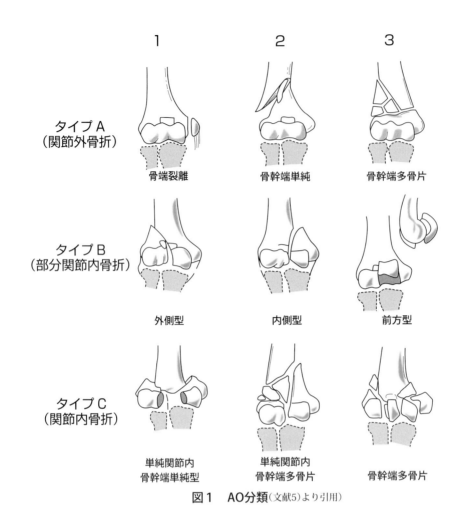
図1　AO分類(文献5より引用)

画像所見

1. 手術療法

50代，女性，左上腕骨遠位端骨折．初診時のX線正面像では，関節面に垂直方向への骨折線と上腕骨滑車に骨折線を認める．側面像では，上腕骨顆上部に前方転位を確認できる（図2）．CTでは，X線像で確認しにくかった関節内への2つの骨折線を確認できる（図3）．さらに3D-CTにより，立体的に骨折部の確認ができる（図4）．そこで観血的骨接合術として，上腕骨の内側と後外側の2カ所にプレート固定，および上腕骨滑車と上腕骨小頭の固定として上腕骨遠位内側部からのスクリュー固定を施行された（図5）．

第Ⅳ章　画像に基づいた上肢運動器疾患のアプローチ

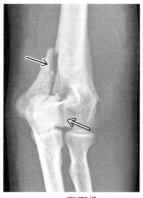
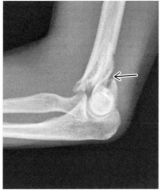

a．正面像　　　　b．側面像

図2　初診時のX線像
正面像では上腕骨遠位部での縦割れの骨折と（a：黒矢印）関節内への骨折線を認める（白矢印）．側面像では上腕骨通顆骨折が確認できる（b：黒矢印）

図3　CT冠状断像
関節面には2カ所に骨折線が入っているのを確認できる（黒矢印）

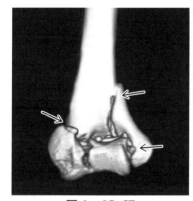
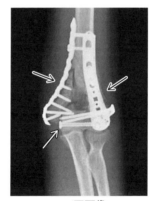
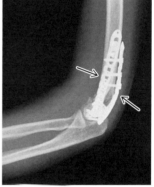

図4　3D-CT
さらに立体的に骨折部の確認ができる（黒矢印）

a．正面像　　　　b．側面像
図5　術後のX線像
上腕骨の内側と後外側の2カ所にプレート固定が（黒矢印），また上腕骨遠位内側部からスクリュー固定が実施された（白矢印）

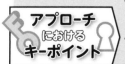

- 術前の画像（図2～4）より関節内骨折であることがわかり，関節可動域制限が残存する可能性が高いと予測できる．
- 術後の単純X線像（図5）よりプレート固定とスクリュー固定による強固な骨接合が実施されていることが確認でき，早期リハビリテーションに耐えうると判断できる．

151

リハビリテーション・アプローチ

1．手術療法

1）アプローチの戦略
- 術後早期より愛護的な肘関節の可動域訓練を開始する．
- 異所性骨化を防ぐため，関節可動域訓練時に猛撃矯正を実施しないこと，訓練中や訓練後のアイシングを徹底することが重要である．

2）アプローチの実際
- アプローチのプロトコルを表1に示す．
- 術後翌日より愛護的な肘関節の可動域訓練を開始する．
- 早期に炎症を抑え，異所性骨化を予防するために，氷嚢を用いたアイシングを訓練中や訓練後に実施する（図6）．
- 8週から肘関節屈曲・伸展の持続矯正を実施する．拮抗筋が収縮しないよう十分にリラクセーションして実施する．拮抗筋が収縮するようであれば，十分な効果が得られないため重錘を軽くして実施する（図7）．

表1　アプローチのプロトコル（上腕骨遠位端骨折における手術療法）

非抵抗運動期					抵抗運動期
術翌日～	1週～	3週～	4週～	8週～	10週～
・愛護的な肘関節の他動運動 ・損傷手の使用を禁止 ・リハビリテーション時以外はシーネ固定	・愛護的な肘関節の自動運動 ・肘関節の自動介助運動 ・肘関節屈曲位保持スプリントの作製（参考角度：肘関節90°屈曲位）	・肘関節の自己他動運動	・肘関節の他動運動を強化	・筋力強化訓練 ・肘関節の持続的矯正 ・軽作業を許可	・使用制限の解除

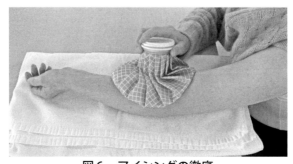

図6　アイシングの徹底
早期に炎症を抑え，異所性骨化を予防するために訓練中や訓練後に実施する

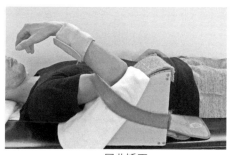
a．屈曲矯正

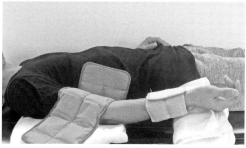
b．伸展矯正

図7　肘関節の持続的矯正
持続矯正を行う際は，拮抗筋が収縮しないよう十分にリラクセーションして実施する．拮抗筋が収縮するようであれば，十分な効果が得られないため重錘を軽くして実施する

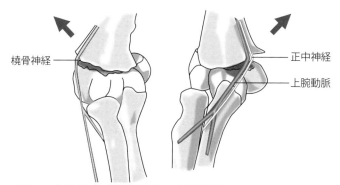

図8　血管および神経障害の発生機序(文献12)より改変引用)
転位した近位骨片により牽引あるいは損傷され，上腕動脈や正中神経，尺骨神経および橈骨神経などの障害を合併することも多い

疾患の特徴（小児上腕骨顆上骨折）

　小児で最も多い骨折であり，受傷機転は転落・転倒によることが多い．多くが肘関節伸展位で手をつき，過伸展を強制されることで発生し，遠位骨片は後方へ転位する．まれに肘関節屈曲位で肘後部を強打することで受傷し，遠位骨片は前方に転位する．合併症として転位した近位骨片により牽引あるいは損傷され，上腕動脈や正中神経，尺骨神経および橈骨神経などの障害を合併することも多い（図8)[8〜12]．骨片の転位が確認できずに骨折が疑われる場合は，X線像でのfat pad sign（脂肪体徴候）の確認が重要である[13〜15]．

fat pad sign（脂肪体徴候）

　肘関節内骨折により関節包内の関節液や血腫が貯留し，関節包が緊満性に膨隆，拡張すると，X線側面像でanterior fat pad（前脂肪体）やposterior fat pad（後脂肪体）が浮き上がるように偏位する．これをfat pad signと呼び，またそれぞれanterior fat pad sign，posterior fat pad signという．anterior fat pad signは正常でも認めるが，posterior fat pad signは特異度の高い所見であり，関節内骨折を生じている可能性が高い（図9)[13〜15]．

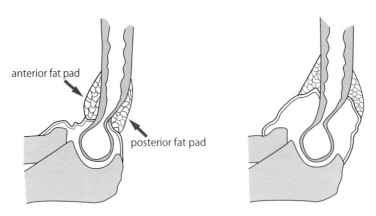

a．正常値の fat pad　　b．anterior fat pad sign と posterior fat pad sign が陽性
図9　Fat pad sign(文献13)より改変引用)

治療

1．保存療法

転位のない骨折，または軽度の伸展転位のみが認められ容易に整復できるものは，保存療法が選択される．整復後は，上腕部のできるだけ上方から手までを肘関節 90°屈曲位でギプス固定を行う[9〜11]．

2．手術療法

転位の大きな骨折や神経循環障害を有する症例は，骨折経皮的鋼線刺入固定術または観血的整復が施行されたうえで外固定を行う．その後，4〜6週間で外固定を除去し，肘関節の自動運動を開始する[9〜11]．

画像所見

1．保存療法

男児，左上腕骨顆上骨折，患側のX線正面像では，骨折がないようにみえる（図10a）．患側のX線側面像では anterior fat pad sign（黒矢印），posterior fat pad sign（白矢印）を認め（図10b），健側のX線側面像では anterior fat pad sign（黒矢印）のみ確認できる（図10d）．よって，患側のX線側面像（図10b）で関節液貯留と関節内骨折が示唆され，左上腕骨顆上骨折安定型と診断され，保存的療法が選択された．

2．手術療法

女児，右上腕骨顆上骨折，初診時のX線正面像および側面像とも骨折部の転位が認められる（図11）．解剖学的に整復され，経皮的鋼線刺入固定術にて固定された（図12）．8週後，骨折部の癒合が確認され鋼線抜去となった（図13）．

第Ⅳ章　画像に基づいた上肢運動器疾患のアプローチ

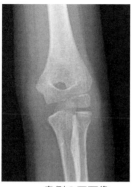 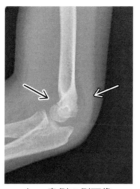 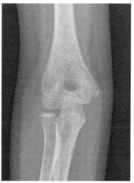 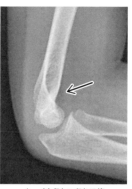

　a．患側の正面像　　　　b．患側の側面像　　　　c．健側の正面像　　　　d．健側の側面像

図10　初診時のX線像

　患側の側面像ではanterior fat pad sign（b：黒矢印），posterior fat pad sign（b：白矢印）を認める．健側の側面像ではanterior fat pad sign（d：黒矢印）のみ確認できる

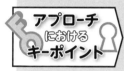

- 一般的には術後4～6週間で仮骨が出現し，外固定が除去となる．
- 外固定の除去後は，特別な訓練を必要としないことが多いが，関節可動域が改善しない場合は，肘関節屈曲・伸展の自主運動を子ども本人と両親に指導する必要がある．

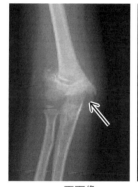 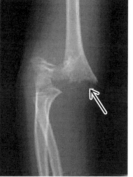 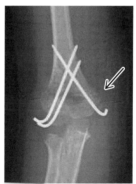 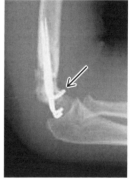

　a．正面像　　　　b．側面像　　　　　　　　a．正面像　　　　b．側面像

図11　初診時のX線像　　　　　　　　　　　**図12　術後のX線像**

X線正面像，側面像とも骨折部の転位が認められる（矢印）　　　　骨折部が解剖学的に整復され，骨折経皮的鋼線刺入固定術にて固定された（矢印）

リハビリテーション・アプローチ

1．手術療法

1）アプローチの戦略

▶訓練の必要ない症例がほとんどであるが，保存療法より関節可動域制限が生じることが多い．

▶関節可動域制限が強い場合や，疼痛で肘が動かせない症例には，拘縮予防の訓練が有効で

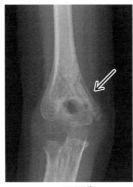 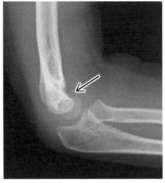

a．正面像　　　　　　b．側面像
図13　鋼線抜去時のX線像
骨折部が癒合していることが確認できる（矢印）

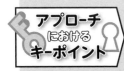

- 転位の大きな骨折の場合，合併症として神経および血管損傷が生じる可能性がある．
- 術後4～6週のギプス除去後に関節可動域制限が残存していれば，訓練の適応となる．

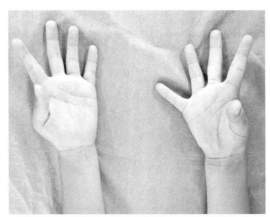

図14　左上腕骨顆上骨折後の正中神経麻痺
左上腕骨顆上骨折後，左母指の掌側外転・対立運動の制限が残存している．この症例のように神経麻痺を認めた際は，知覚評価や徒手筋力検査（MMT）で改善状況を確認する

ある．
▷受傷時より神経損傷が疑われる症例は，知覚および徒手筋力検査などの評価を実施し，神経回復の経過を観察することが重要である（図14）．

2）アプローチの実際
▷アプローチのプロトコルを**表2**に示す．
▷特に鋼線抜去前は鋼線刺入部の疼痛が生じるため，ごく愛護的に実施する．

第Ⅳ章　画像に基づいた上肢運動器疾患のアプローチ

表2　アプローチのプロトコル（小児上腕骨顆上骨折における手術療法）

非抵抗運動期		抵抗運動期	
術翌日〜	4週〜	8週〜	10週〜
・外固定期間 ・神経損傷の疑いがある場合，知覚評価やMMTの実施	・外固定の除去 ・愛護的な肘関節の可動域訓練 ・肘関節固定用スプリントの作製，装着	・鋼線抜去後，肘関節他動運動の強化 ・軽作業を許可	・使用制限の解除

➤ 鋼線抜去後より段階的に肘関節の他動運動を強めていくが，異所性骨化の予防のため，疼痛の生じない範囲で実施し，猛撃矯正を行わないことが重要である．

➤ 自主運動は，子ども本人だけでは実施できないことが多いため，両親をまじえて指導することがポイントである．

➤ 体育の授業や転倒による再骨折を防ぐため，外出時や学校への登校時に装着できる肘関節固定用スプリントを作製すると安心である．

【文　献】

1) 伊藤恵康：肘関節外科の実際—私のアプローチ．南江堂，2011，pp49-65
2) 今谷潤也：上腕骨遠位端骨折の治療．整形外科　**68**：155-163，2017
3) 田中祐三，他：高齢者上腕骨遠位端骨折の治療成績—Kirschner鋼線固定法を中心として．骨・関節・靱帯　**15**：429-435，2002
4) John H, et al：Operative treatment of distal humeral fractures in the elderly．*J Bone Joint Surg Br*　**76**：793-796，1994
5) Marsh JL, et al：Fracture and dislocation classification compendium-2007: Orthopaedic Trauma Association classification, database and outcomes committee. *J Orthop Trauma*　**21**：S15-18，2007
6) 池田和夫：上腕骨遠位骨折—関節内骨折．金谷文則（編）：肘関節外科の要点と盲点．文光堂，2011，pp122-125
7) 齋藤育雄，他：肘関節周辺の骨折，脱臼．関節外科　**24**：293-302，2005
8) 井上　博：小児四肢骨折治療の実際 改訂第2版．金原出版，2001，pp55-84
9) 加藤貞利，他：小児上腕骨顆上骨折．関節外科　**28**：37-42，2009
10) 藤岡宏幸，他：コンタクトスポーツにおける外傷・障害—肘．関節外科　**33**：68-73，2014
11) 藤岡宏幸，他：神経血管障害を合併した小児上腕骨顆上骨折に対する治療．関節外科　**33**：25-32，2014
12) Skaggs DL, et al：Supracondylar fractures of the distal humerus. Beaty JH, et al（eds）：Rockwood and Wilkins' Fractures in children 7th ed. Lippincott Williams & Wilkins, Philadelphia, 2010, pp487-532
13) Murphy WA, et al：Elbow fat pads with new signs and extended differential diagnosis. *Radiology*　**124**：659-665，1977
14) 薄井正道，他：画像診断．石井清一，他（編）：肘診療マニュアル 第2版．医歯薬出版，2007，pp13-27
15) 大森裕子，他：肘関節周囲の骨折．臨床画像　**32**：705-720，2016

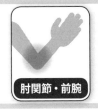

3. 肘頭骨折

疾患の特徴

　肘頭骨折は，成人において上肢骨折の約7〜10％を占め，肘関節周辺の骨折の中では頻度の高い骨折である[1〜4]．転倒や転落により肘頭を直接打撃して骨折する直達外力と，肘関節屈曲位で上腕三頭筋の牽引力によって骨折する介達外力による受傷機転がある．直達外力では粉砕骨折となりやすく，介達外力では横骨折や斜骨折となりやすい[1, 5]．肘頭骨折は関節内骨折であり，骨片の転位がごくわずかな症例を除き観血的治療が実施される[1, 6, 7]．

治療

1．保存療法

　骨片の転位がない場合は保存療法となる．また，骨片の転位が2mm以下および肘関節90°屈曲位でも骨片の離開が増大しない場合も保存療法の適応となる[1, 5, 8]．

2．手術療法

　骨片の少なくとも2mm以上の離開および転位がある場合や関節面が不連続な場合に手術療法が適応となる．その方法としては，テンションバンドワイヤリング（tension band wiring）法，スクリュー固定法，プレート固定法などがある[1, 3, 5, 7, 8]．

画像所見

1．保存療法

　80代，女性，右肘頭骨折．初診時のX線正面像および側面像，CT矢状断像で骨折線を確認できるが，骨片の転位をほとんど認めない（図1，2）．透視下での肘関節屈曲・伸展運動で骨折部の不安定性がないことが確認できた（図3）．そのためギプス固定による保存療法となった．

2．手術療法

　40代，男性，右肘頭骨折．初診時のX線側面像で転位のある肘頭骨折を認める（図4）．また，CT矢状断像にて，X線では確認しにくかった遠位部に骨折線が確認できる（図5）．さらに3D-CTでは，縦割れの骨折線を2カ所に確認することができる（図6）．したがって，手術で

第Ⅳ章 画像に基づいた上肢運動器疾患のアプローチ

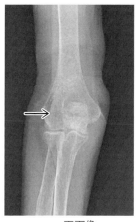
a．正面像

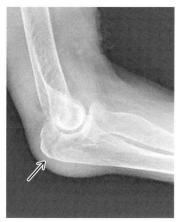
b．側面像

図1 初診時のX線像
正面像および側面像で骨折線を確認することができる（矢印）．骨片の転位はない

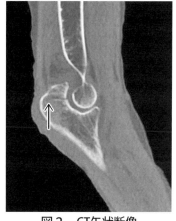

図2 CT矢状断像
骨折線を確認できるが，骨片の転位をほとんど認めない（矢印）

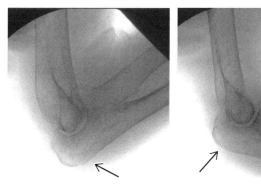

a．肘関節屈曲時　　　b．肘関節伸展時

図3 透視下での不安定性評価
透視下での肘関節屈曲・伸展運動にて骨折部の不安定性がないことが確認できた（矢印）

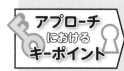
アプローチにおけるキーポイント
- 転位のない骨折では，肘関節を45〜90°屈曲したギプス固定による治療が行われる．
- 3週間程度の固定で，仮骨による骨片の安定性が得られた後，ギプスを除去して関節可動域訓練を開始する[5]．

はプレートによる内固定が施行された．術後のX線像では，転位していた骨片が内固定材により正常位置に固定され，良好な関節面の整復が得られた（図7）．

159

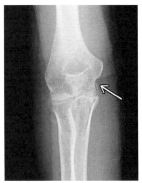 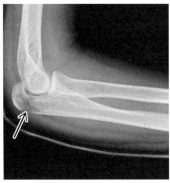 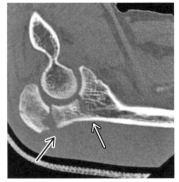

a．正面像　　　　　　　b．側面像　　　　　　図5　CT矢状断像

図4　初診時のX線像

正面像では肘頭部分が上腕骨遠位部分に重なっており骨折線を確認しにくいが（白矢印），側面像では骨折線を容易に確認できる（黒矢印）

X線側面像で確認できた骨折線（黒矢印）の遠位に骨折線を認める（白矢印）

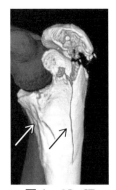 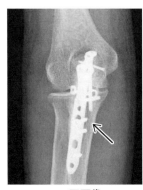 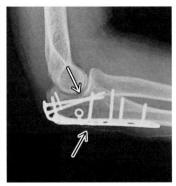

図6　3D-CT　　　　　　　a．正面像　　　　　　　b．側面像

3D-CTでは，さらに縦割れの骨折線を確認することができる（白・黒矢印）

図7　術後のX線像

肘頭骨折に対しプレートによる内固定が施行された（黒矢印）．関節面の整復は良好であった（白矢印）

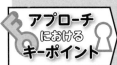

・主治医よりプレート固定による安定性が確認できたら，早期に関節可動域訓練を開始し，拘縮予防を図る．
・術中の肘関節屈曲および伸展可動域を確認することで，最終的に獲得できる関節可動域の目安にする．

リハビリテーション・アプローチ

1．保存療法

1）アプローチの戦略
- 肘関節を 45 〜 90°屈曲したギプス固定による治療が実施されている[5]．
- 骨折部の安定性が得られギプスの除去後，肘関節の屈曲および伸展可動域訓練を開始する．

2）アプローチの実際
- アプローチのプロトコルを表1に示す．
- ギプス固定中は非固定部（肩関節，手関節，指関節）の関節可動域訓練を実施して，拘縮予防を図る．
- ギプスの除去後は，骨折部の保護を目的に肘関節屈曲位保持用スプリントを作製し（図8），夜間時および安静時に着用する．
- 肘関節可動域訓練は，骨折部の転位や異所性骨化に注意して，疼痛自制内で愛護的に実施する．

表1　アプローチのプロトコル（保存療法）

固定期	非抵抗運動期		抵抗運動期	
〜3週	3週〜	6週〜	8週〜	10週〜
・非固定部（肩関節，手関節，指関節）の運動	・愛護的な肘関節の可動域訓練 ・自主トレーニングでの肘関節の自動介助運動 ・肘関節屈曲位保持用スプリント作製（参考角度：肘関節 90°屈曲位）	・手関節の屈曲筋力および伸展筋力の強化（段階的に）	・重錘バンドによる肘関節の持続的矯正 ・肘関節の他動運動強化 ・軽作業を許可	・使用制限の解除

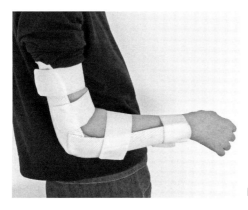

図8　肘関節屈曲位保持用スプリント
骨折部の保護を目的に，訓練時以外の夜間時および安静時に装着する

2. 手術療法
1）アプローチの戦略
a. テンションバンドワイヤリング法の場合

▶テンションバンドワイヤリング法は，単純骨折の場合に用いられる[1]．肘頭背側を鋼線固定することで，上腕骨顆部による支点の固定，上腕三頭筋の張力と肘関節屈曲力により骨片の圧迫力に変換される（図9）．

▶この治療で頻度の高い合併症は，刺入したキルシュナー鋼線が肘頭骨片から近位へ抜けるキルシュナー鋼線のバックアウトである[1,9]（図10）．これにより鋼線が皮下に突出し疼

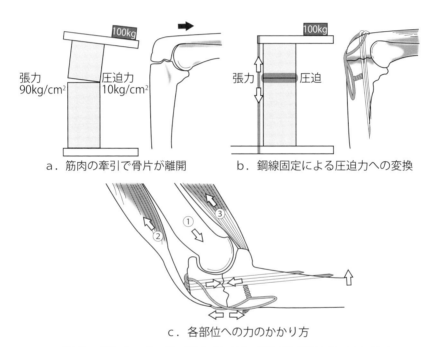

a．筋肉の牽引で骨片が離開　　　　b．鋼線固定による圧迫力への変換

c．各部位への力のかかり方

図9　テンションバンドワイヤリング法の原理(文献12)より引用)
肘頭背側を鋼線固定することで，①上腕骨顆部による支点の固定，②上腕三頭筋の張力と③肘関節屈曲力により骨片の圧迫力に変換される

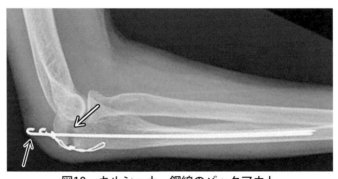

図10　キルシュナー鋼線のバックアウト
キルシュナー鋼線のバックアウトを認め（黒矢印），骨片が離開している（白矢印）

痛が生じることや，潰瘍を形成し感染を引き起こすことがある．キルシュナー鋼線を尺骨の前方骨皮質に貫通させることで予防ができると報告されており，訓練前に確認すべきポイントである（図11)[1, 10, 11]．
- 肘関節可動域訓練では，仮骨形成を確認するまでは骨片の圧迫力が生じる肘関節の自動屈曲運動を中心に実施し，肘関節の伸展運動は愛護的な他動伸展運動を中心に実施する．

b．プレート固定法の場合

- 粉砕骨折などで主骨片どうしが接触をもたない場合は，プレート固定法が選択される（図7）．ただし，滑車切痕の曲率半径が小さくなると関節可動域制限の原因となるので，移植骨を挟んで固定する場合もある[7]．
- 早期から愛護的な肘関節屈曲および伸展の自動・他動可動域訓練を開始することができる．

2）アプローチの実際

- アプローチのプロトコルを表2に示す．
- 術後翌日より疼痛自制内で愛護的な他動運動を開始する．
- 肘関節屈筋および伸筋の同時収縮や防御性筋収縮に注意して，リラクセーションを図るこ

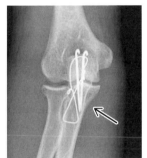
a．正面像

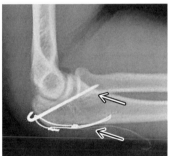
b．側面像

図11　テンションバンドワイヤリング法の術後
肘頭骨折に対しテンションバンドワイヤリング法が行われたのが確認できる（黒矢印）．対側の骨皮質をキルシュナー鋼線で貫くことで良好な固定性が得られる（白矢印）

表2　アプローチのプロトコル（手術療法）

非抵抗運動期			抵抗運動期		
術翌日〜	1週〜	3週〜	4週〜	6週〜	10週〜
・愛護的な肘関節の他動運動 ・損傷手の使用を禁止 ・リハビリテーション時以外はシーネ固定	・愛護的な肘関節の自動運動 ・肘関節屈曲位保持用スプリント作製（参考角度：肘関節90°屈曲位） ・シーネの除去	・肘関節の自己他動運動	・手関節の屈曲筋力および伸展筋力の強化（段階的に）	・重錘バンドによる肘関節の持続的矯正 ・肘関節の他動運動強化 ・肘関節の自動伸展強化 ・軽作業を許可	・使用制限の解除

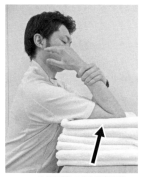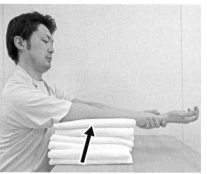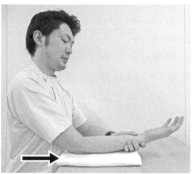

a．肘関節の屈曲運動　　　　b．肘関節の伸展運動　　　　c．肘関節の伸展運動の悪い例

図12　自己他動運動での自主訓練方法

　防御性筋収縮が生じにくく，運動ストレスを自ら調整可能である．タオルなどで肘を置く位置を高く設定すると肘関節の伸展運動が行いやすくなる（a，b：矢印）一方，肘をのせる位置が低い場合，十分な伸展運動が実施できていない（c：矢印）

とが重要である．
- 異所性骨化を防ぐために，関節可動域訓練時に猛撃矯正を実施しないこと，訓練中や訓練後のアイシングを徹底する．
- 術後1週で自動運動を開始する．テンションバンドワイヤリング法の場合は，肘関節の自動屈曲運動を中心に実施する．
- 術後1〜2週で腫脹が軽減してきたら，肘関節屈曲位保持用スプリントを作製し，シーネから変更する（図8）．
- 術後3週より肘関節の自己他動運動を開始する．防御性筋収縮が生じにくく，運動ストレスを自ら調整することが可能である[13]．その際，タオルなどで肘を置く場所を高く設定することで肘関節の伸展運動が行いやすくなる（図12）．
- 骨癒合が順調であれば6週で軽作業を許可し，10週で使用制限を解除する．
- 術後6週で持続矯正を開始し，肘関節の他動運動を強化する．テンションバンドワイヤリング法の場合は肘関節自動伸展運動を強化する．

【文　献】

1）西田欽也，他：肘頭骨折．*MB Orthop*　**26**：25-30，2013
2）Rommens PM, et al：Olecranon fractures in adults：factors influencing outcome．*Injury*　**35**：1149-1157，2004
3）伊藤恵康：肘関節外科の実際―私のアプローチ．南江堂，2011，pp135-145
4）Hölzl A, et al：Isolated fractures of the olecranon．*Unfallchirug*　**111**：727-734，2008
5）池上博泰：肘頭骨折．関節外科　**28**：62-66，2009
6）薄井正道：成人の肘周辺部骨折．石井清一，他（編）：肘診療マニュアル 第2版．医歯薬出版，2007，pp43-56
7）徳永真巳：肘頭骨折の治療法．*MB Orthop*　**23**：71-80，2010
8）千馬誠悦：尺骨近位骨折①―肘頭骨折．金谷文則（編）：肘関節外科の要点と盲点．文光堂，2011，pp126-129
9）Macko D, et al：Complications of tension band wiring of olecranon fractures．*J Bone Joint Surg Am*　**67**：1396-1401，1985

第Ⅳ章　画像に基づいた上肢運動器疾患のアプローチ

10）van der Linden SC, et al：K-wire position in　tension-band wiring technique affects stability of wires and long-term outcome in surgical treatment of olecranon fractures. *J Shoulder Elbow Surg* **21**：405-411, 2012

11）Mullett JH, et al：K-wire position in tension band wiring of the olecranon - a comparison of two techniques. *Injury* **31**：427-431, 2000

12）Ruedi TP, 他（原書編集），糸満盛憲（日本語版総集編）：AO法骨折治療 第2版. 医学書院, 2010, pp184-188

13）白戸力弥：肘頭骨折. 坪田貞子（編）：臨床ハンドセラピィ. 文光堂, 2011, pp97-103

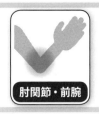

4. 肘関節脱臼・脱臼骨折

疾患の特徴

　肘関節脱臼は，一般に手をついて肘関節を過伸展強制されることで生じ，80〜90%が後方（後外方）脱臼である[1]．この脱臼により外側側副靱帯（LCL：lateral collateral ligament）や内側側副靱帯（MCL：medial collateral ligament）が損傷し，半数以上で上腕骨内側・外側上顆から筋起始の剥脱損傷を伴う[2]．また，関節周囲の骨折を合併することが多い（**図1**）．治療は保存療法が原則であるが，脱臼骨折例，神経・血管損傷合併例や陳旧例は手術療法が適応となる．肘関節脱臼に鉤状突起骨折，橈骨頭骨折を伴うものを「terrible triad」と呼び，予後不良である[3]．

治　療

1．保存療法

　整復後に肘関節が安定し，肘関節伸展−30°から屈曲域内で滑らかな動きがあれば適応となる[5]．

2．手術療法

　徒手整復不能例，神経・血管損傷合併例，開放脱臼例，肘関節易脱臼例（脱臼骨折など），

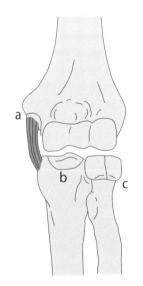

図1　合併損傷が生じる部位(文献4)より引用)
a：内側側副靱帯の断裂または裂離骨折
　（ときとして内側上顆骨折が生じることもある）
b：尺骨鉤状突起骨折
c：橈骨頭または頸部骨折

陳旧例が適応となる[4]．術後は7〜10日以内に関節可動域訓練を開始する[6]．

画像所見

1．保存療法

受傷時のX線側面像では，肘関節の後方脱臼を認める（図2）．整復後のX線正面像および側面像では，明らかな骨傷を認めず，腕橈関節と腕尺関節が良好に整復されているのを確認できる（図3）．

2．手術療法

受傷時のX線側面像では，肘関節の後方脱臼を認める（図4）．整復後のX線正面像および側面像では，内側上顆骨折と橈骨頭骨折を認める（図5）．また，CT矢状断像では関節面に及ぶ橈骨頭骨折を確認することができる（図7）．さらに3D-CTでは，これらの骨折の転位状態を三次元で捉えることができる（図8）．手術では内側上顆骨折に対し中空海線骨スクリュー固定，橈骨頭骨折にはコンディラープレート固定，また外側上顆からLCLと前腕伸筋群起始の剥脱を認め，アンカーによる修復術が行われた．それぞれの内固定材が術後のX線像により確認できる（図9）．

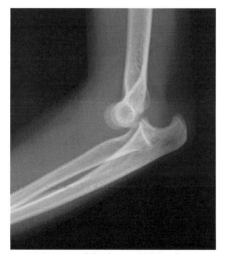

図2　受傷時のX線側面像
肘関節の後方脱臼を認める

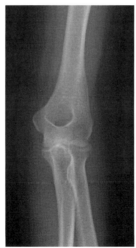

a．正面像

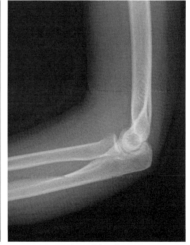

b．側面像

図3　整復後のX線像
明らかな骨傷を認めず，後方脱臼が良好に整復されている

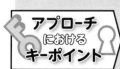

- 脱臼するということは，少なくともなんらかの側副靱帯損傷が生じていると考える．損傷した靱帯を保護する目的に内外反の制動が必要となる．
- 肘関節屈曲位で安定していても，伸展位では再脱臼しやすい．よって，伸展制限を設ける必要がある．

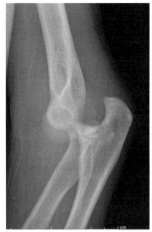

図4 受傷時のX線側面像
肘関節の後方脱臼を認める

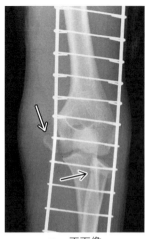

a．正面像

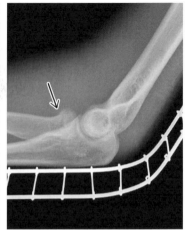

b．側面像

図5 整復後のX線像
正面像（a）では遠位へ転位した内側上顆骨折（白矢印）および橈屈転位した橈骨頭骨折（黒矢印）を確認できる．また側面像（b）でも橈骨頭骨折（黒矢印，Morry分類のⅣ型：図6）を確認できる

 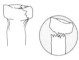 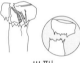 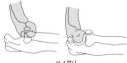

Ⅰ型　　　　Ⅱ型　　　　Ⅲ型　　　　Ⅳ型

図6 Morry分類
Ⅰ型：転位のないもの
Ⅱ型：2mm以上の転位のあるもの
Ⅲ型：粉砕型
Ⅳ型：肘関節脱臼に続発したもの

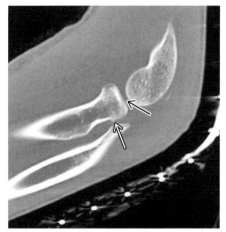

図7 CT矢状断像
骨皮質の連続性が断たれた橈骨頭骨折をより鮮明に確認できる（白矢印）．また，関節面に一部骨折線が及んでいるのを確認できる（黒矢印）

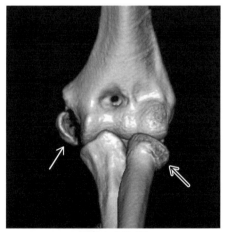

図8 3D-CT
遠位へ転位した内側上顆骨折（白矢印）および橈屈転位した橈骨頭骨折（黒矢印）を立体的に確認できる

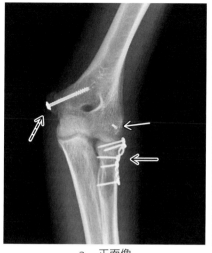 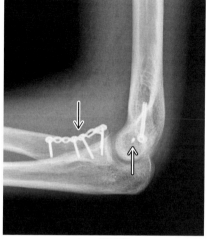

a．正面像　　　　　　　　b．側面像
図9　術後のX線像
内側上顆骨折に対し中空海線骨スクリュー固定（点線矢印），橈骨頭骨折に対しコンディラープレート固定（黒矢印），またアンカー（白矢印）を用いて外側側副靱帯と前腕伸筋群の起始の修復術が行われたのを確認できる

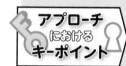

- 内側上顆骨折はスクリューによる骨接合が行われているが，同部位より起始する手指・手関節屈筋群の過剰な筋活動は骨接合部を離開させるため，早期からの過剰なストレッチングや筋力強化訓練を控える．
- LCLと前腕伸筋群の起始が一塊となって外側上顆より剥脱することが多い．アンカーを用いて修復されているが，早期から過剰な手指・手関節伸筋群のストレッチングや筋力強化訓練を控える．
- プレート固定された橈骨頭骨折は，早期の自動運動が可能である．ただし，LCL損傷を伴っており，前腕回内運動は肘関節90°屈曲位で行う．

リハビリテーション・アプローチ

1．保存療法

1）アプローチの戦略

➢ 靱帯のゆるみによる肘関節の不安定性が生じないよう，装具療法により内反・外反ストレスを確実に防止しながら，肘関節の可動域拡大を図る．
➢ 靱帯の修復過程を考慮しながら運動負荷を設定する．

2）アプローチの実際

➢ アプローチのプロトコルを**表1**に示す．
➢ 受傷後1週より両側アルミ支柱継手付肘装具（**図10**）を装着し，内反・外反ストレスを

制動する．訓練時には装具を外し，頭上の重力下肢位において前腕回内位で肘関節屈曲・伸展の自動介助運動を実施する（図11）．回外伸筋共同腱の合併損傷例には，特にこの肢位での運動が推奨される[7]．

- 肘関節後方脱臼例は，肘関節の伸展制限が調整可能な角度制限継手（図12）を選択し，術後4週まで30°の伸展制限を行う．運動訓練時も伸展30°以上を越えないようにする．
- 前腕回内・回外の自動運動は，術後4週まで肘関節90°屈曲位で行う（図13）．
- 4週より前腕屈筋群のストレッチング（図14），上腕二頭筋や上腕筋のダイレクトマッサージ（図15）を行い，伸展可動域の拡大に努める．
- 可動域制限が残存する場合は，術後6週より他動運動を開始する．
- 等尺性収縮による筋力強化訓練（図16，17）は術後4週より，等張性収縮による筋力強化訓練（図18）は術後8週より段階的に開始し，それらの訓練時には内反・外反が加わらないよう留意する．

表1　アプローチのプロトコル（保存療法）

固定期	非抵抗運動期		抵抗運動期		
～1週	1週～	4週～	6週～	8週～	12週～
・非固定部の運動	・肘関節伸展制限付きの自動介助運動および自動運動 ・肘関節90°屈曲位での前腕の自動介助運動および自動運動	・肘関節伸展制限の段階的解除 ・ストレッチング ・等尺性収縮による筋力強化訓練	・肘関節および前腕の他動運動	・等張性収縮による筋力強化訓練	・重作業の開始 ・スポーツの開始

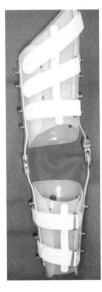
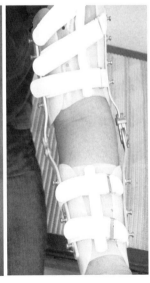

図10　両側アルミ支柱継手付肘装具（文献8）より引用）
6週より外出時と夜間時に装着，8週より外出時のみに装着，12週で完全脱とする

2．手術療法
1）アプローチの戦略
▶ 術後早期の肘関節自動運動は，筋活動の参加が肘の動的スタビライザイーとして働くため推奨される．
▶ 骨折を伴う場合は，骨癒合状態に合わせた可動域訓練と筋力強化訓練を実施する．
▶ 後方脱臼を伴う LCL 修復例には，4 週間，30°程度の肘関節伸展制限を設けた可動域訓練

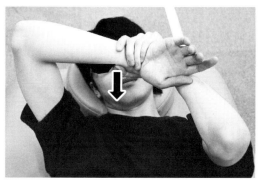

a．屈曲運動

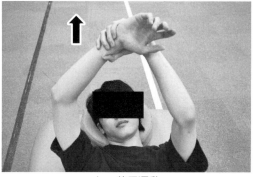

b．伸展運動

図11　頭上の重力下肢位での肘関節の可動域訓練
頭上の重力下肢位において前腕回内位で肘関節屈曲・伸展の自動介助運動を実施する

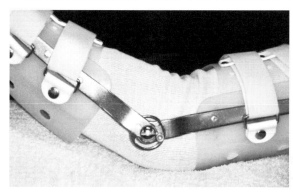

図12　角度制限継手(文献8)より引用)
術後4週までは伸展制限を30°に設定し，術後4週より1週につき10°拡大して，段階的に伸展制限を解除する

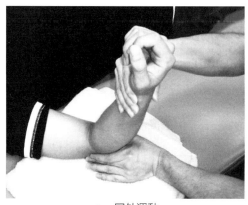

a．回外運動

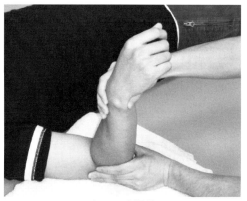

b．回内運動

図13　前腕回内・回外の自動介助運動(文献8)より引用)
a：肘関節外反が加わらないように上腕遠位部を保持しての前腕回外の自動介助運動
b：肘関節内反が加わらないように上腕遠位部を保持しての前腕回内の自動介助運動

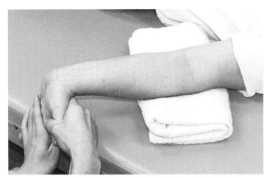

図14　前腕屈筋群のストレッチング

多関節筋である手関節・手指屈筋群の筋性拘縮を改善させる．また，前腕を回外させて回内筋のストレッチングも行う

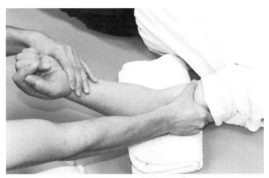

図15　上腕二頭筋と上腕筋のダイレクトマッサージ

筋腹を把持して，内側と外側方向へ移動させ，柔軟化を図る．肘関節伸展可動域の拡大には，深層にある上腕筋の柔軟性の改善が重要である

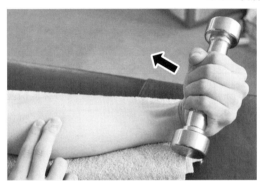
　　　　a．掌尺屈　　　　　　　　b．橈背屈

図16　等尺性収縮による手関節屈筋群および伸筋群の筋力強化訓練

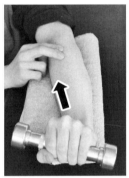

ダンベルを把持し，最終可動域を10秒間保持する．掌尺屈（a）により手関節屈筋群の等尺性収縮を，橈背屈（b）により手関節伸筋群の等尺性収縮を促し，肘関節の動的スタビライザーの強化を図る．目安として1kgの負荷量より開始する

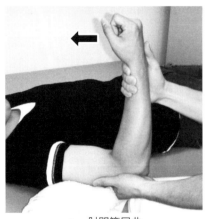
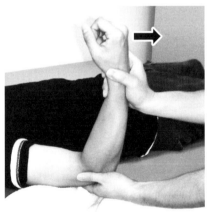

　　　a．肘関節屈曲　　　　　　　　b．肘関節伸展

図17　等尺性収縮による肘関節屈筋群および伸筋群の筋力強化訓練（文献8）より引用）

セラピストの徒手抵抗下での肘関節屈曲（a），肘関節伸展（b）の等尺性運動による筋力強化訓練を開始する

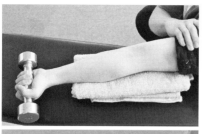
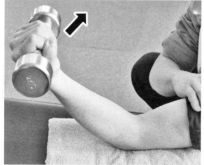
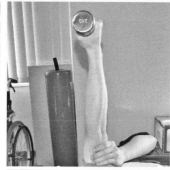
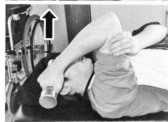

a．肘関節屈筋群の等張性筋力強化訓練　b．肘関節伸筋群の等張性筋力強化訓練

図18　等張性筋力強化訓練
ダンベル把持し，全可動域に及ぶ抵抗運動を実施する．特に最終可動域時の筋収縮を意識させる．なお，10回を実施可能な負荷量に設定する

を実施する．
- 術中に内反・外反の不安定性が残存する症例には，両側アルミ支柱継手付肘装具（**図10**）を適応する．
- 生じた拘縮に対しては，X線像またCTで腕尺関節，腕橈関節，近位橈尺関節の適合性を確認する．骨性の制限を認めない場合に限り，拘縮矯正の適応となる．
- 経時的にX線像で，異所性骨化が生じていないかを確認する．異所性骨化を認める場合は，自動運動主体の訓練に変更する．

2）アプローチの実際
- アプローチのプロトコルを**表2**に示す．
- 術後1週より，LCLの単独損傷例は前腕回内位で，LCLとMCLの両損傷例は前腕中間位で，屈曲・伸展の自動介助運動および自動運動を開始する．
- MCLおよびLCLの近位付着部の修復例は，前腕屈筋群と伸筋群のそれぞれの起始と共通するため，等尺性筋力強化訓練（**図16, 17**）を術後6週より，また等張性筋力強化訓練（**図18**）を12週より段階的に開始する．
- 内側および外側上顆骨折の骨接合例は，骨癒合状況を確認し，等尺性筋力強化訓練を仮骨が生じる術後6週ごろより，また等張性筋力強化訓練を骨癒合後より開始する．
- 肘関節可動域の拡大に難渋する症例には，異所性骨化を招く危険性があるため暴力的な可動域訓練を実施してはいけない．術後6週より漸次静的スプリント（static progressive

表2 アプローチのプロトコル（手術療法）

固定期	非抵抗運動期			抵抗運動期
〜1週	1週〜	4週〜	6週〜	12週〜（骨接合後）
・非固定部の運動	・自動介助運動および自動運動 ・肘関節90°屈曲位での前腕の自動介助運動および自動運動	・ストレッチング	・肘関節および前腕の他動運動 ・等尺性収縮による筋力強化訓練	・等張性収縮による筋力強化訓練 ・重作業の開始 ・スポーツの開始

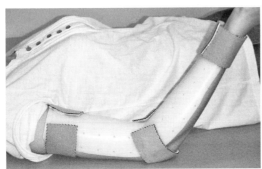
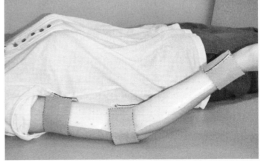

a．スプリント開始時　　　　　　b．スプリント修正後

図19　肘関節伸展制限に対する漸次静的スプリント（文献9）より引用）

最大伸展位でスプリントを1〜2週間程度装着する．可動域の改善に合わせてスプリントの固定角度の修正を繰り返し行う方法である．原則，夜間就寝時に装着する

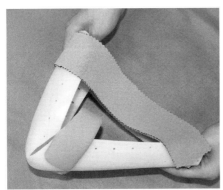
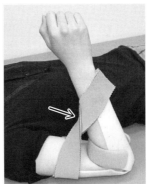
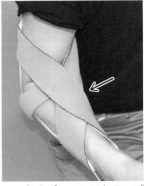

a．上腕・前腕の支持パーツと矯正用ネオ　　b．装着時　　　c．ネオプレーンストラップ
　　プレーンストラップ　　　　　　　　　　　　　　　　　　　による矯正

図20　肘関節屈曲制限に対する漸次静的スプリント（文献9）より引用）

最大屈曲位でスプリントを装着し，可動域の改善に合わせてネオプレーンストラップ（矢印）を8の字に締めて固定角度を強める．原則，夜間就寝時に装着する

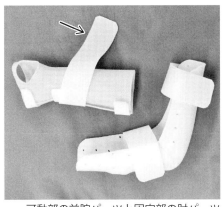 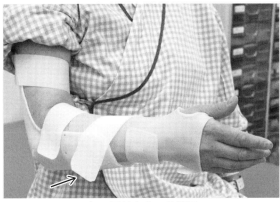

a．可動部の前腕パーツと固定部の肘パーツ　　b．回外方向への矯正

図21　前腕回内の拘縮に対する拘縮矯正用前腕スプリント

可動部の前腕パーツと固定部の肘パーツからなり（a），ストラップ（黒矢印）により最大回外位を保持可能である（b）．装着時間は10〜15分を1セットとし，1日に3〜5回装着する

splint, serial static splint）により低負荷の持続的かつ段階的な伸張を加える（**図19，20**）．

▶生じた前腕回内・回外の拘縮に対しては，拘縮矯正用前腕スプリント（**図21**）を適応する．
▶重作業およびスポーツ活動の開始は，骨癒合完成後より許可する．

【文　献】

1) 薄井正道，他：脱臼と靱帯損傷．石井清一，他（編）：肘診療マニュアル 第2版．医歯薬出版，2007，pp68-71
2) Hotchkiss RN：Fractures and dislocations of the elbow. Rockwood CA, et al（eds）. Rockwood and Green's fractures in adults 4th ed. Lippincott-Raven, Philadelphia, 1996, pp929-1024
3) Josefsson PO, et al：Surgical versus non-surgical treatment of ligamentous injuries following dislocation of the elbow joint. A prospective randomized study. *J Bone Joint Surg* **69A**：605-608, 1987
4) 坂井健介，他：成人肘関節脱臼治療の基本．金谷文則（編）：肘関節外科の要点と盲点．文光堂，2011，pp62-65
5) 池田和夫：肘関節脱臼，脱臼骨折．金谷文則（編）：肘関節外科の盲点と要点．文光堂，2011，pp139-141
6) Pugh DM, et al：Standard surgical protocol to treat elbow dislocations with radial head and coronoid fractures. *J Bone Joint Surg* **86A**：1122-1130, 2004
7) Manocha RH, et al：Optimizing the rehabilitation of elbow lateral collateral ligament injuries: a biomechanical study. *J Shoulder Elbow Surg* **26**：596-603, 2017
8) 白戸力弥，他：肘関節側副靱帯損傷．島田洋一，他（編）：骨・関節疾患の理学療法 改訂第2版．メジカルビュー社，2010，pp76-78
9) 白戸力弥，他：肘の装具療法の実際．運動療法と物理療法 **23**：244-251, 2012

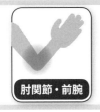

5. 前腕骨幹部骨折

疾患の特徴

　前腕骨幹部骨折は，成人では高所転落や交通事故，スポーツによる高エネルギーで受傷することが多い．特に開放骨折は，腱や神経損傷の合併により重度の後遺症を呈する可能性が高い[1]．一方，小児では転倒など低エネルギーで受傷する頻度の多い骨折である[2]．よって，リハビリテーションでは小児の治療を行う機会もある．さらに，ガレアッチ（Galeazzi）骨折やモンテジア（Monteggia）骨折，エセックス-ロプレスティ（Essex-Lopresti）骨折は，前腕骨幹部骨折の中でも特異的な骨折形態である．そこで，リハビリテーションでは，術後であれば可及的早期に，保存療法であれば仮骨形成後直ちに可動域訓練を開始し，前腕の回旋可動域の改善に努めなければならない．

骨折型と分類

　骨折型と分類はAO分類が最も活用される（**図1，2**）．骨折部位や骨折形態，転位や粉砕の程度，骨欠損量，腱損傷，神経損傷，軟部組織損傷の有無を併せて知ることは，アプローチを実施するうえで重要である．

治　療

　骨長と長軸方向および回旋のアライメントを解剖学的に整復保持できれば，良好な成績が得られる[1, 3〜5]．

1．保存療法
徒手整復後に肘上キャストもしくは肘下キャストで6週間固定する．

2．手術療法
成人はプレート固定，小児は髄内釘固定が一般的である．

1）ガレアッチ骨折
　転倒により，前腕回内位で手関節を過背屈して手をついた場合に受傷する．橈骨骨幹部もしくは遠位端骨折と，遠位橈尺関節の脱臼を合併する．保存療法では良好な機能の回復が得られないため，手術治療が必須となる．手術は外側前方からのアプローチ（Henryのアプローチ）で展開し，橈骨をプレートで固定する．術後は，回外位で肘上キャストもしくは上腕までのス

第Ⅳ章 画像に基づいた上肢運動器疾患のアプローチ

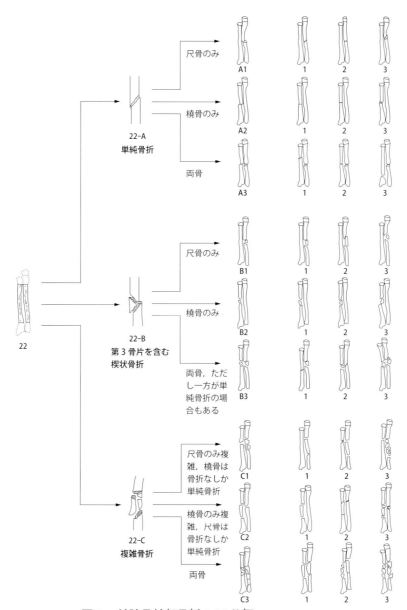

図1 前腕骨幹部骨折のAO分類(文献4)より引用)

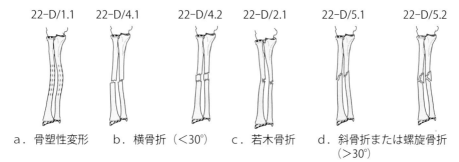

図2 小児の前腕骨幹部骨折のAO分類(文献9)より引用)

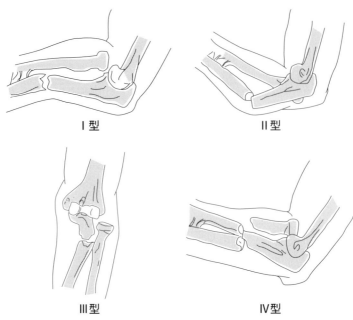

図3　モンテジア骨折のBado分類(文献2)より引用)
Ⅰ型：前方凸の尺骨骨幹部骨折と橈骨頭前方脱臼
Ⅱ型：後方凸の尺骨骨幹部骨折と橈骨頭後方あるいは後外側脱臼
Ⅲ型：近位尺骨骨端部骨折と橈骨頭外側，前方外側脱臼
Ⅳ型：近位1/3での橈尺骨骨折と橈骨頭前方脱臼

プリントにより，遠位橈尺関節が安定するまで4〜6週間固定する[1,3,4].

2）モンテジア骨折

　尺骨近位端骨折と橈骨頭脱臼を合併するもので，前腕骨幹部骨折の約5％を占める．なお，骨折の分類はBado分類が有名である（図3）．また，橈骨頭脱臼による牽引で受傷しやすい後骨間神経麻痺は，モンテジア骨折の20％に合併するといわれており，その有無が重要である．ガレアッチ骨折と同様に，保存療法では良好な機能が得られないため，必ず手術治療が選択される．手術は尺骨をプレートで固定する[1,3,4].

3）エセックス-ロプレスティ骨折

　橈骨頭骨折に加え，遠位橈尺関節が脱臼する非常にまれな損傷である．この骨折の特徴は，遠位橈尺関節，近位橈尺関節および骨幹膜の3つの支持機構が破綻する[1,3,4]．治療は，まず橈骨頭骨折をスクリューもしくはミニプレートで骨接合し，橈骨の骨長を保つことが重要である．この骨接合により遠位橈尺関節が安定すれば，前腕回外位で3週間の外固定を行う．逆に遠位橈尺関節が不安定であれば，前腕回外位で遠位橈尺関節に仮固定用のピンを刺入し，3〜4週間の固定を行う．

画像所見

X線正面像および側面像の2方向で，手関節や肘関節を含み撮影される．受傷時の画像から骨折状況を把握し，遠位橈尺関節もしくは近位橈尺関節の異常を見逃さないようにする．

1．前腕骨幹部骨折①── AO 分類 22-B3.2

受傷時のX線正面像で，橈骨骨幹中央部での骨折，また尺骨の遠位部で骨折が確認できる．両骨折ともにプレートを用いた観血的骨接合術が行われた（図4）．

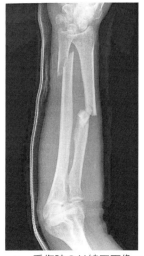 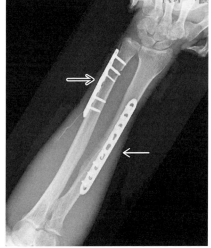

a．受傷時のX線正面像　　b．術後のX線正面像

図4　前腕骨幹部骨折のX線像（AO分類 22-B3.2）
橈骨（白矢印）と尺骨（黒矢印）の両骨がプレート固定された

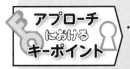
・橈骨と尺骨の骨折は，プレートにより解剖学的な整復と固定が行われたため，術後早期の可動域訓練が可能である．

2．前腕骨幹部骨折②── AO 分類 22-C3.1

受傷時のX線正面像において，橈骨は遠位部の分節骨折，尺骨は遠位部の粉砕骨折を確認できる．両骨折ともにプレートを用いた観血的骨接合術が行われた（図5）．また，著しい神経や腱損傷，軟部組織損傷を合併していた．

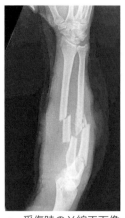
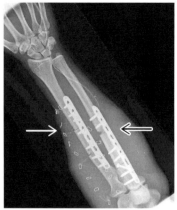

a. 受傷時のX線正面像　　b. 術後のX線正面像

図5　前腕骨幹部骨折のX線像（AO分類 22-C3.1）
橈骨（白矢印）と尺骨（黒矢印）の両骨がプレート固定された．著しい神経や腱損傷，軟部組織損傷を合併していた

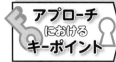

- プレート固定術により解剖学的整復と強固な固定が行われたが，尺骨骨幹部は接触している骨折部が半分ほどであり，他部位よりも骨癒合に時間を要することが予測される．
- 手術療法のアプローチのプロトコル（表1）に準ずるが，仮骨形成までに時間を要することが予測されるため，仮骨形成後より行えるアプローチの時期が遅れる可能性が高い．
- 遠位橈尺関節は，解剖学的に橈骨に対して尺骨が短い尺骨マイナスバリアントになっており，前腕回内制限が生じやすい．
- 著しい神経や腱損傷，軟部組織損傷も合併しており，安全肢位保持用スプリントを可及的早期に作製し，前腕骨幹部骨折の治療に加え，腱損傷に準じたアプローチも同時に考えなければならない．

表1　アプローチのプロトコル（手術療法）

		仮骨形成後			骨癒合後
時期	術後翌日	術後2週〜	術後6週〜	術後8週〜	術後12週〜
運動	・前腕および手関節・手指の関節可動域訓練		・前腕の他動運動の強化	・前腕の筋力強化訓練	
物理療法	・アイシング	・渦流浴や超音波			
指導	・患手の高挙 ・ADLは軽作業のみ（負担は500g以内） ・患手に荷重をかけることは禁止 ・重作業やスポーツの禁止				・制限の解除 ・患手に荷重をかけることを許可 ・重作業やスポーツの開始

3．小児の前腕骨幹部骨折— AO 分類 22-D/5.1

受傷時のX線正面像において，橈骨および尺骨の骨幹中央部での骨折を確認できる．尺骨にのみ経皮的に髄内ピン固定術が行われた．術後約4カ月で骨癒合を確認できた（図6）．

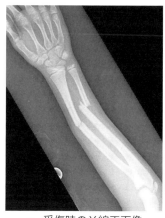
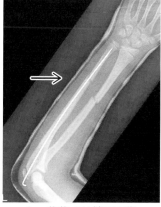
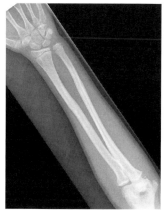

a．受傷時のX線正面像　　b．術後のX線正面像　　c．術後約4カ月のX線正面像

図6　小児の前腕骨幹部骨折のX線像（AO分類22-D/5.1）
尺骨のみ経皮的に髄内ピン固定した（矢印）．さらに肘上キャスト固定を6週間行った．術後約4カ月で橈骨と尺骨が骨癒合した

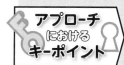

- 小児のアプローチのプロトコル（表2）に準じた方法を選択する．
- 小児は，他動運動に対し恐怖心を抱くことが多く，それにより防御性筋収縮を引き起こしやすい．そのため，基本的には自動運動を引き出せるように，筆者はベッドやテーブルまで届くように肘を伸ばすなど目安を設けた自主練習を指導し，ときには遊びを用いたアプローチを行う．自主練習や禁忌事項については，両親へわかりやすく指導する必要がある．

表2　アプローチのプロトコル（小児）

時期	仮骨形成後			骨癒合後
	術後翌日	術後6週～	術後8週～	術後12週～
運動	・手指の関節可動域訓練	・前腕と手関節の自動運動	・前腕の筋力強化訓練	
物理療法		・渦流浴		
指導	・ADLは軽作業のみ ・肘上キャストで固定	・肘上キャストの解除		・制限の解除 ・患手に荷重をかけることを許可 ・重作業やスポーツの開始

リハビリテーション・アプローチ

1．手術療法

1）アプローチの戦略

➤単純骨折であれば，術後成績は非常に良好であるといわれている．術後成績は，前腕の回内・回外ともに $85 \sim 90°$ を目標にする[1, 3]．

➤粉砕開放骨折では，腱，神経，軟部組織損傷を伴うので術後成績は不良である[1, 3]．複合組織損傷のため，安全肢位保持用スプリントや矯正スプリントを駆使しながら，関節可動域訓練や麻痺筋の再教育などを積極的に実施する．

➤Henry のアプローチで手術が行われた場合は，後骨間神経の損傷の有無を確認する．また，後方からのアプローチ（Thompson のアプローチ）で行われた場合は，橈骨神経浅枝が圧迫や牽引されていないか確認する[1, 3〜5]．

➤術中の可動域を目標値とし，最大限の上肢機能が得られるよう努める．

2）アプローチの実際

➤単純骨折の保存療法（**表 3**）では，仮骨形成後より自動・他動可動域訓練を開始する．手術療法後（**表 2**）の自動・他動可動域訓練は術後翌日より開始する．スプリントによる外固定は基本的に不要である．

➤粉砕の開放性骨折の場合は，浮腫が著しいため，安全肢位保持用スプリントで良肢位を保持することを優先する．

➤前腕回内・回外の他動運動は，臥位で橈骨と尺骨をセラピストの手全体で把持しながら行う（**図 7**）．前腕回内・回外の最終域で 5 秒ほど時間をおくように，ゆっくりと運動することがポイントである．暴力的な可動域訓練は，防御性筋収縮を生じさせ，ときには異所性化骨が形成されて橈尺骨癒合症を招くおそれがあるので注意しなければならない[1, 3〜5]．

➤神経損傷があれば，低周波やバイオフィードバックを用いた麻痺筋再教育訓練も取り入れる．

➤前腕可動域の改善が乏しければ，Colello-Abraham 型動的スプリント[6]（**図 8**）の使用を検討する．

➤アプローチの鍵となるのは疼痛の軽減，前腕可動域の改善，握力とピンチ力の改善であり，患者の満足度はこれらにより左右される[7, 8]．

3）ADL と禁忌事項の指導

➤自主練習は，頻回に前腕の回内・回外訓練を行うよう指導する．

➤重作業やスポーツは，基本的には受傷後もしくは術後 3 カ月以降に行うよう指導する．

➤高齢者は，起居動作や立ち上がりの時に手をつくことが多い．これは，基本的には骨癒合後に許可し，患手に荷重しない別の方法を指導する．

➤抜釘後の再骨折率は $16 \sim 26\%$ といわれており[3]，骨癒合後も再骨折に十分な注意が必要である．骨折部の骨癒合が十分ではない場合や，スクリュー孔で再骨折する場合があるの

第IV章 画像に基づいた上肢運動器疾患のアプローチ

表3 アプローチのプロトコル（保存療法）

時期	仮骨形成後			骨癒合後
	受傷翌日	術後6週〜	術後8週〜	術後12週〜
運動	・患部外の関節可動域訓練	・関節可動域訓練	・他動運動の強化 ・筋力強化訓練	
物理療法		・渦流浴		
指導	・患手の高挙 ・ADLは軽作業のみ ・キャストで固定	・キャストの解除		・制限の解除 ・患手に荷重をかけることを許可 ・重作業やスポーツの開始

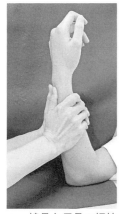 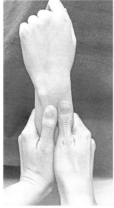 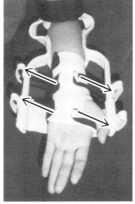 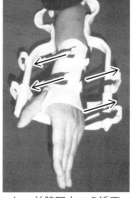

a．橈骨と尺骨の把持方法（側面）　b．橈骨と尺骨の把持方法（背面）

図7　前腕回内・回外の可動域訓練
臥位で，橈骨と尺骨を把持しながら行う

a．前腕回外への矯正　b．前腕回内への矯正

図8　Colello-Abraham型動的スプリント
（文献6）より引用）
ゴムを用いて前腕を回外（a）と回内（b）へ矯正するスプリントである．矢印はゴムの力がかかる方向を示す

で，保護用スプリントの使用や運動を制限する必要がある．なお，抜釘後の重作業やスポーツの再開については，主治医と十分に検討し，患者に指導する必要がある．

【文献】

1) Shew PC, et al : Radial and ulnar shaft fractures. Robert WB, et al（eds）: Rockwood and Green's Fractures in Adults: two volumes plus integrated 7th ed. Lippincott Williams & Wilkins, Philadelphia, 2009, pp881-903
2) Charles TM, et al : Injuries to the shafts of the radius and ulna. James HB, et al（eds）: Rockwood and Green's Fractures in Children: 7th ed. Lippincott Williams & Wilkins, Philadelphia, 2009, pp347-399
3) Alexandra S, et al : Fractures of the forearm and distal radius. Andrew H, et al（eds）: Orthopedic knowledge update Trauma 4. AAOS, Rosemont, 2010, pp241-245
4) Robin GS : Forearm injuries. Mark R（ed）: Review of orthopedic Trauma. Lippincott Williams & Wilkins, Philadelphia, 2001, pp271-276
5) 鈴木克侍：前腕骨骨折．金谷文則，他（編）：上肢の骨折・脱臼―手技のコツ＆トラブルシューティング．メジカルビュー社，2007，pp96-108

6）越後　歩，他：動的回内・回外スプリントの作製方法．作業療法　**24**：174-180, 2005

7）Droll KP, at al : Outcomes following plate fixation of fractures of both bones of the forearm in adults. *J Bone Joint Surg Am* **89**：2619-2624, 2007

8）Goldfarb CA, et al : Functional outcome after fracture of both bones of the forearm. *J Bone Joint Surg Br* **87**：374-379, 2005

9）Slongo T, et al : Classification of specific fractures 2 radius/ulna 22-D Diaphyseal fractures. AO Pediatric classification group（ed）: AO pediatric comprehends classification of long-bone fractures（PCCF）. AO foundation, Switzerland, 2010, p19

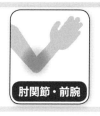

6. Monteggia骨折

疾患の特徴

　Monteggia（モンテジア）骨折は比較的にまれな骨折であり，1814年Monteggiaにより報告された「橈骨頭脱臼に伴った尺骨近位1/3の骨折」である[1〜3]．この骨折は，受傷初期に正確な診断がつけば治療は容易であるが，橈骨頭の脱臼が見逃されて陳旧化したものは治療が容易ではない[2]．分類は，1967年に報告されたBado分類が一般的に用いられる[4,5]（図1）．小児症例では，Letts分類が多く使用される[6]（図2）．

　特に小児では，尺骨に弯曲変形が生じる尺骨急性塑性変形（acute plastic bowing）に注意が必要である．この変形の程度は，前腕全長のX線側面像にて尺骨の近位および遠位背側面を結んだ直線から尺骨骨幹部背側縁の垂直最大距離（maximum ulnar bow）を測定し判断す

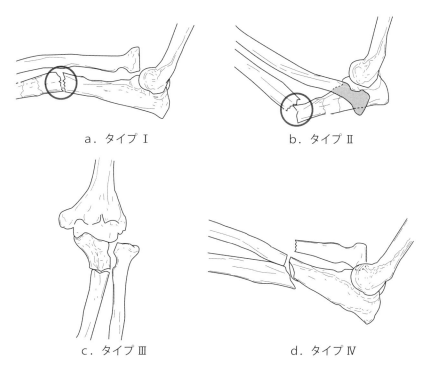

図1　Bado分類（文献5）より改変引用）
タイプⅠ：尺骨骨幹部骨折（前方凸），橈骨頭前方脱臼
タイプⅡ：尺骨骨幹部骨折（後方凸），橈骨頭後方または後側方脱臼
タイプⅢ：尺骨骨幹端部骨折，橈骨頭側方または前側方脱臼
タイプⅣ：尺骨近位1/3の骨折，橈骨頭前方脱臼，橈骨近位1/3の骨折

る[1,3,7]（図3）.

　健常者のX線側面像では，肘関節の屈曲角度にかかわらず，橈骨軸は上腕骨小頭の中心を通るが，Monteggia骨折ではこの軸がずれる[1,3,8]（図4）.

　合併症としては，橈骨神経（後骨間神経）麻痺が3～10%の頻度で生じると報告されており，その原因はFrohseのアーケード（回外筋の橈骨神経深枝侵入部）での神経圧迫や脱臼した橈骨頭に神経が巻き込まれて生じるとされている[9].

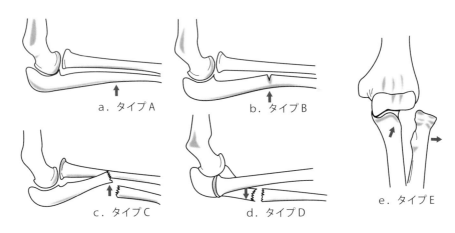

図2　Letts分類（文献6）より引用）
タイプA：尺骨の掌側への弯曲（塑性変形）に伴う橈骨頭前方脱臼
タイプB：A型に尺骨の若木骨折（竹節状骨折）が加わったもの
タイプC：尺骨の横骨折と橈骨頭前方脱臼
タイプD：尺骨の後方凸変形と橈骨頭後方脱臼
タイプE：尺骨近位部骨折に伴う橈骨頭側方脱臼

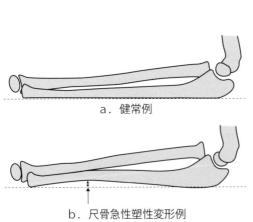

図3　maximum ulnar bow（文献7）より引用）
　尺骨の近位および遠位背側面を結んだ直線から尺骨骨幹部背側縁の垂直最大距離であり，通常は0mmである

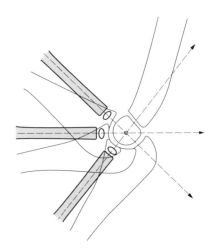

図4　上腕骨小頭と橈骨頭の関係（文献8）より改変引用）
　肘関節の屈曲角度にかかわらず橈骨軸は上腕骨小頭の中心を通るが，Monteggia骨折ではこの軸がずれる

治 療

1．保存療法

成人の症例は，手術療法を要することが多い．小児の症例は，徒手整復および4〜6週間の外固定で良好な経過が得られることが多い[2, 9, 10]．

2．手術療法

1）新鮮例

整復が不能な場合や容易に再脱臼する場合，橈骨神経麻痺がある症例には観血的骨接合術が実施される．成人では，尺骨骨折の観血的整復プレート固定術が実施される．小児では，徒手整復と鋼線固定術が行われるが，橈骨頭の徒手整復が困難な場合は手術により輪状靱帯の修復ないし再建術が実施される[1, 2, 9]．

2）陳旧例

橈骨頭が亜脱臼または脱臼し，尺骨の弯曲と短縮変形が遺残した陳旧例では，弯曲部での矯正骨切り術が実施される．それでも橈骨頭の亜脱臼や脱臼が残るようであれば，輪状靱帯を切除して直視下で整復する．橈骨頭の整復保持が困難であれば，輪状靱帯再建術が実施されることもある[1]．

画像所見

1．手術療法

受傷時のX線側面像で，尺骨の前方凸の骨折と橈骨頭の前方脱臼を認め（図5），Bado分

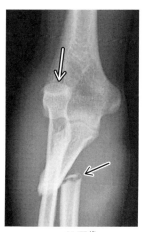 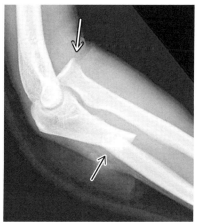

a．正面像　　　　　　b．側面像

図5　受傷時のX線像
正面像および側面像ともに橈骨頭の脱臼（白矢印）と尺骨骨幹部骨折を確認できる（黒矢印）

類タイプIの骨折型である．整復後のX線正面像では，尺骨の第3骨片が確認できる．側面像では，橈骨頭が十分に整復できていないことがわかる（図6）．CT矢状断像では，明確に尺骨の第3骨片が確認できる（図7）．3D-CTでは，橈骨頭の脱臼程度と尺骨の骨折が三次元で確認できる（図8）．手術では尺骨に対しロッキングプレート固定術が行われ，橈骨頭は脱臼整復後に安定した．術後のX線像では，尺骨を固定したロッキングプレートと橈骨頭が正常な位置に整復されたことがわかる（図9）．

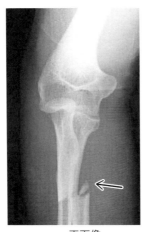

a．正面像　　　　　　　　b．側面像

図6　整復後のX線像
正面像では尺骨の第3骨片が確認できる（黒矢印）．側面像では橈骨頭が十分に整復されていないことがわかる（白矢印）

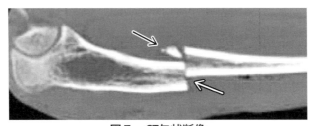

図7　CT矢状断像
尺骨の第3骨片が確認できる（黒矢印）．また，尺骨骨折部が十分に整復されていないことが確認できる（白矢印）

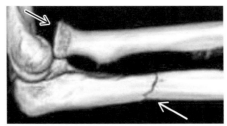

図8　3D-CT
橈骨頭の脱臼程度（黒矢印）と尺骨の骨折（白矢印）が三次元で確認できる

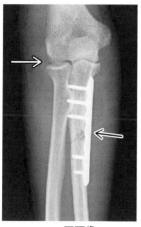 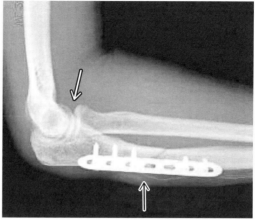

a．正面像　　　　　　　　　b．側面像
図9　術後のX線像
尺骨に対しロッキングプレート固定術が実施され（黒矢印），橈骨頭は脱臼整復後に安定した（白矢印）

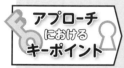
- 橈骨頭に不安定性がある場合，前腕回内・回外運動の開始時期，前腕の固定肢位および期間を主治医に確認する．
- 前腕回内・回外制限を予防するため，前腕の固定肢位は中間位が望ましい．

リハビリテーション・アプローチ

1．手術療法

1）アプローチの戦略
- 術後早期から愛護的な肘関節および前腕の関節可動域訓練を実施し，関節拘縮を予防する．
- 前腕の固定期間が長期になると回内・回外制限が生じやすい．
- 合併症として後骨間神経麻痺が生じていないかを確認する．

2）アプローチの実際
- アプローチのプロトコルを表1に示す．
- 肘関節の屈曲および伸展運動は術後翌日から開始する．前腕の回内・回外運動に関しては主治医に確認後開始する．
- 術後1週で肘関節屈曲・前腕中間位保持用スプリントを作製しシーネから変更する．訓練時以外の安静時にも保護目的に着用する（図10）．
- 後骨間神経麻痺があれば，MP関節伸展補助用スプリントを使用する（図11）．また，神経の回復状況を経時的に評価する．

表1 アプローチのプロトコル（手術療法）

非抵抗運動期				抵抗運動期		
術翌日〜	1週〜	3週〜	4週〜	6週〜	8週〜	12週〜
・肘関節および前腕の運動開始（リハ時以外シーネ固定）	・肘関節および前腕の自主運動を開始 ・肘関節屈曲位保持用スプリントを作製（参考角度：肘関節90°屈曲位，前腕中間位）	・他動運動を開始	・スプリントの除去（主治医の許可後）	・持続的矯正 ・他動運動の強化	・筋力強化（段階的に）	・使用制限の解除 ・骨癒合後，重作業を許可

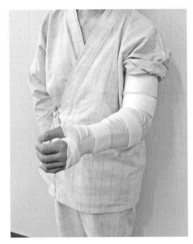

図10　肘関節屈曲・前腕中間位保持用スプリント
保護用に肘関節 90°屈曲位および前腕回内・回外中間位で作製する

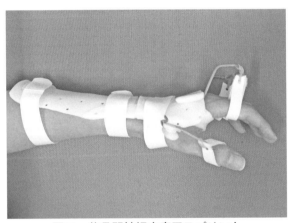

図11　後骨間神経麻痺用スプリント
合併症として後骨間神経麻痺がある場合，MP関節伸展補助用スプリントを使用する

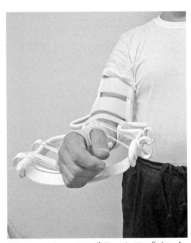

図12　コレロ・アブラハムスプリント
前腕の回内・回外制限が残存する場合，前腕回内・回外矯正用スプリントを使用する

> ➤ 前腕の回内・回外制限が生じている場合は，術後6週より重錘による持続的矯正を実施する．また骨癒合後に前腕回内・回外矯正用スプリントであるコレロ・アブラハムスプリントを使用することが有効である（**図12**）[11]．

【文　献】

1) 薄井正道，他：小児の肘周辺部骨折．石井清一，他（編）：肘診療マニュアル 第2版．医歯薬出版，2007，pp43-56

2) 伊藤恵康：肘関節外科の実際―私のアプローチ．南江堂，2011，pp172-185

3) 島村安則：小児脱臼―Monteggia脱臼骨折．金谷文則（編）：肘関節外科の要点と盲点．文光堂，2011，pp170-173

4) Bado JL：The Monteggia lesion. *Clin Orthop Relat Res* **50**：71-86，1967

5) Reckling FW：Unstable fracture-dislocation of the forearm. *J Bone Joint Surg Am* **64**：857-863, 1982

6) Letts M, et al：Monteggia fracture-dislocation in children. *J Bone Joint Surg Br* **67**：724-727，1985

7) Lincoln TL, et al："Isolated" trauma radial-head dislocation. *J Pediatr Orthop* **14**：454-457．1994

8) Smith FM：Children's elbow injuries: fractures and dislocations. *Clin Orthop Relat Res* **50**：7-30，1967

9) 長尾聡哉，他：Monteggia脱臼骨折．関節外科 **28**：90-96，2009

10) Ring D, et al：Monteggia fractures in children and adults. *J Am Acad Orthop Surg* **6**：215-224，1998

11) 越後歩，他：動的回内・回外スプリントの作製方法．作業療法 **24**：174-180，2005

7. 変形性肘関節症

疾患の特徴

　肘関節の疼痛，可動域制限を主訴とする変性疾患である．男性に発症することが多く，肉体労働やスポーツなどによる繰り返す外力が原因とされる．病期が進行すると上腕骨滑車や肘頭後内側，肘頭先端や肘頭窩，鉤状突起や鉤突窩に骨棘が生じる[1]．末期になるまで関節軟骨は，比較的に保たれるのが特徴で，骨棘形成によるインピンジメントや二次性に生じた軟部組織の拘縮が症状の原因となる[2]．

分類

1．一次性関節症

　原因が特定できないものであり，肘関節部に加わる軸圧や外反ストレスが反復する人の利き手に多く発症する[3]．

2．二次性関節症

　骨折などの外傷，感染，非感染性関節炎，離断性骨軟骨炎など，なんらかの疾患に続発して生じる．比較的に若い年齢で発症する．

症状

　肘関節屈曲・伸展の関節可動域制限が主である．特に屈曲可動域制限は，身体へのリーチ動作に支障をきたし，ADL障害を引き起こす．また，最終可動域で疼痛を訴えることがある．

治療

1．保存療法

　急性増悪期には局所の安静と湿布や炎症鎮痛剤の投与が行われる．また，関節穿刺，ステロイド関節内注入が行われる．

2．手術療法

　保存療法に抵抗する疼痛や，日常生活や就労に障害をきたす可動域制限（肘関節伸展−30°，

肘関節屈曲110°以下が目安）を呈する症例が対象となる[1]．従来より直視下切除関節形成術が行われてきた[4, 5]．近年は，初期の変形性肘関節症に対して鏡視下に関節形成術が行われ，良好な成績が報告されている[6~8]．手術では，鉤状突起や肘頭の先端のみならず，内外側の骨棘を広範に切除することで，長期間の良好な可動域が維持される[4]．なお，肘部管症候群の合併では尺骨神経前方移行術が同時に行われる．

画像所見

1．手術療法

術前のX線正面像および側面像では，それぞれ骨棘形成の状態を評価することができる（図1）．また，CTでは関節周囲に形成された骨棘を詳細に評価することができる（図2）．術後のX線像では，骨棘が切除された肘関節の状態を評価することができる（図3）．また，CTではそれらの詳細な評価が可能である（図4）．

リハビリテーション・アプローチ

1．手術療法①―直視下関節形成術

1）アプローチの戦略

▶筋の柔軟性を引き出して，長期間の可動域制限により生じた筋性拘縮（myostatic contracture）を改善し，術中で得られた可動域を獲得する．

▶筋の柔軟性を得るためには，低負荷で長時間の伸張が有効である．

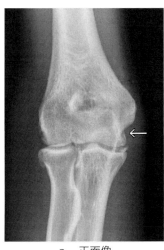 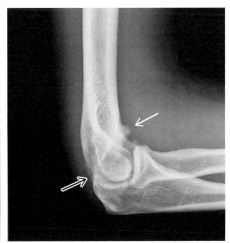

a．正面像　　　　　　　　　b．側面像

図1　術前のX線像

正面像（a）では，滑車内側の骨棘形成を軽度認める（白矢印）．側面像（b）では，鉤突窩が骨棘により隆起している（白矢印）．また，肘頭先端も肥大しているのが確認できる（黒矢印）．さらに，腕尺関節裂隙の狭小化を認める

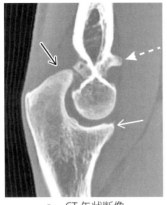
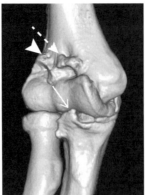
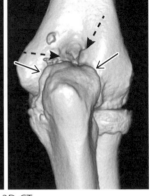

a．CT 矢状断像　　　　　　　　b．3D-CT

図2　術前のCT
CT 矢状断像および 3D-CT では，鉤突窩（白点線矢印）および後方肘頭窩（黒点線矢印）の骨棘形成を確認できる．また橈骨窩（矢頭）の骨棘形成，鉤状突起（白矢印）および肘頭（黒矢印）の肥大の状態も詳細に確認することができる

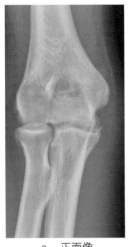
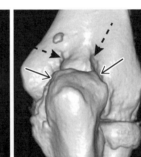

図3　術後のX線像
側面像（b）では，鉤突窩の骨棘が切除され（白矢印），肘頭先端も縮小しているのを確認できる（黒矢印）

a．正面像　　　　　　　b．側面像

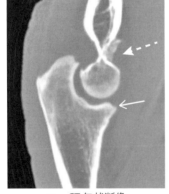
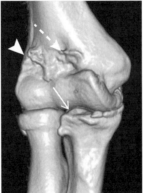

a．CT 矢状断像　　　　　　　　b．3D-CT

図4　術後のCT
CT 矢状断像および 3D-CT では，鉤突窩（白点線矢印）および後方肘頭窩（黒点線矢印）の骨棘が切除されたのを確認できる．また，鉤状突起（白矢印），橈骨窩（矢頭）および肘頭（黒矢印）の骨棘が切除されたのを確認することができる

第Ⅳ章 画像に基づいた上肢運動器疾患のアプローチ

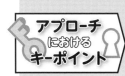

- 手術により骨棘が切除され，骨棘のインピンジメントによる骨性の可動域制限が解消された．
- 術中の可動域を把握することにより，最終的な可動域の目標を設定することが容易となる．

> 術中のアプローチで回外伸筋群の起始腱や回内屈筋群の起始腱を剥離・再縫着している場合は，それらの修復過程を考慮し，運動負荷を設定する．

2）アプローチの実際

> アプローチのプロトコルを表1に示す．
> 術後翌日より訓練時のみシーネを外して，肘関節，前腕，手関節の自動介助運動および自動運動による可動域訓練を開始する．また，自重下に自動屈曲運動を行う（図5）．
> 直視下関節形成術後は，高度な浮腫が生じるため，挙上位での手指の自動運動による対浮腫療法を積極的に実施する．
> 肘関節屈曲の可動域拡大には，上腕三頭筋に対するアプローチが重要であり，上腕三頭筋に対し筋伸張とダイレクトマッサージを行い，筋の柔軟性を獲得する（図6）．また，肘関節伸展可動域の拡大のために，上腕二頭筋と上腕筋に対して筋伸張とダイレクトマッサージを行う．なお，訓練後はアイシングを徹底する．
> 術後2週よりシーネを完全に外し，抜糸後は訓練前に渦流浴を実施すると軟部組織の柔軟性を得やすい．
> 術後4週からは愛護的な他動運動を開始する．0.5kg程度の重錘を利用して持続矯正を行う（図7）．また，屈曲方向への持続矯正には弾性包帯を用いてもよい（図8）．
> 術中に獲得した可動域に著しく到達ができないようであれば，夜間を中心としたスプリント療法（図9）を追加する．

表1 アプローチのプロトコル（直視下関節形成術）

非抵抗運動期	抵抗運動期				
術後翌日〜	2週〜	4週〜	6週〜	8週〜	12週〜
・シーネによる外固定 ・対浮腫療法 ・シーネを外して肘関節と前腕の自動介助運動および自動運動 ・ダイレクトマッサージ ・訓練後アイシングを徹底	・渦流浴 ・外固定を外す	・愛護的な他動運動 ・重錘による持続矯正 ・弾性包帯による持続矯正 ・回外伸筋群や回内屈筋群の伸張運動 ・夜間保持用スプリントの装着	・等尺性収縮による筋力強化訓練	・等張性収縮による筋力強化訓練	・重労働作業の開始 ・スポーツへの復帰

▸回外伸筋群の起始腱や回内屈筋群の起始腱を剥離・再縫着している場合は，これらの筋群の伸張訓練を術後4週より段階的に開始する（図10）.
▸筋力強化訓練は，術後6週より等尺性収縮を，術後8週より等張性収縮を用いて開始する．ただし，回外伸筋群の起始腱や回内屈筋群の起始腱を剥離・再縫着せず温存できた場合は，これらの訓練を早期に開始することができる．
▸重労働作業の復職やスポーツの復帰は，術後12週より許可する．

2．手術療法②―鏡視下関節形成術
1）アプローチの戦略
▸筋の柔軟性を引き出して筋性拘縮を改善し，術中に得られた可動域を獲得する．
▸直視下関節形成術とは異なり，低侵襲である（回外伸筋群の起始腱や回内屈筋群の起始腱

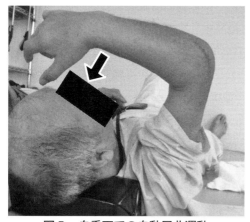

図5　自重下での自動屈曲運動
頭上で自重下に自動屈曲運動を行う．手指が額から鼻，顎の順に触れるように目標を設定すると肘関節屈曲の改善を自覚しやすい

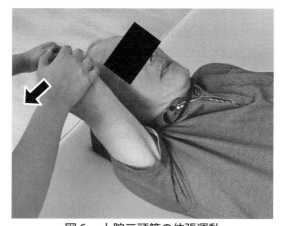

図6　上腕三頭筋の伸張運動
肘関節屈曲位で肩関節屈曲・外転方向へ他動的に伸張し，上腕三頭筋，特に長頭の筋性拘縮を改善する

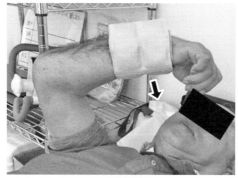

a．屈曲矯正

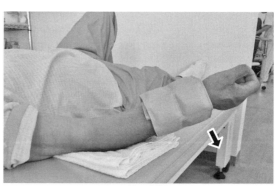

b．伸展矯正

図7　重錘を用いた持続矯正
重錘を前腕遠位部に装着し，5〜10分間の矯正を行う．0.5kgより開始し，最大2kgまでの重さとする．屈曲方向への矯正時（a）には上腕三頭筋が，伸展方向への矯正時（b）には上腕二頭筋や上腕筋が弛緩していることを確認する

を剥離・再縫着を必要としない)ため,早期より積極的な術後訓練が可能である.

2)アプローチの実際

▷アプローチのプロトコルを表2に示す.
▷術後の外固定を必要としない.
▷術後翌日より肘関節,前腕,手関節の自動介助運動および自動運動による可動域訓練を開始する.また,頭上で自重下に自動屈曲運動を行う(図5).
▷挙上位での手指の自動運動による対浮腫療法を積極的に実施する.
▷肘関節屈曲可動域の拡大には,上腕三頭筋に対し筋伸張とダイレクトマッサージを行い(図6),筋の柔軟性を獲得する.肘関節伸展可動域の拡大のためには上腕二頭筋と上腕筋に

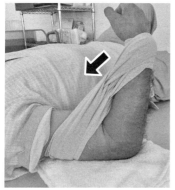

図8 弾性包帯を用いた肘関節屈曲の持続矯正

弾性包帯を8の字に上腕および前腕部に巻き,屈曲方向へ5〜10分間の矯正を行う

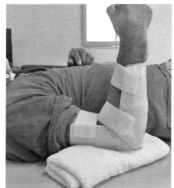

図9 夜間屈曲位保持用スプリント

屈曲角度の改善不良例に対し,肘関節最大屈曲位でスプリントを作製し,その肢位を保持する目的で夜間中心にスプリントを装着する

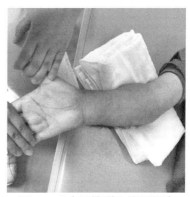

図10 回内屈筋群の伸張訓練

肘関節伸展位,前腕回外位で手関節・手指を他動伸展させる

表2 アプローチのプロトコル(鏡視下関節形成術)

非抵抗運動期	抵抗運動期			
術後翌日〜	2週〜	4週〜	6週〜	8週〜
・対浮腫療法 ・シーネを外して肘関節と前腕の自動介助運動および自動運動 ・ダイレクトマッサージ ・回外伸筋群や回内屈筋群の伸張 ・訓練後アイシングを徹底	・渦流浴 ・愛護的な他動運動 ・重錘による持続矯正	・等尺性および等張性収縮による筋力強化訓練	・夜間保持用スプリントの装着	・重労働作業の開始 ・スポーツへの復帰

対して筋伸張とダイレクトマッサージを行う．また，回外伸筋群および回内屈筋群の伸張運動を行う（図10）．なお，訓練後はアイシンクを徹底する．
- 術後2週より愛護的な他動運動を開始する．また，0.5kg程度の重錘を利用して持続矯正を行う（図8）．さらに，抜糸後は訓練前に渦流浴を実施する．
- 術後4週より等尺性収縮および等張性収縮を用いた筋力強化訓練を開始する．
- 術後6週で，術中に獲得した肘関節伸展角度に達しない症例には，夜間に肘関節最大伸展位保持用のスプリントを装着する（図11）．
- 重労働作業への復職やスポーツへの復帰は，術後8週より許可する．

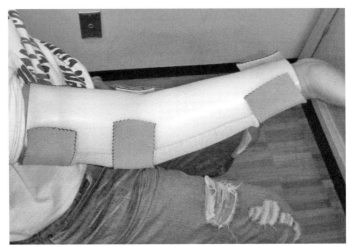

図11 夜間伸展位保持用スプリント
術中の伸展角度が得られない症例には，肘関節最大伸展位でスプリントを作製し，その肢位を保持する目的で夜間にスプリントを装着する．伸展角度の拡大に合わせて，段階的にスプリントの角度を修正する

【文　献】
1) 射場浩介：変形性関節症．山下敏彦（編）：整形外科専攻ハンドブック．中外医学社，2016，pp126-127
2) 恩田和範，他：3D-CTを用いた変形性肘関節症の骨棘面積と可動域の関連の検討．日手会誌 **29**：824-827，2013
3) 稲垣克記，他：肘関節・前腕　日常疾患　変形性肘関節症．関節外科 **31**：58-61，2012
4) Wada T, et al: Debridement arthroplasty for primary osteoarthritis of the elbow. *J Bone Joint Surg* **86A**：233-241，2004
5) Oka Y: Debridement arthroplasty for osteoarthrosis of the elbow: 50 patients followed mean 5 years. *Acta Orthop Scand* **71**：185-190，2000
6) 小笹泰宏，他：変形性肘関節症に対する鏡視下関節形成術の短期術後成績．日肘会誌 **15**：85-87，2008
7) Adams JE, et al: Osteoarthritis of the elbow: results of arthroscopic osteophyte resection and capsulectomy. *J Shoulder Elbow Surg* **17**：126-131，2008
8) 島田幸造：変形性肘関節症に対する鏡視下関節形成術．整形外科最小侵襲手術ジャーナル **81**：25-32，2016

8. 野球肘

疾患の特徴

　成長期に野球の投球動作によって生じる肘関節部の障害を総称して，野球肘（baseball elbow）と呼ぶ．内側型（上腕骨内側上顆障害）と外側型（上腕骨小頭離断性骨軟骨炎）に分類される．内側型は，投球動作時の外反ストレスと前腕回内・屈筋群および内側側副靱帯の牽引力により，内側上顆骨端線の離開および肥大，あるいは裂離骨折などを生じる．外側型は，投球時の繰り返す外反ストレスにより上腕骨小頭に圧迫・せん断力が加わり，軟骨下骨に起こる骨壊死で，関節軟骨の一部が軟骨下骨とともに分離・遊離する疾患である．発生原因となる外反ストレスは，投球動作におけるコッキング期からボールリリースにかけて発生する（図1）．10～12歳の成長期に多く，野球選手のみならずラケットスポーツや器械体操の選手にも発症する[1]．

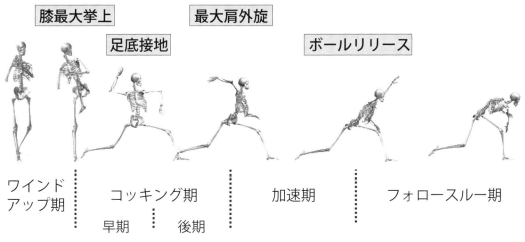

図1　投球動作相の分類
ワインドアップ期：動作開始から踏み込み足の膝最大挙上まで
早期コッキング期：膝最大挙上から踏み込み足の足底接地まで
後期コッキング期：足底接地から投球側の肩関節最大外旋角度まで
加速期：肩関節最大外旋角度からボールリリースまで
フォロースルー期：ボールリリースから動作終了まで

症状

投球動作時の肘関節痛が主体である．上腕骨内側上顆や腕橈関節に圧痛を認める．症状の進行に伴い，肘関節可動域制限（特に伸展制限）が生じる．脱落した遊離体が関節内に陥頓するとロッキング症状を呈する．

治療

1．保存療法

内側型では，投球動作により疼痛が誘発される場合，投球を中止させて安静を図る．外側型では，X線像所見で透亮期と分離期（図2）が保存療法の適応となる．近年は，すべての病期を適応とする積極的保存療法も行われている[3,4]．

2．手術療法

内側型では，保存療法で症状の改善を認めない症例や，上腕骨内側上顆骨端線の離開が3mm以上の急性例が適応となる[5]．外側型では，遊離期および6カ月以上の保存療法で修復傾向を示さない分離期が手術の適応となる[6]．主な術式として，病巣（遊離体）切除，骨片切除＋軟骨下骨への穿孔術（病変部の修復を促す），上腕骨遠位関節内楔上骨切術（除圧する），骨軟骨片の接合術，病変切除＋自家組織移植（肋骨軟骨などから移植組織を採取）による再建術などがある．

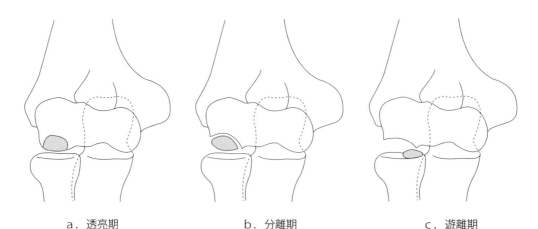

a．透亮期　　　　　b．分離期　　　　　c．遊離期

図2　上腕骨小頭離断性骨軟骨炎のX線像による病期分類（三浪らの分類）（文献2）より引用）
透亮期（a），分離期（b），遊離期（c）に分けられる

画像所見

1．保存療法①―外側型野球肘（上腕骨小頭離断性骨軟骨炎）

10代，男児，初回の野球肘検診時での超音波検査において，上腕骨小頭の軟骨下骨の変形と骨軟骨片を認めた（図3a）．病院での二次検診では，X線およびMRIを撮影し，透亮期の上腕骨小頭離断性骨軟骨炎と診断された．3カ月間の投球禁止後，投球フォームの改善を指導し，1年後の再検査時には軟骨下骨の変形は改善して骨軟骨片も認めなかった（図3b）．

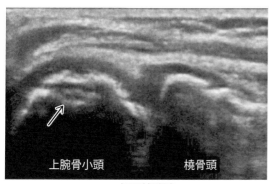 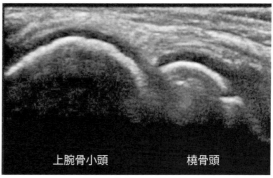

a．初回検診時　　　　　　　　　　b．1年後の再検診時
図3　超音波検査画像（肘関節外側長軸像）
初回検診時の上腕骨小頭離断性骨軟骨炎の超音波画像では，軟骨下骨の変形と骨軟骨片を認めた（a：矢印）．1年後の再検診時には軟骨下骨の変形は改善し，骨軟骨片を認めなかった（b）

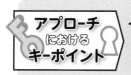

- 超音波検査により病変部位を早期に発見し，投球禁止および肘関節外反ストレスを増大させる投球フォームを改善することで，保存的に治癒を促進させることが重要である．

2．保存療法②―内側型野球肘（内側上顆障害）

10代，男児，初診時のX線正面像で内側上顆骨折を認める（図4）．骨片の転位がわずかなため，保存療法の適応となった．

3．手術療法①―鏡視下骨穿孔術

10代，体操競技選手，初診時のX線正面像および側面像では，上腕骨小頭部に分離期の病変部を認める（図5）．また，CT矢状面像では，上腕骨小頭下面に病変部を確認することが可能である（図6）．そこで，鏡視下に不安定で剥がれた骨や軟骨部分を摘出して上腕骨小頭を郭清後，病変部の修復を促す軟骨下骨への穿孔術が施行された（図7）．術後のX線正面像では，軟骨仮骨の修復過程を確認することができる（図8）．

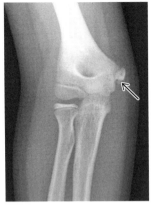

図4 初診時のX線正面像
内側上顆骨折を認める（矢印）．内側上顆の骨片の転位はわずかである

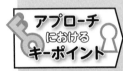

- 内側上顆からは，肘関節内側側副靱帯および回内屈筋群が起始する．
- 肘関節内反ストレスや回内屈筋群の牽引による骨片の転位を防ぎ，保存的に骨癒合を促進させるために，ADLやスポーツ活動で患側肢の使用を制限する．

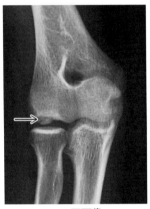
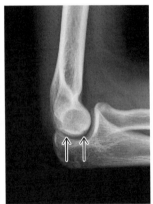

a．正面像　　　　　　　　b．側面像
図5 初診時のX線像
正面像（a）では，上腕骨小頭の軟骨下骨にレンズ型の骨片を認め（矢印），周囲に骨透亮像を認める（病期分類：分離期）．また，側面像（b）では，病変部が上腕骨小頭下面に存在するのを確認できる（矢印）

4．手術療法②―肋骨肋軟骨移植術

　10代，野球少年，初診時のX線正面像および側面像では，上腕骨小頭に遊離期の病変を認める（図9）．また，CTおよびMRIでは，上腕骨小頭の前下面に病変を確認できる（図10, 11）．そこで上腕骨小頭の関節欠損部に対し，肋骨肋軟骨移植術が施行された（図12, 13）．術後のX線像では，上腕骨小頭掻把後の母床と移植骨軟骨片の癒合状態を確認できる（図14）．

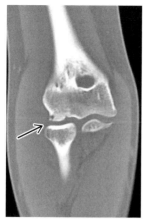
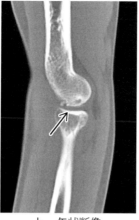
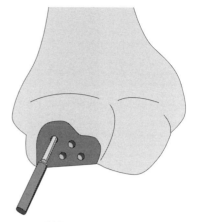

a．冠状断像　　　b．矢状断像

図6　初診時のCT

冠状断像（a）および矢状断像（b）により，上腕骨小頭下面の病変部位をより鮮明に確認することができる（矢印）

図7　鏡視下骨穿孔術のシェーマ

上腕骨小頭の病巣を掻爬後，キルシュナー鋼線により病巣に数カ所，骨髄より出血が起こる程度までドリリングを行う

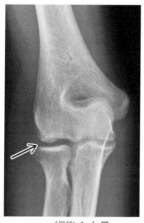
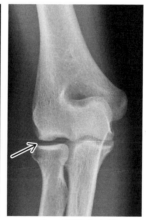

a．術後1カ月　　　b．術後6カ月

図8　術後のX線正面像

術後1カ月（a）で上腕骨小頭の軟骨下骨に仮骨が生じているのを確認できる（矢印）．術後6カ月（b）で，軟骨下骨の良好な修復が得られたのを確認できる（矢印）

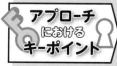

- 鏡視下骨穿孔術は，上腕骨小頭の軟骨下骨層を穿孔することにより，軟骨欠損部に骨髄からの血液や骨髄由来の間葉系細胞を誘導し，線維軟骨での修復を目的に行われる[7]．
- 術後のX線像で，上腕骨小頭の軟骨下骨の修復状態を経時的に評価する．
- 軟骨の修復には2〜4カ月を要し，その期間は上腕骨小頭に過度な負荷がかからないようにしなければならない．

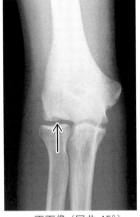
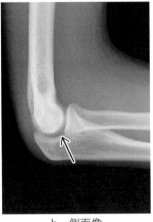

a．正面像（屈曲45°）　　　　b．側面像

図9　初診時のX線像

正面像（a）では上腕骨小頭の中央に分離期の病変部を認める（矢印）．また，側面像（b）では病変部が上腕骨小頭前下面に存在するのを確認できる（矢印）

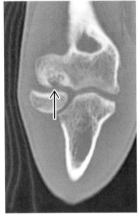
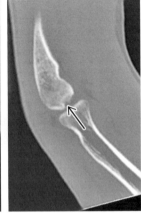
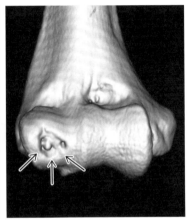

a．冠状断像　　　　b．矢状断像　　　　c．3D-CT

図10　初診時のCT

冠状断像（a）と矢状断像（b）では，上腕骨小頭前下面の病変部をより鮮明に確認することができる（矢印）．また，3D-CT（c）では立体的な病変部の把握が可能である（矢印）

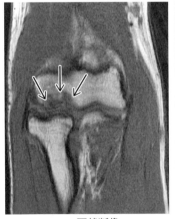
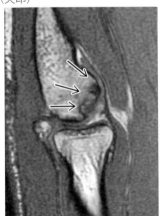

a．冠状断像　　　　b．矢状断像

図11　術前のMRI

病変部は，T1強調像で低信号領域となる（矢印）

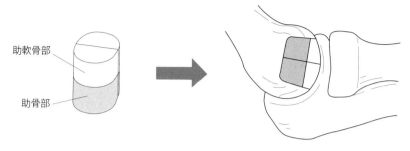

a．肋骨肋軟骨の採取　　b．骨軟骨片の移植
図12　肋骨肋軟骨移植術のシェーマ
肋骨肋軟骨を採取し（a），上腕骨小頭の欠損部に適合するよう辺縁をトリミングした骨軟骨片を移植する（b）

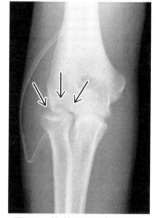

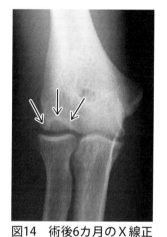

図13　術後のX線正面像
上腕骨小頭掻把後の肋骨肋軟骨移植の状態を確認できる（矢印）

図14　術後6カ月のX線正面（屈曲45°）像
移植骨軟骨片の骨性部が母床で癒合したのを確認できる（矢印）

リハビリテーション・アプローチ

1．保存療法

1）アプローチの戦略

- 投球やバッティングなどの肘関節に負担がかかる活動を制限し，組織修復を促す．
- 投球制限の期間中に，投球動作時の肘関節外反ストレスの増大要因となる身体機能の改善を進める．特に静止立位時の胸椎後弯角の増大と肩甲骨外転筋力の低下は，離断性骨軟骨炎を有する野球選手の身体特徴とされている[9]．
- 肘関節外反ストレスを増大させる投球フォームの改善を行う．具体的には，肩関節最大外旋時における肘関節屈曲角度の増大[10]，コッキング期における肩関節外転 90〜100°からの逸脱（いわゆる肘下がりを含む）[11]，足底接地時の骨盤回旋の減少[12]が肘関節外反ストレスを増大させる投球動作と報告されている．加えて，離断性骨軟骨炎を有する選手の投

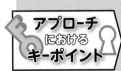
- 肋骨肋軟骨移植による関節形成術は，上腕骨小頭の骨軟骨欠損を硝子軟骨により生物学的および解剖学的に修復する目的で行われる[8]．
- 術後のX線像により，上腕骨小頭の母床と移植骨軟骨片の骨性部の癒合を経時的に評価する．

球動作の特徴として，コッキング期における肩関節水平外転の増大，加速期〜フォロースルー期における肩関節水平内転の増大（いわゆる手投げ）もあげられている[13]．

2）アプローチの実際

- アプローチのプロトコルを**表1**に示す．
- 疼痛が消失するまで，投球およびバッティングを中止する．
- 投球制限の期間中は，投球動作時における肘関節外反ストレスの増大予防を目的に胸椎後弯の姿勢改善および伸展・回旋の可動性改善，肩甲骨後傾の可動性改善，肩関節内旋・外旋の可動性改善，肩甲骨周囲筋の筋力強化や下肢と体幹の可動性・安定性の改善を進める．
- 通常は保存療法開始後，2〜3カ月で疼痛の消失が得られるが，画像上で病巣の修復を確認するまで引き続き投球を中止する．なお，このころからバッティングのみ許可する．
- 6カ月後よりシャドーピッチングや近距離でのキャッチボールを開始する．インターバルスローイングプログラム（**表2**）を参考に徐々に距離と強度を上げる．
- 投球動作は，複合的な全身運動である．動作の修正には動作の要素を分解し，単純動作から複合的な動作へと段階的にアプローチを進める（**図15〜17**）．
- 投球動作は，ワインドアップ期から始まる一連の動作である．動作中にみられる異常運動の原因は，それ以前の動作相に認められることが多く，一連の動作のつながりを考慮しながらアプローチを進める．特に下肢と体幹の安定した運動の再現は，スムーズな一連の運動連鎖に重要であるとされている（**図18**）[15]．

表1　アプローチのプロトコル（保存療法）

診断後〜2，3カ月	疼痛消失後 2，3カ月〜	X線上で病巣修復を確認後 6カ月程度〜
・投球，バッティングの中止 ・肘関節および前腕の可動域訓練 ・胸椎伸展，肩甲骨後傾，肩甲上腕関節外旋の可動性改善 ・投球側の片脚立位バランスや非投球側の股関節内旋可動域を中心とした下肢の柔軟性および機能改善	・バッティングの許可	・シャドーピッチング ・段階的なキャッチボール

第IV章　画像に基づいた上肢運動器疾患のアプローチ

2．手術療法①─鏡視下骨穿孔術

1）アプローチの戦略

▶鏡視下に上腕骨小頭の軟骨下骨層を穿孔することで，軟骨欠損部に骨髄からの血液や骨髄由来の間葉系細胞を誘導し，線維軟骨による修復を目的に行われる術式である．上腕骨小頭への負荷を考慮し，軟骨下骨の修復状態に合わせたアプローチを実施する．

▶時期尚早な訓練や競技復帰は，悪い結果を招くため，十分な説明と患者指導が重要である．

▶手術前に投球フォームのチェックを行い，動作および機能的な問題点を抽出する．

▶患側上肢の使用制限期間には，保存療法と同様に投球動作時の肘関節外反ストレスを増大させる要因の改善を図る．

▶最終的に動作フォームのチェックを行い，肘関節外反ストレスが少ないフォームの指導を行う．

2）アプローチの実際

▶アプローチのプロトコルを**表3**に示す．

▶術後翌日より自動介助運動による可動域訓練を開始する．訓練後はアイシングを徹底する．外固定は三角巾を2～3日程度装着する．また，肩関節および肩甲帯の可動域訓練や体幹および下肢を含めた柔軟訓練を行う．

▶術後4週より自重や軽い重錘を用いた肘関節屈曲・伸展の持続伸張運動を実施する．また，

表2　インターバルスローイングプログラム（文献14）より引用）

ステップ	距離	球数	ステップ	距離	球数
1	13.7m （塁間の半分）	25 球×2 セット	9	45.7m	25 × 2
2		25 × 3	10		25 × 3
3	18.3m （塁間の2/3）	25 × 2	11	54.8m （塁間の2倍）	25 × 2
4		25 × 3	12		25 × 3
5	27.4m （塁間）	25 × 2	13		25 × 2 20 × 1 15 × 1*
6		25 × 3			
7	36.6m	25 × 2	*最後の 15 球は 45.7m から 36.6m に減らしながら進める		
8		25 × 3			

基本手順	基本ルール
①アップ（10m 程度から徐々に各ステップの距離まで） ②各ステップの距離を 25 球 ③セット間に 5 ～ 10 分休憩	①1 日 1 回，週 3 回（ノースローの中日を設定） ②3 回症状がなく実施で次のステップへ* ③ステップ 13 クリアでポジション別プログラムへ

*各ステップの進行ペースは病態の重症度や大会スケジュールなどを考慮する必要があるため，主治医と相談し決定する

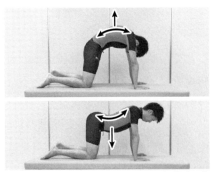
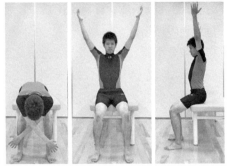

a．cat&dog 運動（胸椎伸展を意識する）　b．脊柱伸展に上肢挙上を加えたバンザイ運動

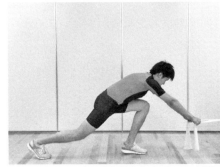
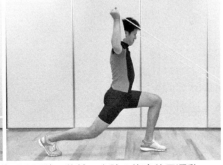

c．セラバンド負荷を加えたランジ肢位での下肢・体幹・上肢の複合伸展運動

図15　投球動作における胸椎伸展・肩甲骨後傾・肩関節外旋の不足改善に向けた段階的アプローチ
すべての運動で腰椎過前弯に注意する

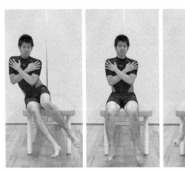
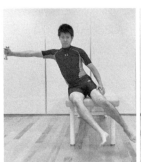

a．肩甲骨挙上・上方回旋を加えた体幹側屈運動　　b．体幹側屈負荷を加えたサイドセラタスパンチ（側方リーチ動作）

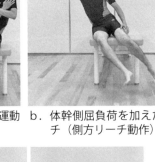
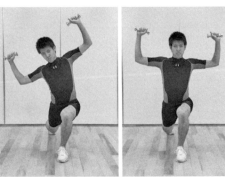

c．ランジ肢位で肩関節外転負荷を加えた体幹側屈運動

図16　投球動作における肩関節外転の不足（肘下がり）改善に向けた段階的アプローチ

第Ⅳ章　画像に基づいた上肢運動器疾患のアプローチ

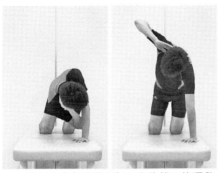
a．肩甲骨内転運動を加えた胸椎回旋運動

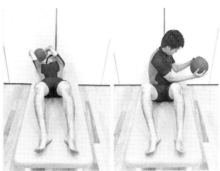
b．ツイストシットアップ

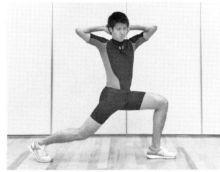
c．ランジ肢位で肩甲骨内転・外転運動を加えた体幹屈曲・伸展・回旋運動

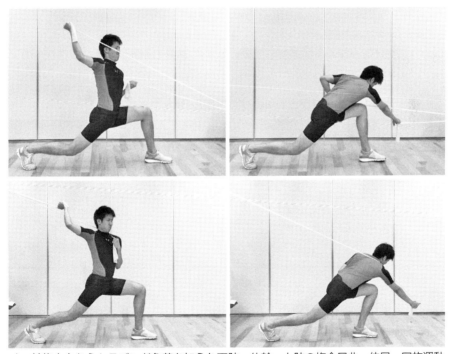
d．前後方向からセラバンド負荷を加えた下肢・体幹・上肢の複合屈曲・伸展・回旋運動

図17　投球動作における肘関節屈曲・肩関節水平内転・外転運動の増大（手投げ）改善に向けた段階的アプローチ

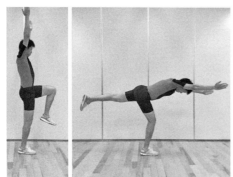 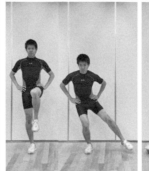 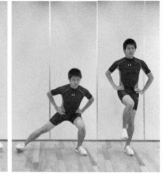

a．ワインドアップ期での片脚立位バランスを意識したT-バランス　　b．ストライド期での下肢運動を意識したサイドランジウォーク

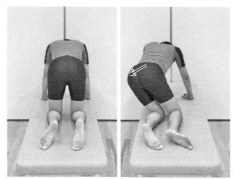 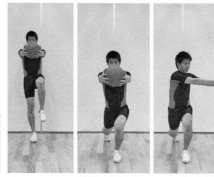

c．コッキング期～加速期での骨盤回旋運動を担保するための股関節外旋筋ストレッチ　　d．コッキング期～加速期での下肢-体幹運動を意識したランジツイスト

図18　投球動作における一連の運動連鎖を意識した下肢・体幹の柔軟性および安定性へのアプローチ

表3　アプローチのプロトコル（鏡視下骨穿孔術）

非抵抗運動期		抵抗運動期		
術後翌日～	4週～	6週～	8週～	3カ月～
・肘関節，前腕，手関節の自動介助運動 ・肩甲胸郭関節や股関節の柔軟性と機能改善	・持続伸張運動 ・等尺性収縮を用いた筋力強化訓練 ・ADLでの患肢の使用制限を解除	・肘関節および前腕の愛護的な他動運動	・スポーツ復帰に向けた筋力強化訓練 ・シャドーピッチング ・投球フォームのチェックおよび指導	・投球およびバッティングの再開 ・肘に荷重負荷の加わるスポーツの再開

等尺性収縮を用いた筋力強化訓練を開始する．さらに，ADLにおける制限を解除し，積極的な患側手の使用を促す．
> 術後6週より可動域制限が残存する場合に限り，愛護的な他動運動を開始する．決して，暴力的な他動可動域訓練による矯正を行ってはならない．
> 術後8週よりスポーツ復帰に向けて肘関節周囲筋の筋力強化訓練を開始する．また，シャドーピッチングを始め，ネットスローや近距離のキャッチボールを開始する．さらに，肘関節外反ストレスが少ない投球フォームのチェックおよび指導を行う．

第Ⅳ章　画像に基づいた上肢運動器疾患のアプローチ

表4　アプローチのプロトコル（肋骨肋軟骨移植術）

固定期	非抵抗運動期		抵抗運動期				
術後〜1週	1週〜	4週〜	6週〜	8週〜	12週〜	4〜5カ月	
・非固定部の運動 ・肩甲胸郭関節や股関節の柔軟性と機能改善	・肘関節の自動介助運動および自動運動（前腕中間位） ・肘関節90°屈曲位での前腕の自動介助運動および自動運動	・持続伸張運動 ・握力強化訓練	・肘関節および前腕の愛護的な他動運動 ・ADLでの患肢の使用制限を解除	・等尺性収縮による筋力強化訓練（リストカールなど）	・スポーツ復帰に向けた等張性収縮を用いた筋力強化訓練	・シャドーピッチング ・投球フォームのチェックおよび指導	

➢術後3カ月より投球動作とバッティングを開始する．投球の距離や強度はインターバルスローイングプログラム（**表2**）を参考に上げていく．また，肘に荷重負荷の加わるスポーツを再開する．

3．手術療法②—肋骨肋軟骨移植術

1）アプローチの戦略

➢腕頭関節を解剖学的および生物学的に再建する術式である．移植した骨軟骨柱への負荷を考慮し，これらの骨癒合状態に合わせた肘関節の可動域訓練と筋力強化訓練を実施する．

➢時期尚早な訓練や競技復帰は悪い結果を招くため，十分な説明と患者指導が重要である．

➢手術前に投球フォームのチェックを行い，動作および機能的な問題点を抽出する．

➢患側上肢以外の体幹，下肢および健側上肢の筋力強化訓練を肋骨肋軟骨採取部へ負担がかからない範囲で実施する．

➢保存療法と同様に投球動作時の肘関節外反ストレスを増大させる要因の改善を図る．最終的に動作フォームのチェックを行い，肘関節外反ストレスが少ないフォームの指導を行う．

2）アプローチの実際

➢アプローチのプロトコルを**表4**に示す．

➢術後1週間，肘関節屈曲位でシーネ固定を行う．非固定部である肩関節および肩甲帯の可動域訓練や，体幹および下肢を含めた柔軟訓練を行う．

➢術後1週より訓練時にシーネを外し，肘関節屈曲・伸展，前腕回外・回内，手関節屈曲・伸展の愛護的な可動域訓練を開始する．橈骨頭から上腕骨小頭が受ける力は，伸展位よりも肘関節屈曲位で小さく，また前腕回内位よりも回外位で小さくなる[16]．よって術後の可動域訓練は腕橈関節にかかる圧が比較的に少なく，かつ腕橈関節の安定性を両立できる前腕中間位で実施する．まずは，自動介助運動により屈曲方向への可動域訓練を愛護的に実施する．訓練後はアイシングを徹底する．

211

表5　青少年の野球障害に対する提言（日本臨床スポーツ医学会）

【野球少年へのアドバイス】
　成長期の子どもたちが，好きな野球で重大な障害を受けることなく，楽しく永く野球を続けてもらうための提言をご紹介します（日本臨床スポーツ医学会：青少年の野球障害に対する提言．1994）
□ 野球肘の発生は，11・12歳がピークです
　・したがって，野球指導者は特にこの年代の選手の肘の「痛み」と「動きの制限」に注意しなければなりません
□ 野球肩の発生は，15・16歳がピークです
　・肩の痛みと投球フォームの変化に注意を払う必要があります
□ 野球肘・野球肩の発生頻度は，投手と捕手に高いです
　・したがって，各チームには投手と捕手は2名以上育成しておく必要があります
□ 練習日数と時間について
　・小学生では，週3日以内，1日2時間以内が望ましい
　・中学生・高校生では，週1日以上の休養日が必要で，個々の選手の体力と技術に応じた練習量と内容が望ましい
□ 投球数は，試合を含めて
　・小学生では1日50球以内，週200球以内，中学生では1日70球以内，週350球以内，高校生では1日100球以内，週500球以内が望ましい．なお，1日2試合の登板は禁止すべきです
□ 小・中学生にはシーズンオフを設け，その間は野球以外のスポーツも楽しむ機会を与えるのが望ましい
　・野球における肘・肩の障害は，将来重度の後遺症を引き起こす可能性があるので，その予防のためには，指導者の密な連携のもとで，専門医による定期的検診が必要です

- 術後4週より自重や軽い重錘を用いた肘関節屈曲・伸展の持続伸張運動を実施する．また，本術式は外側側副靱帯および伸筋共同腱を外側上顆より剥離または再縫着しているため，それらに負荷が加わる積極的な握力強化訓練は術後4週から開始する．

- 術後6週より愛護的な他動運動を開始する．決して，正常な可動域の獲得を目指すような暴力的な他動可動域訓練による矯正を行ってはならない．また，ADLにおける制限を解除し，積極的な患側手の使用を促す．

- 術後8週よりリストカール（手関節屈筋・伸筋群の等尺性収縮による筋力強化訓練）や肘関節の等尺性収縮を主体とした筋力強化訓練を実施する．

- 術後12週よりスポーツ復帰に向け，肘関節および肩関節周囲の等張性収縮を用いた筋力強化訓練を開始する．

- 術後4〜5カ月よりシャドーピッチングを始め，ネットスローを開始する．また，肘関節外反ストレスが少ない投球フォームのチェックおよび指導を行う．さらに，軽いバッティングを開始する．

- 術後6カ月以降は，肘関節に疼痛が生じない程度で投球動作を開始する．また，投球の距離や強度についてはインターバルスローイングプログラム（**表2**）を参考に上げていく．

おわりに

　野球肘の治療は，6カ月以上の長期間におよぶことが多く，時期尚早な訓練や競技復帰は悪い結果を招くため，本人のみならず，親や指導者の理解と協力が必要である．そして，何よりも予防することが重要である．最後に，野球肘を予防するための日本臨床スポーツ医学会の提

言を添付する（**表5**）.

【文　献】
1) 丸山真博, 他：OCDと肘不安定症—治療と予後. 関節外科　**35**：66-71, 2016
2) 立原久義, 他：小中学生の上腕骨小頭離断性骨軟骨炎に対する積極的保存療法の効果　手術併用例の臨床的特徴. 日本肘関節学会雑誌　**17**：32-35, 2010
3) 立原久義, 他：少年期上腕骨小頭離断性骨軟骨炎に対する積極的保存療法の効果—手術併用例における術前画像変化. 日本肘関節学会雑誌　**19**：87-90, 2012
4) 三浪三千男, 他：肘関節に発生した離断性骨軟骨炎25例の検討. 臨床整形外科　**14**：805-810, 1979
5) 辻野昭人, 他：内側型野球肘牽引障害の病態と治療. 骨・関節・靱帯　**18**：975-983, 2005
6) 射場浩介：野球肘. 山下敏彦（編）整形外科専攻ハンドブック. 中外医学社, 2016, pp124-125
7) Lewine EB, et al: Early Results of Drilling and/or Microfracture for Grade IV Osteochondritis Dissecans of the Capitellum. *J Pediatr Orthop*　**36**：803-809, 2016
8) Sato K, et al: Costal osteochondral grafts for osteochondritis dissecans of the capitulum humeri. *Tech Hand Up Extrem Surg*　**12**：85-91, 2008
9) 坂田　淳, 他：肩甲胸郭機能から見た上腕骨小頭離断性骨軟骨炎の危険因子. 日本整形外科スポーツ医学会雑誌　**35**：67-70, 2015
10) Werner SL, et al: Relationship between throwing mechanics and elbow valgus in professional baseball pitchers. *J Shoulder Elbow Surg*　**11**：151-155, 2002
11) Matsuo T, et al: Influence of shoulder abduction and lateral trunk tilt on peak elbow varus torque for college baseball pitchers during simulated pitching. *J Appl Biomech*　**22**：93-102, 2006
12) Wight J, et al: Influence of pelvis rotation styles on baseball pitching mechanics. *Sports Biomech*　**3**：67-83, 2004
13) 坂田　淳, 他：投球フォームからみた上腕骨小頭離断性骨軟骨炎の危険因子の検討. 日本整形外科スポーツ医学会雑誌　**34**：173-178, 2014
14) Reinold M, et al: Interval sport programs; Guidelines for baseball, tenis, and golf. *J Orthop Sports Phys Ther*　**32**：293-298, 2002
15) 宮下浩二, 他：投球動作における股関節・肩関節・肘関節の連動. 東海スポーツ傷害研究会会誌　**22**：34-37, 2004
16) Morrey BF: Force transmission through the radial head. *J Bone Joint Surg*　**70A**：250-256, 1988

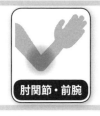

9. 上腕骨外側上顆炎・内側上顆炎

疾患の特徴

上腕骨外側上顆炎（以下，外側上顆炎）はテニス肘とも呼ばれ，肘関節外側部の疼痛性疾患である．成人の1～3％が罹患し，40～50代に多く発症する[1]．病態は，上腕骨外側上顆より起始する伸筋共同腱のうち，特に短橈側手根伸筋（extensor carpi ulnaris muscle）起始腱の腱付着部症と考えられている[2]．また，滑膜ヒダのインピンジメントや関節軟骨障害などの腕橈関節内病変の関与が指摘されている[3,4]．

一方，上腕骨内側上顆炎（以下，内側上顆炎）はゴルフ肘やフォアハンドテニス肘と呼ばれ，肘関節内側部の疼痛性疾患である．外側上顆炎の9.8～20％と発症頻度が少ない[5]．病態は，手関節屈曲や前腕回内動作の反復ストレスや過用により，上腕骨内側上顆から起始する回内屈筋群の共同起始腱の病的変化であり，円回内筋，橈側手根屈筋，長掌筋腱の起始部に病的変化が生じる[6]．また，50％の症例に尺骨神経症状を合併する[7]．

症 状

外側上顆炎は，肘関節外側部に疼痛を訴える．肘関節伸展・回内位で手関節背屈に負荷がかかる動作により疼痛が誘発される．内側上顆炎は，肘関節内側部の疼痛が主体であり，肘関節伸展・回外位で手関節掌屈時の抵抗動作により疼痛が誘発される．

治 療

まずは，保存療法が第一選択となる．保存療法を6カ月間行い，症状の改善を認めない難治例には手術療法が適応となる．また，保存療法が奏功しない強い夜間時痛や安静時痛がある症例では，保存療法の期間によらず手術療法を考慮する場合がある．

1．保存療法

外側上顆炎に対しては，安静や活動制限，回外伸筋群へ負担を減らすための生活指導，ステロイド注射，薬物療法，テニス肘バンド，回外伸筋群のストレッチングや筋力強化訓練などが行われる．これらの治療により患者の90％が1年以内に治癒する[8]．内側上顆炎も同様に安静や活動制限，回内屈筋群へ負担を減らすための生活指導，ステロイド注射，薬物療法，テニス肘バンド，回内屈筋群のストレッチングや筋力強化訓練などが行われる．

2．手術療法

外側上顆炎には，直視下に短橈側手根伸筋腱の起始部の変性部を切除し，外側上顆の骨皮質を穿孔するNirschl法[9]や，肘関節鏡を用いて関節内より変性した短橈側手根伸筋腱の起始部と滑膜ヒダを切除する鏡視下病巣切除術がある[10, 11]．内側上顆炎には，直視下に上腕骨内側上顆の回内屈筋群の起始部を切離して瘢痕組織を切除し，起始部を修復する術式が行われる．また近年，これらを肘関節鏡視下に行う術式が報告されている[12]．

画像所見

1．外側上顆炎

X線像では，明らかな所見を認めない（図1）．MRI T2強調像では，上腕骨外側上顆の短橈側手根伸筋腱の起始部に高信号変化を認める（図2）．関節造影後のCTでは，腕橈関節滑膜ヒダの所見を認める（図3）．

2．内側上顆炎

X線像では，内側上顆の回内屈筋群の起始部に石灰化病変を認める（図4）．MRIでは，内側上顆から起始する回内屈筋群の起始部に高信号変化を認める（図5）．

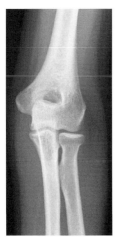 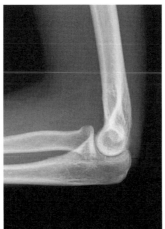

　a．正面像　　　　b．側面像
　　　図1　X線像
正面像（a）および側面像（b）ともに明らかな所見を認めない

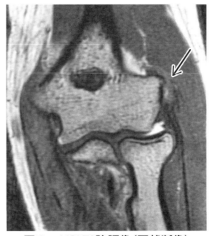

図2　MRI T2強調像（冠状断像）
上腕骨外側上顆の短橈側手根伸筋腱の起始部周囲に高信号変化を認める（矢印）

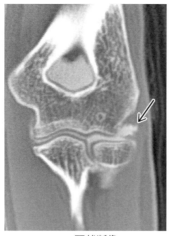

　　a．冠状断像　　　　　b．矢状断像
図3　関節造影後のCT
冠状断像および矢状断像において，腕橈関節の外側から後方にかけて造影された滑膜ヒダの存在を確認できる（矢印）．腕橈関節の関節面には入り込んでいない

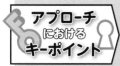

- MRIで短橈側手根伸筋腱の起始部の輝度変化は，それらが活動性肉芽であることが確認されており，難治性の外側上顆炎症例に多くみられる．
- 腕橈関節滑膜ヒダが存在し，それらが腕橈関節内でインピンジメントされ，疼痛が生じている可能性が考えられる．
- 手関節伸筋群や肘関節内反方向に対し，過剰なストレスを加えないよう注意を払う．

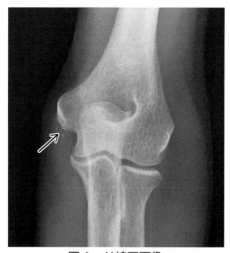

図4　X線正面像
上腕骨内側上顆の回内屈筋群の起始部に石灰化病変を認める（矢印）

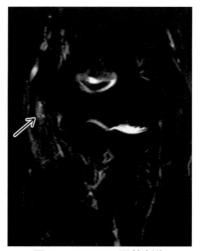

図5　MRI STIR 冠状断像
上腕骨内側上顆の回内屈筋群の起始部に高信号変化を認める（矢印）

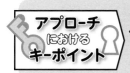

アプローチにおけるキーポイント
・上腕骨内側上顆から起始する回内屈筋群の起始部に病変を認めることから，手関節回内屈筋群に対し過剰なストレスを加えないよう注意を払う．

リハビリテーション・アプローチ

1．保存療法

1）アプローチの戦略

- 安静時痛を認める急性期には，安静と活動制限を行い，装具療法を併用して病変部である腱起始部に対するストレスの軽減を図る．
- 安静時痛が軽減し，運動時痛が残存する亜急性期には，ストレッチングや等尺性または遠心性収縮を用いた筋力強化訓練を開始する．
- 運動時痛が軽減する回復期・慢性期には，求心性収縮を用いた筋力強化訓練を追加する．

2）アプローチの実際

- アプローチのプロトコルを表1に示す．
- 急性期は患肢の活動を制限させ，安静を図るよう指導する．外側上顆炎には，生活上で肘関節内反が強制される動作，前腕回内位で手関節伸筋群が活動する動作を，内側上顆炎には，前腕回外位で手関節屈筋群の活動を必要とする動作を避けるよう指導する．また，日中にテニスエルボーバンドを装着させる（図6）[13]．
- 安静時痛が軽減する亜急性期には，回外伸筋群，回内屈筋群のストレッチングを開始する（図7）[13, 14]．また，運動時痛が生じない範囲の負荷で筋力強化訓練を追加する．さらに手関節伸筋群および屈筋群に対して等尺性収縮を用いた筋力強化訓練（図8）を開始する．近年は，遠心収縮を用いた筋力強化訓練（図9）の効果が報告されており[15]，遠心収縮時の疼痛が生じない範囲で実施する．筋力強化訓練の前後にはストレッチングを併用し，筋の柔軟性を確保する．さらに超音波を刺激周波数3 MHz，照射時間率（duty factor）をパルスに設定し，強度は1.0 W未満の非温熱で5分間を上腕骨外側上顆または上腕骨内側上顆の圧痛部に照射する．
- 運動時痛の軽減が得られる回復期・慢性期には，求心性収縮を用いた筋力強化訓練を追加

表1　アプローチのプロトコル（上腕骨外側上顆炎・上腕骨内側上顆炎の保存療法）

急性期	亜急性期	回復期・慢性期
・安静，活動制限 ・装具療法（テニスエルボーバンド） ・生活指導	・回外伸筋群および回内屈筋群のストレッチングが中心 ・等尺性収縮による筋力強化訓練 ・遠心性収縮による筋力強化訓練 ・超音波療法（非温熱）	・求心性収縮による筋力強化訓練 ・超音波療法（温熱）

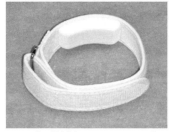
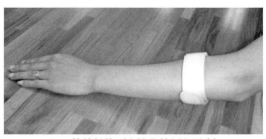

a．パッド付きのテニスエルボー　　b．装着部位（上腕骨外側上顆炎）
　　バンド

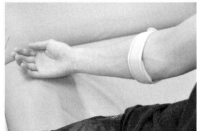

c．装着部位（上腕骨内側上顆炎）

図6　テニスエルボーバンドによる装具療法

　パッド付きのテニスエルボーバンドが推奨される（a）．上腕骨外側上顆炎には，短橈側手根伸筋の走行上で手関節から前腕近位80％の部位をパッドで圧迫できるよう装着する（b）．上腕骨内側上顆炎には，内側上顆の圧痛点から4〜5cm遠位をパッドで圧迫するように装着する（c）．手を使用する際は，バンドをきつめに装着する

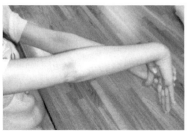
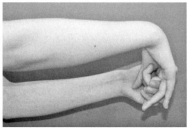

a．手関節伸筋群の伸張　　b．手関節および手指伸筋群の伸張

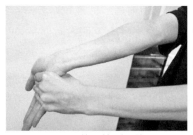
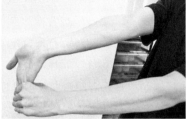

c．手関節屈筋群の伸張　　d．手関節および手指屈筋群の伸張

図7　ストレッチング

　上腕骨外側上顆炎には，肘関節伸展位，前腕回内位で手関節を他動屈曲・尺屈させ，回外伸筋群を伸張する（a）．これらに示指と中指の屈曲を加えることで，短橈側手根伸筋腱起始部をさらに伸張可能である[14, 16]（b）．上腕骨内側上顆炎には肘関節伸展位，前腕回外位で手関節を他動伸展させ，回内屈筋群を伸張する（c）．これらに手指の他動伸展を追加することで，さらに伸張効果を強めることができる（d）

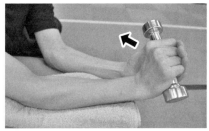
a．手関節伸展の他動的保持

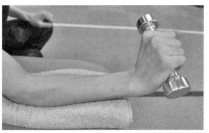
b．等尺性収縮による手関節伸展位の保持

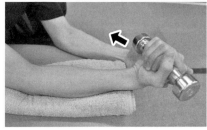
c．手関節屈曲の他動的保持

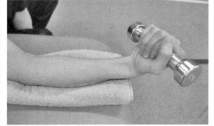
d．等尺性収縮による手関節屈曲位の保持

図8　等尺性収縮を用いた筋力強化訓練

　上腕骨外側上顆炎には，健側で他動的に手関節を伸展させ（a），その肢位を手関節伸筋群の等尺性収縮により5秒間保持させる（b）．また，上腕骨内側上顆炎では，健側で他動的に手関節を屈曲させ（c），その肢位を手関節屈筋群の等尺性収縮により5秒間保持させる（d）．0.5kgの負荷より開始する．肘関節屈曲位から開始し，疼痛が生じないようであれば段階的に肘関節伸展位で実施する．1日に20回を3セット実施する

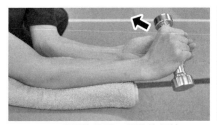
a．手関節伸展の他動的保持

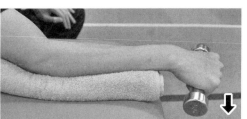
b．遠心性収縮による手関節屈曲

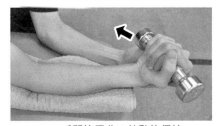
c．手関節屈曲の他動的保持

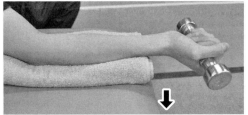
d．遠心性収縮による手関節伸展

図9　遠心性収縮を用いた筋力強化訓練

　上腕骨外側上顆炎には，健側で他動的に手関節を伸展させた肢位（a）から伸筋群を収縮させながら手関節をゆっくりと屈曲するように実施する（b）．上腕骨内側上顆炎には，健側で他動的に手関節を屈曲させた肢位（c）から屈筋群を収縮させながら手関節をゆっくりと伸展させるように実施する（d）．0.5kgの負荷より開始し，1日に10～15回を3セット実施する

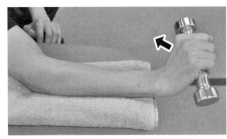 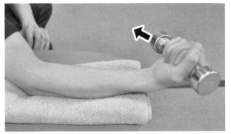

a．手関節伸筋群に対する訓練　　　　b．手関節屈筋群に対する訓練

図10　求心性収縮を用いた筋力強化訓練
肘関節屈曲位の肢位で0.5kgの負荷より開始し，疼痛が生じないようであれば重さを増やし，さらに肘関節を伸展位にすることで負荷量を増大させる

表2　アプローチのプロトコル（上腕骨外側上顆炎鏡視下手術）[17]

炎症期		瘢痕増殖期		瘢痕成熟期
術後翌日～	抜糸後～	2週～	4週～	12週～
・アイシング ・肘関節，前腕，手関節の自動運動 ・痛みのない範囲の軽作業	・渦流浴 ・超音波療法（非温熱）	・肘関節および手関節の他動運動 ・回外伸筋群のストレッチング ・握力強化訓練	・超音波療法（温熱） ・手関節伸筋群の段階的な筋力強化訓練 ・徐々に負荷が大きい作業	・スポーツへの復帰 ・重労働の仕事への復帰

する（図10）．また，超音波療法を温熱目的に照射時間率を連続に変更し，強度を1.0W以上で実施する．

2．手術療法

近年行われることが多くなった鏡視下手術後のアプローチについて述べる．

1）アプローチの戦略

➢ 鏡視下病巣切除術では，慢性の病的組織を切除し，急性期の腱断裂状態に戻す手術である．よって，術後の創傷の治癒や組織の再生過程を考慮した運動負荷の設定が必要である．

➢ 直視下手術とは異なり低侵襲であるため術後の外固定期間を必要としない．よって，術後早期から患肢の使用が可能であるが，それらが過負荷とならないよう患者教育も重要である．

2）アプローチの実際

➢ 外側上顆炎の鏡視下手術後に対するアプローチのプロトコルを表2に，内側上顆炎の視下手術後に対するアプローチのプロトコルを表3に示す．

➢ 術後2週までが炎症期，術後2～4週が瘢痕増殖期，術後4週以降が瘢痕成熟期に相当する．

➢ 術後翌日より肘関節，前腕，手関節の自動介助運動または自動運動による可動域訓練を開始する．肘関節の可動域訓練は背臥位で，運動方向の誘導や修正を加えながら疼痛自制内

表3　アプローチのプロトコル（上腕骨内側上顆炎鏡視下手術）

炎症期		瘢痕増殖期		瘢痕成熟期
術後翌日〜	抜糸後〜	2週〜	4週〜	12週〜
・アイシング ・肘関節，前腕，手関節の自動運動 ・痛みのない範囲の軽作業	・渦流浴 ・超音波療法（非温熱）	・肘関節および手関節の他動運動 ・回内屈筋群のストレッチング	・超音波療法（温熱） ・握力強化訓練 ・手関節屈筋群の段階的な筋力強化訓練 ・徐々に負荷が大きい作業	・スポーツへの復帰 ・重労働の仕事への復帰

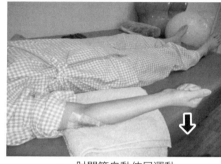
a．肘関節自動伸展運動

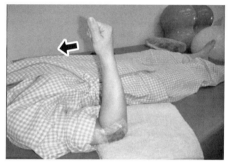
b．肘関節自動屈曲運動

図11　肘関節自動運動（文献18）より引用）

背臥位で実施し，肘関節自動屈曲運動は上腕三頭筋の防御性筋収縮が生じにくい前腕回外位で実施する

で愛護的に行う（図11）．

▶訓練後は，アイシング用器具や保冷剤を用いてアイシングを徹底する．

▶抜糸後は，渦流浴と超音波療法を開始する．超音波療法は，術後4週まで刺激周波数を3 MHz，照射時間率をパルスに設定し，強度は1.0 W未満の非温熱で5分間照射する．

▶手の使用は，術後4週間は痛みが生じない範囲の軽作業に制限するよう指導する．外側上顆炎術後の症例には，物を把持する際に肘関節内反が強制される動作，前腕回内位での手関節伸筋群の活動を必要とする動作，および強力な把持動作を避け，前腕回外位での手関節屈筋群を使用した代償動作を指導する（図12）．

▶内側上顆炎術後の症例には，前腕回外位での手関節屈筋群の活動を必要とする動作，および強力な把持動作を避けるよう指導する．

▶三角巾による外固定は，肘関節屈曲拘縮を招くため，術後2〜3日間程度の装着にとどめる．

▶術後2週より，肘関節と手関節の他動運動，回外伸筋群および回内屈筋群のストレッチングを追加する（図7）．握力強化訓練は，外側上顆炎術後の症例には術後2週より段階的に開始するが，内側上顆炎術後の症例には屈筋群へ直接負荷が加わるため，術後4週より実施する．

▶肘関節の他動運動は，防御性筋収縮を抑制するために，自己他動運動を中心に実施する（図13）．

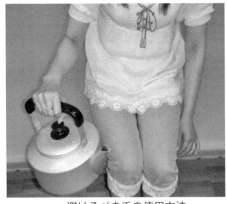 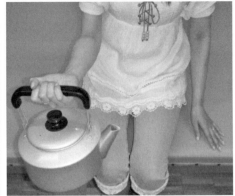

a．避けるべき手の使用方法　　　b．推奨する手の使用方法

図12　手の使用方法の指導(文献13)より引用

上腕骨外側上顆炎では、前腕回内位での物品把持の際に，手関節伸筋群に過剰な負荷が加わり，肘関節外側部に疼痛が出現しやすい（a）．そのため前腕回外位での手関節屈筋群を使用した代償動作を指導する（b）

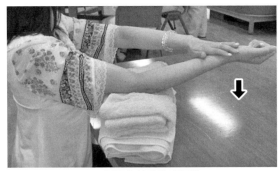 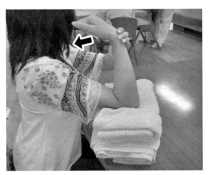

a．肘関節他動伸展運動　　　　b．肘関節他動屈曲運動

図13　肘関節自動運動(文献18)より引用

防御性筋収縮を抑制するために自己他動運動を中心に行う

- 握力強化訓練は，疼痛が生じない程度にとどめる．
- 術後4週より，手関節伸筋・屈筋群の段階的な筋力強化訓練を開始する．それぞれその肢位を保持させる等尺性収縮（図8）より開始し，疼痛がなければ遠心性収縮（図9），さらに求心性収縮による筋力強化訓練（図10）を追加する．
- 超音波療法は，術後4週より温熱目的に照射時間率を連続に変更し，強度を1.0 W以上で実施する．
- 手の使用は疼痛が出現しない範囲に限り，徐々に負荷が大きい作業を許可する．
- スポーツ復帰は術後12週より許可する．

【文 献】

1) Labelle H, et al: Lack of scientific evidence for the treatment of lateral epicondylitis of the elbow. An attempted meta-analysis. *J Bone Joint Surg* **74B**：646-651, 1992
2) Nirschl RP, et al: Tennis elbow. The surgical treatment of lateral epicondylitis. *J Bone Joint Surg* **61A**：832-839, 1979
3) Bosworth: The role of the orbicular ligament in tennis elbow. *J Bone Joint Surg* **37A**：527-533, 1955

4）Sasaki K, et al: Radiocapitellar cartilage injuries associated with tennis elbow syndrome. *J Hand Surg* **37A**：748-754, 2012

5）Ciccotti MG,et al: Medial epicondylitis. *Tech Hand Up Extrem Surg* **7**：190-196, 2003

6）Leach RE, et al: Lateral and Medial Epicondylitis of the elbow. *Clin Sports* **6**：259-272, 1987

7）Gabel GT,et al: Medial Epicondylitis. Morrey BF, et al（eds）: The elbow and its disorders 4th ed. Elsevier, Philadelphia, 2009, pp643-649

8）Boyer MI, et al:Lateral tennis elbow: "Is there any science out there?". *J Shoulder Elbow Surg* **8**：481-491, 1999

9）Nirschl RP, et al: Elbow tendinopathy: tennis elbow. *Clin Sports Med* **22**：813-836, 2003

10）Wada T,et al: Functional outcomes after arthroscopic treatment of lateral epicondylitis. *J Orthop Sci* **14**：167-174. 2009

11）Oki G,et al: Time to functional recovery after arthroscopic surgery for tennis elbow. *J Shoulder Elbow Surg* **23**：1527-1531, 2014

12）松村崇史，他：鏡視下手術で治療した上腕骨内側上顆炎の1例．日本肘関節学会雑誌 **20**：125-127，2013

13）白戸力弥，他：上腕骨外側上顆炎．島田洋一，他（編）：骨・関節疾患の理学療法 改訂第2版．メジカルビュー社，2010，pp79-81

14）Shirato R, et al: Effect of simultaneous stretching of the wrist and finger extensors for lateral epicondylitis: a gross anatomical study of the tendinous origins of the extensor carpi radialis brevis and extensor digitorum communis. *J Orthop Sci* **20**：1005-1011, 2015

15）Cullinane FL, et al: Is eccentric exercise an effective treatment for lateral epicondylitis? A systematic review. *Clin Rehabil* **28**：3-19, 2014

16）Shirato R,et al: Effect of wrist and finger flexion in relation to strain on the tendon origin of the extensor carpi radialis brevis: A cadaveric study simulating stretching exercises. *Clin Biomech*（*Bristol, Avon*）**49**：1-7, 2017

17）白戸力弥，他：上腕骨外側上顆炎の鏡視下手術後リハビリテーションプロトコルの有用性．日本肘関節学会雑誌 **20**：304-307，2013

18）白戸力弥，他：上腕骨外側上顆炎鏡視下病巣切除術後のリハビリテーションプロトコルと成績．北海道作業療法 **26**：159-164，2010

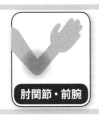

10. 人工肘関節

適応

　人工肘関節置換術（total elbow arthroplasty）は，除痛および安定性の獲得による肘関節の機能再建として有用な治療法である．主な適応は，関節リウマチによる骨破壊が高度で疼痛を伴う動揺性が著しい肘関節や，疼痛および可動域制限ともに高度な肘関節であり，LarsenのX線グレード分類（表1）のグレードⅢとⅣがよい適応となる[1]．また，変形性肘関節症や上腕骨遠位端粉砕骨折，拘縮肘，腫瘍なども適応となる[2〜5]．

人工肘関節の種類と特徴

　人工肘関節は，表面置換型と半拘束型に分けられる．表面置換型は，上腕骨と尺骨のそれぞれのコンポーネント間に連結のないものである（図1a）．また，拘束性が少なく人工関節のゆるみが生じにくい反面，安定性は筋・筋膜や靱帯などの軟部組織に依存するため，人工関節そのものによる安定性が少ない[6]．術後脱臼の心配もあり高度の不安定性肘には対応できない欠点がある．半拘束型は，上腕骨と尺骨のそれぞれのコンポーネント間に連結があるが，蝶番（ヒンジ）部に遊びをもたせたものである（図1b）[7]．安定性が高く，術後脱臼の心配がない．骨欠損が大きい症例やムチランス型変形，人工関節の再手術例に施行可能だが，人工関節のゆるみをきたすリスクが比較的高い[8]．

表1　LarsenのX線グレード分類

グレード	所見
0：正常	辺縁部骨化など，関節炎と関係のない変化はあってもよい
Ⅰ：軽度変化	次のうち1つ以上がみられる ・関節周辺部軟部組織の腫脹 ・関節周囲の骨粗鬆症 ・軽度の関節裂隙狭小化
Ⅱ：明らかな初期変化	骨びらんと関節裂隙狭小化がみられる．荷重関節の骨びらんは除外する
Ⅲ：中等度の破壊性変化	骨びらんと関節裂隙狭小化があり，骨びらんはいずれの関節にもみられる
Ⅳ：高度の破壊性変化	骨びらんと関節裂隙狭小化があり，荷重関節に骨変形がみられる
Ⅴ：ムチランス型変形	本来の関節構造が消失し，荷重関節に著しい変化がみられる

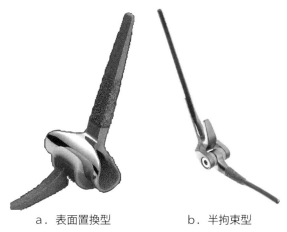

a．表面置換型　　　b．半拘束型
図1　人工肘関節の種類

画像所見

1．表面置換型人工肘関節置換術

　表面置換型人工関節（工藤式 タイプ5）による肘関節形成術後の関節リウマチ症例である．術前のX線像では，広範な関節裂隙の消失を認める．また，骨びらんや骨棘形成も認める（図2）．術後のX線像では，挿入された表面置換型人工関節を確認することができる（図3）．

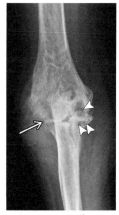 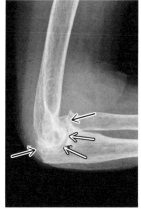

a．正面像　　b．側面像

図2　術前のX線像

腕橈関節および腕尺関節の関節裂隙の広範な消失を認める（白矢印）．また，鉤状突起や肘頭先端を中心に骨棘の形成を認める（黒矢印）．さらに複数の骨びらんを認める（矢頭）．LarsenのX線グレード分類でグレードIVに相当する

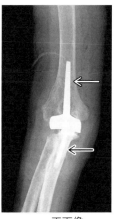 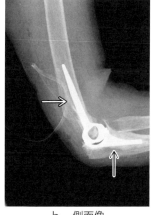

a．正面像　　b．側面像

図3　術後のX線像

表面置換型人工肘関節置換術（工藤式 タイプ5）後のX線像．正面像（a）および側面像（b）では，上腕骨コンポーネント（白矢印）と尺骨コンポーネント（黒矢印）を確認することができる．正面像（a）より，良好なアライメント（肘外偏角）が得られたのを確認できる

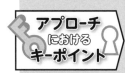

- 表面置換型人工肘関節（工藤式タイプ5）はインプラントの設計上，屈曲が120°以上可能であるが，伸展は20°以上伸びないようになっている[9]．
- 術中の可動域を把握することにより，最終的な可動域の目標を設定することが容易となる．
- 上腕三頭筋を翻転した後方進入法（図4）の置換術後は，3週間程度の肘関節屈曲制限を設ける必要がある．

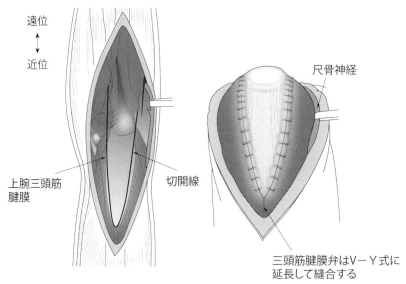

図4　上腕三頭筋を翻転した後方進入法
人工肘関節のインプラントを設置する際は，Campbellの後方進入法が用いられることが多い．上腕三頭筋腱膜にV字型の弁を翻転し，インプラント設置後にV-Y式に延長して上腕三頭筋腱膜弁を縫合する方法である

2．半拘束型人工肘関節置換術

半拘束型人工関節（Coornard-Morreyタイプ）による再置換術後の関節リウマチ症例である．術後のX線像では，置換された半拘束型人工関節を確認することができる（図5）．

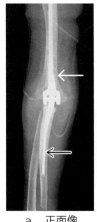

a．正面像

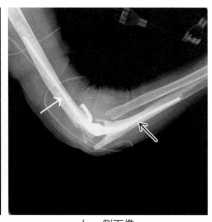

b．側面像

図5　術後のX線像
半拘束型人工肘関節（Coornard-Morreyタイプ）による再置換術後のX線像である．正面像（a）および側面像（b）では，連結された上腕骨コンポーネント（白矢印）と尺骨コンポーネント（黒矢印）を確認することができる

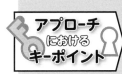

- 半拘束型人工肘関節は，完全伸展が可能な設計であるが，完全伸展した際にインプラントに加わる負荷が大きいため，軽度の伸展制限が生じるようアプローチする（上腕三頭筋皮弁の縫合緊張度やインプラントの設置深度を調整している場合がある）[10]．
- 術中の可動域を把握し，最終的な可動域の目標を設定する．
- 上腕三頭筋を翻転した後方進入法（図4）の置換術後は，3週間程度の肘関節屈曲制限を設ける．

リハビリテーション・アプローチ

1．表面置換型人工関節置換術

1）アプローチの戦略

- 軟部組織による十分な肘の安定性が期待できない関節リウマチ患者に対しては，術後の人工関節の脱臼を予防するために，支柱付装具を装着する．
- 上腕三頭筋を翻転した後方進入法を用いた置換術後は，3週間，肘関節が90°以上屈曲しないように制限を設ける．
- 機能的角度（肘関節伸展−30°から屈曲130°，回内・回外それぞれ50°以上）[11] の獲得がおおよその目標となる．

2）アプローチの実際

- アプローチのプロトコルを表2に示す．
- 術後は，シーネ固定された以外の関節運動を実施する．手を下垂したままでは上肢末梢の腫脹および浮腫が増強するため，上肢挙上位での手指屈曲・伸展運動を励行する．
- 術後1週よりシーネを外し，関節リウマチ肘患者には両側アルミ支柱装具（図6）を装着する．自動運動および自動介助運動を開始するが，肘関節屈曲運動は上腕三頭筋腱の縫合

表2　アプローチのプロトコル（表面置換型人工関節置換術）

固定期	非抵抗運動期			抵抗運動期
〜1週	1週〜	3週〜	6週〜	12週〜
・非固定部の運動 ・挙上法 ・片手での把持は0.5 kgまで	・制限付きの自動運動および自動介助運動 ・両側アルミ支柱装具の装着（関節リウマチ肘患者）	・渦流浴 ・自動運動および自動介助運動の制限を解除 ・屈筋群のダイレクトマッサージおよび伸張運動 ・自重を用いた自動屈曲運動	・肘関節伸展方向の持続伸張運動 ・等尺性収縮による筋力強化訓練 ・伸展位保持用夜間スプリントの装着	・等張性収縮による筋力強化訓練 ・片手での把持は5 kgまで

部を考慮し90°までにとどめる．また，肘関節伸展運動時には過度な上腕三頭筋の筋収縮が生じないよう自重を用いた伸展運動を実施する（図7）．術後3カ月間は，0.5kg以上の重量物を持ち上げないよう指導する[12]．

➢ 術後3週より90°以上の肘関節屈曲運動を実施する．また，肘関節伸展運動時に上腕三頭筋の収縮を促すよう実施する．自重を用いた肘関節自動屈曲運動や，両手で棒を把持した肘関節屈曲・伸展運動を行う（図8）．

➢ 術前に肘関節屈曲位で拘縮した症例が多く，術後は肘関節屈筋群の筋性拘縮により伸展可動域の拡大に難渋する．これらの屈筋群に対してダイレクトマッサージ（図9）や前腕屈筋群の他動伸張運動（図10）を実施する．この際，肘関節が過度に伸展強制されないように注意をする．

➢ 術後6週より肘関節伸展角度が－20°に達していない場合に限り，0.5kgの重錘を用いて，肘関節伸展方向へ持続伸張を行う（図11）．また，上腕三頭筋の等尺性収縮訓練を実施す

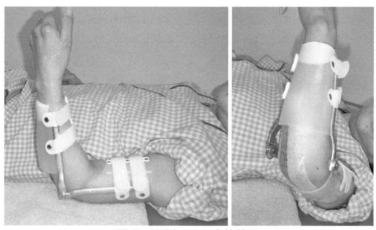

図6　両側アルミ支柱装具
術後の人工関節の脱臼を予防するため，内外側より安定性を保つ役割がある．可能な限り軽量な設計とし，3カ月程度の装着を目安とする

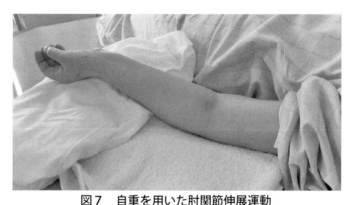

図7　自重を用いた肘関節伸展運動
手および前腕の自重を用いた肘関節伸展訓練を行う．肘関節の最大伸展位を保持できるよう手背から前腕後面に枕を設置すると，肘関節屈筋群のリラクセーションが得られやすい

る（図12）．この時点で，肘関節の伸展制限が著明に残存する症例に対しては，肘関節伸展位保持のためのスプリントを作製し，夜間に装着させる（図13）.
➢ 術後12週より等張性収縮による筋力強化訓練を実施する．過剰な負荷は人工関節の寿命

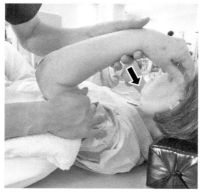 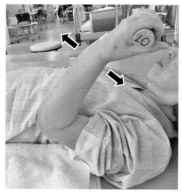

　a．自重を用いた肘関節自動屈曲運動　　　　b．棒を用いた肘関節屈曲・伸展運動
図8　肘関節の自動運動
　肩関節を60°程度の屈曲位に保持した状態で，自重を用いた肘関節自動屈曲運動を行う（a）．両手で棒を把持して肘関節屈曲・伸展運動（b）を背臥位で行うことで，肘関節屈曲運動時の肩甲骨の代償運動を抑制することができる

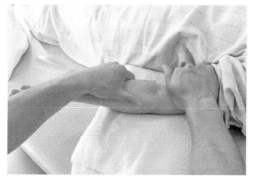 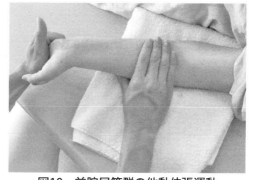

図9　屈筋群のダイレクトマッサージ
上腕二頭筋，上腕筋および前腕屈筋群の柔軟性を改善する目的で実施する

図10　前腕屈筋群の他動伸張運動
肘関節を最大伸展位に保持し，手関節および手指を他動的に伸展させ，手関節・手指屈筋群の伸張性を拡大する

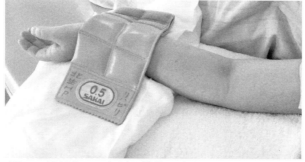

図11　重錘を用いた肘関節伸展方向への持続伸張運動
0.5kgの重錘を用いて5～10分間実施する．肘関節伸展－20°を最終目標とする

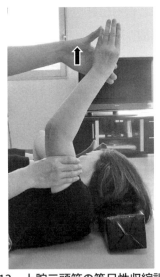

図12 上腕三頭筋の等尺性収縮訓練
肘関節の最大伸展位を保持させ，上腕三頭筋の等尺性収縮を促す

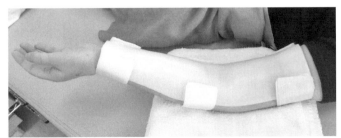

図13 肘関節伸展位保持用スプリント
肘関節最大伸展位でスプリントを作製し，夜間装着する

を短くするおそれがある．なお，ADL上での片手で持てる重さは半永久的に5kg程度と指導する．

2．半拘束型人工関節置換術

1）アプローチの戦略
▷関節リウマチ患者の再置換術後は，支柱付装具を装着する．
▷人工関節への負担を最小限にするために，最終的に軽度（伸展 – 20°程度）の伸展制限が生じるようアプローチする．
▷片手でもつ重さは，半永久的に5kgまでとする[7]．

2）アプローチの実際
▷アプローチのプロトコルを**表3**に示す．
▷術後は，シーネ固定された以外の関節に運動を実施する．手を挙上し，手指屈曲・伸展運動行い，腫脹・浮腫の改善を図る．
▷術後1週よりシーネを外し，自動運動および自動介助運動を開始する．上腕三頭筋を翻転した後方進入法の術後は，肘関節屈曲運動を90°までにとどめる．また，肘関節伸展運動時に上腕三頭筋の縫合部に過度な緊張が生じないよう自重を用いた伸展運動を実施する（**図7**）．関節リウマチ患者の再置換術後や過度な肘不安定性が残存した症例には，両側アルミ支柱装具（**図6**）を装着する．
▷術後3週より肘関節運動の制限を解除し，90°以上の屈曲運動を実施する．自重を用いた肘関節自動屈曲運動や両手で棒を把持した肘関節屈曲・伸展運動を行う（**図8**）．また，上腕三頭筋の収縮を意識させた肘関節伸展自動運動を実施する．

第Ⅳ章　画像に基づいた上肢運動器疾患のアプローチ

表3　アプローチのプロトコル（半拘束型人工関節置換術）

固定期	非抵抗運動期			抵抗運動期
～1週	1週～	3週～	6週～	12週～
・非固定部の運動 ・上肢挙上法 ・片手での把持は0.5kgまで	・制限付きの自動運動および自動介助運動 ・両側アルミ支柱装具の装着（関節リウマチ肘患者）	・渦流浴 ・自動運動および自動介助運動の制限を解除 ・屈筋群のダイレクトマッサージおよび伸張運動 ・自重を用いた自動屈曲運動	・肘関節伸展方向への持続伸張運動 ・等尺性収縮による筋力強化訓練 ・伸展位保持用スプリントの夜間装着	・等張性収縮による筋力強化訓練 ・片手での把持は5kgまで

➤肘関節屈筋群に対して，ダイレクトマッサージ（図9）や前腕屈筋群の他動伸張運動（図10）を実施する．

➤術後6週より0.5kgの重錘を用いた肘関節伸展方向の持続伸張を行う（図11）．最終的に軽度（伸展−20°程度）の肘関節伸展制限が生じるようアプローチする．また，上腕三頭筋の等尺性収縮訓練を実施する（図12）．肘関節の著明な伸展制限が残存する症例には，肘関節伸展位保持のためのスプリントを作製し，夜間装着する（図13）．

➤術後12週より等張性収縮による筋力強化訓練を追加する．人工関節への負担を考慮し，低負荷で持久力の改善を目標とした筋力強化訓練を実施する．なお，ADL上での片手で持てる重さは半永久的に5kgまでと指導する．

【文　献】

1）Kudo H,et al: Total elbow arthroplasty with use of a nonconstrained humeral component inserted without cement in patients who have rheumatoid arthritis. *J Bone Joint Surg*　81A:1268-1280, 1999

2）Schoch BS,et al: Total elbow arthroplasty for primary osteoarthritis. *J Shoulder Elbow Surg*　26:1355-1359, 2017

3）池田　純，他：粉砕骨折における一期的人工関節置換．別冊整形外科　71：174-177，2017

4）池田　純，他：重度拘縮肘に対する人工肘関節全置換術の治療成績．日本肘関節学会雑誌　20：269-271，2013

5）中川　亮，他：上腕骨悪性腫瘍に対する腫瘍用人工肘関節置換術の治療成績の検討．整外と災外　63：643-648，2014

6）大久保宏貴，他：人工肘関節置換術とリハビリテーション．臨床リハ　54：186-190，2017

7）伊藤　宣，他：Coonard-Morrey型人工肘関節置換術．金谷文則（編）：上腕・肘・前腕の手術．中山書店，2015，pp277-283

8）金谷文則：関節リウマチ肘治療の原則と手術適応．金谷文則（編）：肘関節外科の要点と盲点．文光堂，2011，pp270-273

9）森　俊仁：工藤式人工関節肘置換術．金谷文則（編）：上腕・肘・前腕の手術．中山書店，2015，pp268-278

10）池田　純，他：粉砕骨折における一期的人工関節置換．別冊整形外科　71：174-177，2017

11）Morrey BF, et al: A biomechanical study of normal functional elbow motion. *J Bone Joint Surg*　63A: 872-877, 1981

12）稲垣克記：人工肘関節のデザインと術後のスポーツ活動．関節外科　31：1348-1353，2012

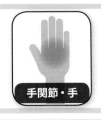

1. 手関節の正常像

解剖学的構造（図1, 2）

1. 橈骨遠位部

手関節の関節面は，橈骨茎状突起を頂点とし，底部を尺骨切痕とする三角形である．その関節面には舟状骨窩と月状骨窩の2つのくぼみがあり，それぞれ舟状骨と月状骨が収まる．また，橈骨遠位部の背側面では軽度隆起していて，ほぼ中央にはLister結節と呼ばれる骨性隆起がある．逆に橈骨遠位部の掌側面では平坦で遠位にいくほど掌側へ軽く弯曲する．ここには方形回内筋が停止しpronator fossaと呼ばれる．さらに遠位では背側方向に傾斜が変わり，境界部の隆起帯はwatershed lineと呼ばれる[1～3]．

2. 尺骨遠位部

尺骨頭は円筒状であり，尺骨遠位部の突起を尺骨茎状突起と呼ぶ．尺骨茎状突起基部は尺骨小窩（fovea）と呼ばれる凹みがある[1～3]．

X線の正常像

1. 手関節の正面像

手関節の正面像（図3）では，橈骨と尺骨が観察できる．橈骨の橈側縁には橈骨茎状突起，反対に尺側縁には尺骨切痕が観察できる．また，尺骨の尺側縁には尺骨茎状突起があり，突起の基部には尺骨小窩が観察できる．

手根骨の正面像（図4）では，近位手根列と遠位手根列が観察できる．近位手根列には，橈側から舟状骨，月状骨，三角骨がある．遠位手根列には，橈側から大菱形骨，小菱形骨，有頭

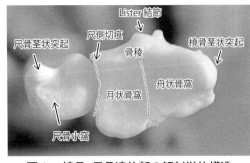

図1 橈骨・尺骨遠位部の解剖学的構造

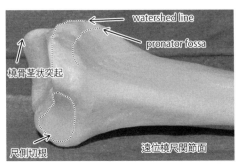

図2 尺側からみた橈骨遠位部の構造

骨, 有鉤骨がある[4]. また, 遠位橈尺関節面の橈骨側には尺骨切痕があり, 舟状骨窩, 月状骨窩, 尺骨切痕の関節面の直下には軟骨下骨がある (図5). さらに橈骨遠位端の太い弓状の線状陰影は, 関節面の軟骨下骨の像で尺側に傾斜している. これより遠位で舟状骨および月状骨と重なってみえるのが背側縁である (図6)[5].

2. 手関節の側面像

図7は, 月状骨関節面を描写した側面像である. 橈骨遠位端の短い弓状の骨硬化像は, 月状骨窩の軟骨下骨で掌側に傾斜している. この背側縁と掌側縁から遠位に向かう月状骨と重なる三角型の陰影は, 橈骨茎状突起の陰影である. なお, 図8の黒点線は橈骨茎状突起の輪郭で, 白点線は尺骨遠位端の輪郭を示す[5].

3. 手関節の橈屈・尺屈と手根骨

図9は左から手関節の橈屈位, 中間位, 尺屈位を示す. 手関節橈屈位では近位手根列が掌

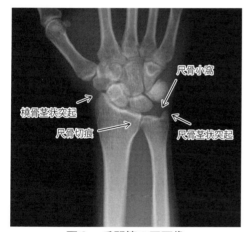

図3　手関節の正面像

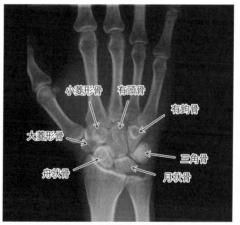

図4　手根骨の正面像

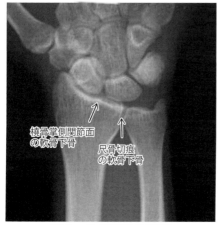

図5　軟骨下骨の観察

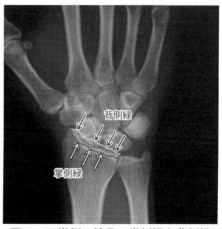

図6　正常例の橈骨の掌側縁と背側縁

屈し，舟状骨が短くみえる．手関節尺屈位では舟状骨が最も背屈し，長くみえる[6,7]．

4．正面像における手関節のパラメーター

1）尺側傾斜（radial inclination；図10a）

橈骨茎状突起先端と掌側尺側縁を結んだ線と，橈骨長軸への垂線とがなす角度であり，平均23°である．ulnar inclination とも呼ばれる[8]．橈骨遠位端骨折では遠位骨折の回旋転位がこの角度に影響する．

2）尺骨バリアンス（ulnar variance；図10b）

橈骨遠位端の関節面尺側縁を通る橈骨の長軸への垂線と，尺骨遠位端の関節面を通る線の距

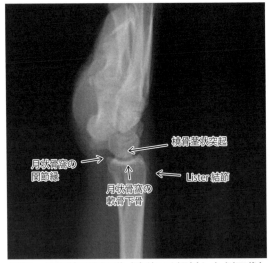

図7　手関節の側面像（遠位20°傾斜した側面像）

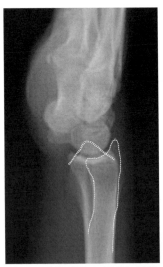

図8　橈骨茎状突起（黒点線）と尺骨遠位端（白点線）

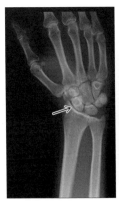
a．橈屈位

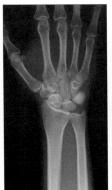
b．中間位

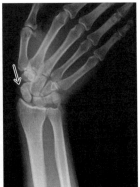
c．尺折位

図9　手関節撓屈・尺屈と舟状骨掌屈・背屈の関係
　橈屈位では舟状骨が最も掌屈し短くみえる（a：矢印）．尺屈位では舟状骨が最も背屈し長くみえる（b：矢印）

離である．橈骨遠位端の関節面尺側縁と尺骨遠位端の関節面のレベルを比較する指標であり，ミリメートル（mm）で表記する．橈骨と尺骨が同レベルの場合はゼロバリアンスと呼び，尺骨が長いとプラスバリアンス，短いとマイナスバリアンスと呼ぶ[8]．

5．側面像における手関節のパラメーター

1）掌側傾斜（volar tilt；図 11a）
側面像での橈骨遠位端の掌側への傾きのことで，橈骨遠位端の背側縁先端と掌側縁先端を結んだ線と，橈骨長軸の垂線とがなす角度である．平均角度は 11°である[8]．

2）AP（anteroposterior）distance（図 11b）
AP distance は，橈骨遠位端の背側縁と掌側縁を結ぶ距離である．正常の平均値は男性 20.4mm，女性 17.8mm である[6, 7]．

3）teardrop angle（図 11c）
teardrop angle は側面像で橈骨長軸と橈骨遠位端の掌側縁の中心軸とがなす角度である．通

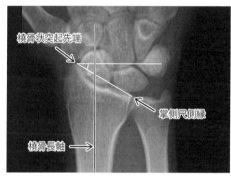
a．尺側傾斜

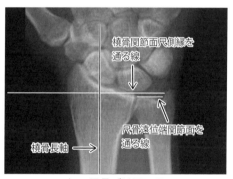
b．尺骨バリアンス

図10　X線の正面像

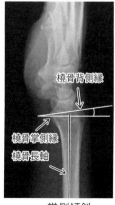
a．掌側傾斜

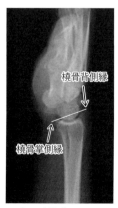
b．AP distance

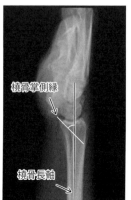
c．teardrop angle

図11　X線の側面像

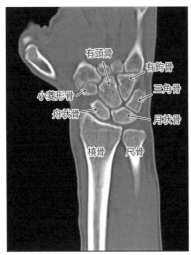
a．冠状断像

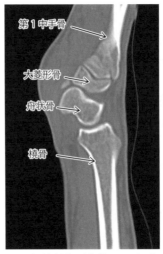
b．矢状断像（舟状骨レベル）

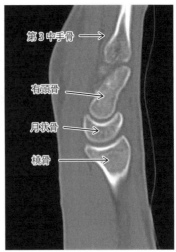
c．矢状断像（月状骨レベル）

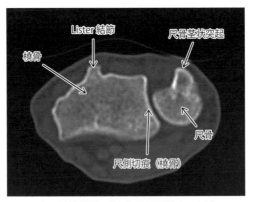
d．軸位断像（遠位橈尺関節レベル）

図12　CTの断面像

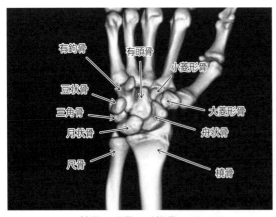
a．橈骨，尺骨，手根骨の3D-CT

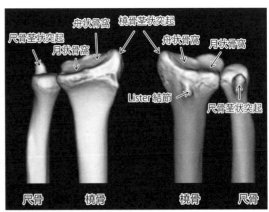
b．橈骨，尺骨の3D-CT

図13　3D-CTの正常像

常の角度は 70° であり，橈骨遠位端の骨折時における橈背屈転位の度合いを示すパラメーターとなる[6, 7].

CT の正常像

　主要な CT の断面像および 3D-CT の正常像を**図 12，13** に示す.

・冠状断像（**図 12a**）：橈骨・尺骨と近位手根列（舟状骨，月状骨，三角骨），遠位手根列（小菱形骨，有頭骨，有鉤骨）が観察できる.

・矢状断像（舟状骨レベル）（**図 12b**）：橈骨，舟状骨，大菱形骨，第 1 中手骨が観察できる.

・矢状断像（月状骨レベル）（**図 12c**）：橈骨，月状骨，有頭骨，第 3 中手骨が観察できる.

・軸位断像（遠位橈尺関節レベル）（**図 12d**）：遠位橈尺関節の適合性や骨折線の有無をみる際に有用な像である.

・3D-CT の正常像（**図 13a，b**）

【文　献】

1）斉藤英彦：解剖学的特徴. 斉藤英彦, 他（編）：橈骨遠位端骨折―進歩と治療法の選択. 金原出版, 2010, pp19-20

2）Berger RA：Anatomy and kinesiology of the wrist. Skirven TM, et al：Rehabilitation of the hand and upper extremity6th ed. MOSBY, St.Louis, 2011, pp18-35

3）越後　歩：手関節の運動学. 市橋則明（編）：身体運動学―関節の制御機構と筋機能. メジカルビュー社, 2017, pp131-154

4）上羽康夫：手―その機能と解剖 改訂5版. 金芳堂, 2010, pp96-108

5）斉藤英彦：X線学的解剖. 斉藤英彦, 他（編）：橈骨遠位端骨折―進歩と治療法の選択. 金原出版, 2010, pp22-27

6）Medoff RJ：Essential radiographic evaluation distal radius fractures. *Hand Clin*　21：279-288,2005

7）Medoff RJ：Distal radius fractures: Classification and management. Skirven TM, et al：Rehabilitation of the hand and upper extremity-6th ed. MOSBY, St.Louis, 2011, pp941-948

8）神田俊浩：橈骨遠位端骨折の画像所見. 斉藤英彦, 他（編）：橈骨遠位端骨折―進歩と治療法の選択. 金原出版, 2010, pp28-36

9）黒木一典, 他：画像解剖に基づく単純X線写真の撮影法と読影のポイント　シービーアール, 2009, pp82-99

10）堀尾重治：骨・関節X線の撮りかたとみかた 第8版. 医学書院, 2010, pp77-99

11）松下和彦, 他：CTが特に有用な手の疾患とその見方. 金谷文則（編）：手の外科の要点と盲点. 文光堂, 2011, pp64-67

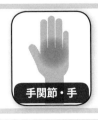

2. 橈骨遠位端骨折

疾患の特徴

　橈骨遠位端骨折は，転倒が原因となることが多い．橈骨遠位端骨折の発症は年齢と強く相関し，3つのピークがある．第1は5～14歳の小児，第2は骨粗鬆症を伴った40歳以上の女性，第3は50歳以下の青壮年男性である．受傷背景は，小児ではスポーツ外傷，骨粗鬆症を伴った40歳以上の女性では転倒，50歳以下の青壮年男性では転落や交通事故などの高エネルギー外傷が原因となる[1]．特に頻度が高い傷病であり，骨折は安定型または不安定型か，関節外骨折または関節内骨折か，掌側転位型か背側転位型かなどによって大別され，骨折型，転位の方向，転位の程度によって治療方針が異なる．

分 類

　橈骨遠位端骨折の分類は数多くあるが，AO分類（図1）はほぼすべての骨折型を網羅し，橈骨と尺骨の関節外骨折を詳しく分類しており，発生頻度や治療成績のデータ収集に適するため広く用いられている[2]．橈骨遠位端骨折はAO-2R3で表され，そのなかでも2R3Aは関節外骨折であり，2R3Bは部分関節内骨折，2R3Cは完全関節内骨折である[3]．

治 療

1．保存療法

　転位のない不全骨折，小児の骨折，嵌入骨折で，橈骨遠位端の背側傾斜8°以下で短縮が3mm以下のもの，骨幹端の粉砕のない青壮年骨折（尺骨茎状突起骨折や三角線維軟骨複合体断裂を伴わないもの），背側転位型骨折（背側骨皮質の粉砕はあるが掌側骨皮質の粉砕がないもの），関節内Colles骨折V型の軽症例，関節内Colles骨折Ⅰ型および関節内Smith骨折Ⅰ型で安定型，背側Barton骨折，背側Barton・Chauffeur合併骨折の尺側・背側転位型が適応となる[4]．

2．手術療法

　掌側転位型，関節内背側転位型，関節外背側転位型で整復位保持が困難なものや，保存治療で再転位したものが対象となる．手術法はプレート固定（掌側ロッキングプレート，バットレスプレート），ピンニング固定，創外固定などがある．

【2R3A1 橈骨茎状突起】

2R3A1：茎状突起剥離骨折

【2R3A2 単純骨折】

2R3A2.1：横骨折，転位なし　　2R3A2.2：背屈転位(Colles)　　2R3A2.3：掌屈転位(Smith)

【2R3A3 楔状または多骨片】

  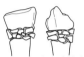

2R3A3.1：楔状骨折　　2R3A3.2：楔状骨折粉砕型　　2R3A3.3：多骨片粉砕型

a．2R3A 関節外骨折

【2R3B1 矢状面骨折】

2R3B1.1：舟状骨窩含む骨折　　2R3B1.3：月状骨窩含む骨折

【2R3B2 背側縁骨折(Barton)】

2R3B2.1：単純　　2R3B2.2：多骨片　　2R3B2.3：背側脱臼

【2R3B2 背側縁骨折(Barton)】

 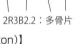

2R3B3.1：単純　　2R3B3.3：多骨片

b．2R3B 部分関節内骨折

【2R3C1 関節内単純，骨幹端単純】

2R3C1.1：背内側関節内骨折　　2R3C1.2：矢状面関節内骨折　　2R3C1.3：前額面関節内骨折

【2R3C2 関節内単純，骨幹端多骨片】

2R3C2.1：矢状面骨幹端多骨片　　2R3BC.2：前額面骨幹端多骨片　　2R3BC.2：骨幹部に及ぶ骨折

【2R3C3 関節内多骨片，骨幹端単純または多骨片】

2R3C3.1：骨幹端単純　　2R3C3.2：骨幹端多骨片　　2R3C3.3：骨幹部に及ぶ骨折

c．2R3C 完全関節内骨折

図1　AO分類―橈骨遠位端骨折(文献3)より引用)

X線像のチェックポイント

1．関節外骨折と関節内骨折

関節外骨折例を図2aに，関節内骨折例を図2bに示す．黒のラインが橈骨手根関節面であり，この黒のラインに注目して骨折線の有無をチェックする．矢印は関節面に及ぶ骨折線を示す．

2．転位の方向と掌側縁および背側縁の位置関係

背屈転位例（図3a）では，正面像で遠位に掌側縁，近位に背側縁が位置する．掌屈転位例（図3b）では，正面像で遠位に背側縁，近位に掌側縁が確認できる[5, 6]．

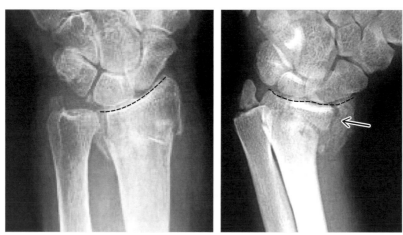

a．関節外骨折例　　　　b．関節内骨折例

図2　関節外骨折と関節内骨折

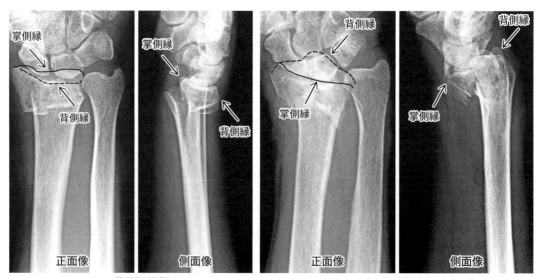

a．背屈転位例　　　　　　　　　　b．掌屈転位例

図3　転位の方向と橈骨の掌側縁および背側縁の位置関係

CTのチェックポイント

　冠状断像のみでなく，軸位断像や矢状断像がある．その際，関節内骨折の有無，尺骨切痕の骨折線の有無，die-punch 骨折，舟状骨窩・月状骨窩の骨折線や段差を確認する[6]．図4a では，橈側と尺側に分かれた骨片が確認できる．図4b では，月状骨窩の掌側と尺側に分かれた骨片が確認できる．図4c では，橈骨形状突起を含む橈側の骨片と月状骨窩の掌側と背側に分かれた骨片が確認できる．また，遠位橈尺関節面レベルの軸位断像において，橈骨の尺骨切痕の骨折を確認する（図5）．

画像所見

1．保存療法

　80代，女性．受傷時のX線正面像では関節外の骨折線を，側面像では橈骨遠位端の背屈転位を認める（図6）．整復後ギプス装着時のX線側面像では，矢印のように手根骨背側は掌側

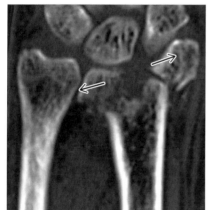
a．冠状断像

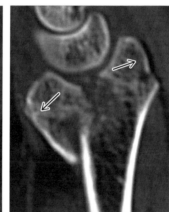
b．矢状断像

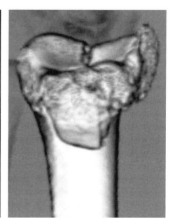
c．3D-CT

図4　関節内骨折例のCT

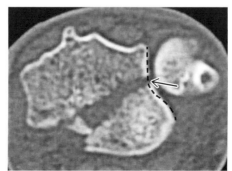

図5　尺骨切痕の骨折線のCT評価（軸位断像）
遠位橈尺関節面の黒点線で示したライン上の骨折を確認する

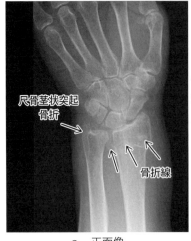
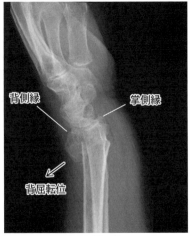

a．正面像　　　　　　　　　　b．側面像

図6　受傷時のX線像（骨折型AO分類2R3A2.2）
正面像では関節外の骨折線（a：矢印）を，側面像では橈骨の背屈転位（b：矢印）を認める

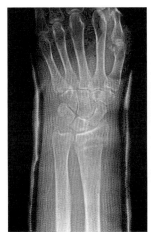
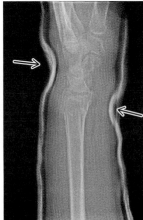
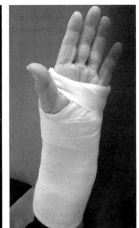

a．正面像　　　　　　b．側面像　　　　c．ギプス固定の外観

図7　整復後のX線像およびギプス固定の外観
手根骨背側は掌側方向に，前腕遠位掌側は背側方向に圧迫され，整復が維持されている（矢印）

方向に，前腕遠位掌側は背側方向に圧迫され，整復が維持されている[7]（図7）．受傷後4週のX線正面像では，わずかに尺側傾斜の減少と橈骨短縮があり，側面像では掌側傾斜が改善されているのが確認できる（図8）．受傷後12週時のX線正面像では，骨折部の仮骨がみられ骨癒合が確認できる（図9）．

2．手術療法

60代，女性．受傷時のX線像では，関節内骨折であることが確認でき，さらに，掌屈変形，橈骨茎状突起部の骨折および陥没骨片を認める（図10）．受傷時のCTでは，関節面中央に陥

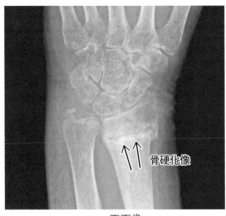 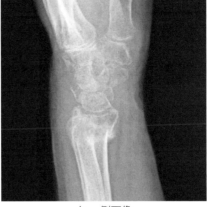

a．正面像　　　　　　　　　b．側面像

図8　受傷後4週のX線像
正面像ではわずかに尺側傾斜の減少と橈骨短縮がある．骨折部は輝度が高くなり，骨硬化像がみられる．側面像では掌側傾斜が改善されているのを確認できる

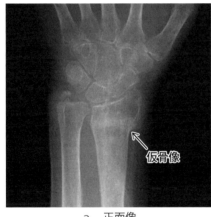 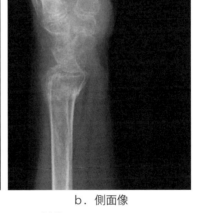

a．正面像　　　　　　　　　b．側面像

図9　受傷後12週のX線像
骨折部の仮骨がみられ骨癒合が確認できる

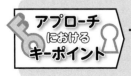

・ギプス固定中からアプローチを開始することにより，不要な指の拘縮を防ぎ，ギプス除去後にスムーズに前腕および手関節の運動に移行できる．

没した骨片と橈骨茎状突起の骨片を認める（図11）．本症例には，手術療法として掌側ロッキングプレートと，橈骨茎状突起を含む骨片に対しバットレスプレートによる固定を施行した．術後のX線像では尺側傾斜，掌側傾斜が整復されているのが確認できる（図12）．

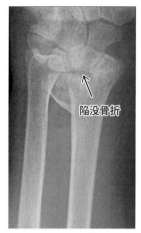

a．正面像　　　　b．側面像

図10　受傷時のX線像（AO分類：2R3C3.2）
関節内骨折であり，掌屈変形，橈骨茎状突起部の骨折および陥没骨片を認める

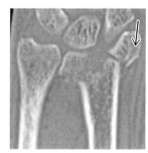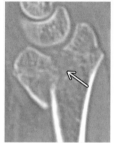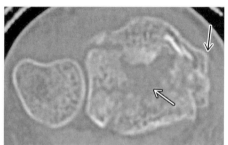

a．冠状断像　　　　b．矢状断像　　　　c．軸位断像

図11　受傷時のCT
関節面中央に陥没した骨片（白矢印），橈骨茎状突起の骨片（黒矢印）を認める

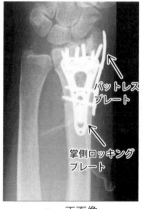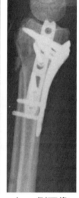

a．正面像　　　　b．側面像

図12　術後のX線像
尺側傾斜，掌側傾斜が整復されている．掌側ロッキングプレートと橈骨茎状突起を含む骨片に対するバットレスプレートが確認できる

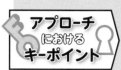

- 保存療法とは異なりプレート術後の場合，術直後より前腕や手関節の早期自動・他動運動が可能である．
- 前腕や手関節の運動を獲得し，指（母指）の腱の滑走障害を回避することが重要である．

リハビリテーション・アプローチ

1．保存療法

1）アプローチの戦略

- ギプス固定期間は3～5週が一般的である．ギプス固定期間中は，腫脹の増強と関節拘縮予防のために患手を高所挙上させ，指を動かすことを指導する．特にMP関節をしっかりと屈曲できるか，PIP関節を伸展できるかを確認することが重要で，ギプスが干渉している場合は調整する必要がある[8～10]．
- 手指のMP・PIP・DIP関節を同時伸展し，ストレッチングを行うことにより，指屈筋および指伸筋の短縮を防ぐことができる．
- 仮骨形成を確認後，ギプスが除去される．ギプス除去後は，残存した腫脹の軽減，前腕および手関節の運動を開始する．

2）アプローチの実際

- アプローチのプロトコルを表1に示す[8～10]．
- ギプス固定期（3～5週）は，ギプスが手指の動きを干渉していないかを確認し，干渉している場合は主治医に連絡して調整を行う．この時期は，浮腫のコントロールと母指を含めた指の拘縮予防を行い，自主運動をしっかりと指導する．図13は母指と手指のストレッチングを示す．図14は手指の自動屈曲・伸展運動時の様子である．MP関節の屈曲およびPIP関節の伸展がしっかり行えるように指導する．
- ギプス除去後は前腕および手関節の自動・他動運動を開始する（図15）．ギプス除去の時期や骨癒合の状態，疼痛の状態に合わせ手関節の保護用スプリントを作成することがある．保護用スプリントは母指と手指におけるMP関節の動きを妨げないように設定する．

表1　アプローチのプロトコル（保存療法）

固定期 （3～5週）	非抵抗運動期 ギプス除去後～8週	抵抗運動期 8週～
・指のストレッチング ・指の自動屈曲・伸展運動 ・その他，非固定部の運動	・手関節保護用スプリントを装着 ・前腕および手関節の運動（自動運動や他動運動）	・手関節保護用スプリントの除去 ・他動矯正運動 ・抵抗運動，荷重（段階的に） ・セラピィパテなどをもちいた握力訓練

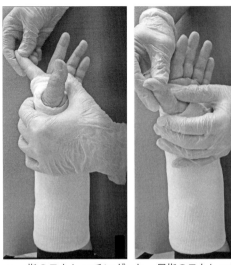

a．指のストレッチング　b．母指のストレッチング
図13　ギプス固定期の指・母指のストレッチング

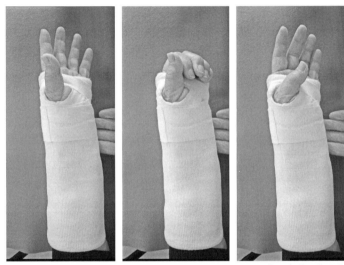

a．指の自動伸展運動　b．指の自動屈曲運動　c．母指の自動屈曲運動
図14　ギプス固定期の指・母指の自動屈曲・自動伸展運動
　ギプス装着中は挙上位での指および母指の運動をしっかり行うように指導する．MP関節の屈曲，PIP・DIP関節の伸展をしっかり行う

▶8週以降はスプリントを除去し，拘縮が残存する場合は他動矯正運動を開始する．段階的に抵抗運動や荷重運動，握力訓練を開始する．

2．手術療法
1）アプローチの戦略[8~10]
▶浮腫の管理を行い，早期に浮腫を消退させる．また，プレート術後は母指と指の屈筋腱滑走障害に注意する．

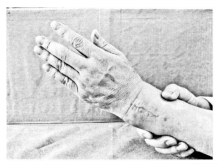 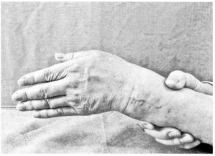

a．手関節の橈屈・尺屈運動

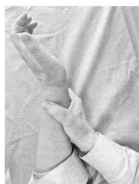 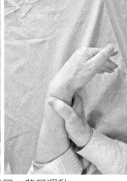 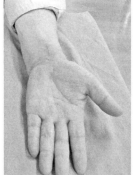 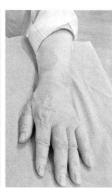

b．手関節の掌屈・背屈運動　　　　　　c．前腕の回旋運動

図15　手関節と前腕の自主運動
a：健側手で前腕遠位を固定し，患側手の自動橈屈・尺屈運動を行う
b：健側手で前腕遠位を固定し，患側手の自動掌屈・背屈運動を行う
c：机上に肘をついて固定し，患側前腕の自動回内・回外運動を行う

表2　アプローチのプロトコル(手術療法)（文献8～10）より引用）

非抵抗運動期		抵抗運動期
術後～	3週～	8週～
・浮腫の管理 ・指のストレッチング ・指の自動屈曲・伸展運動 ・前腕および手関節運動（自動運動や他動運動）	・リストラウンダーなど器具を用いた訓練	・他動矯正運動 ・抵抗運動，荷重（段階的に） ・セラピィパテなどをもちいた握力訓練

▷前腕および手関節の自動・他動運動は，術直後から可能であるため積極的に行う．
▷荷重訓練は，術後6週以降に段階的に開始する．

2）アプローチの実際

▷アプローチのプロトコルを**表2**に示す．
▷受傷による骨折や手術侵襲により，手背や手関節背側部に浮腫が発生することが多い．早期に浮腫を消退させるために指の自動運動，アイシング，包帯による圧迫，高所挙上を指導する．

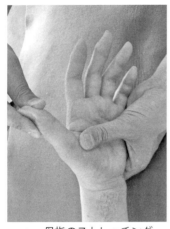 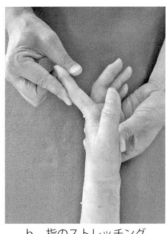 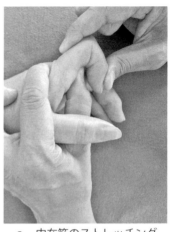

　　a．母指のストレッチング　　　b．指のストレッチング　　　c．内在筋のストレッチング

図16　指のストレッチング

　手部を固定し，指を他動伸展してストレッチングを行う．特に術直後は，指の他動伸展時に疼痛を伴うことがあるため愛護的に行う．母指や橈側指は，屈筋の滑走障害が起こりやすいため，自動屈曲運動とストレッチングを併用して柔軟な手指運動を獲得する[12]．内在筋は，MP関節伸展位でPIP・DIP関節を屈曲することにより伸張される

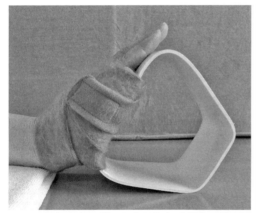 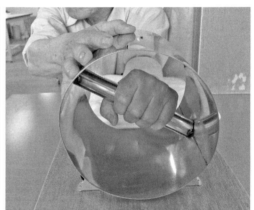

　a．リストラウンダーを使用した手関節の掌屈・　　b．ドラム型回内外練習器を使用した前腕の回旋
　　　背屈運動　　　　　　　　　　　　　　　　　　　　運動

図17　器具を使用した運動

> プレート術後は，長母指屈筋や示指・中指深指屈筋腱の滑走障害が起こりやすい[11, 12]．そのため母指および指のストレッチングや自動屈曲運動を積極的に行い，指の屈筋腱の遠位・近位への滑走を維持する．また，内在筋のストレッチングはMP関節伸展位，PIP・DIP関節屈曲位によって行い，浮腫による内在筋の拘縮を予防する（**図16**）．
> 橈骨遠位端骨折後は，橈骨手根関節の運動が減少するため，手関節の運動をする際はまず橈屈・尺屈運動より開始し，橈骨手根関節の柔軟性が得られたのち掌屈・背屈運動を行う．自主運動でもこれらをしっかりと行うように指導する（**図15**）．

第IV章　画像に基づいた上肢運動器疾患のアプローチ

- ➤術後3週以降，リストラウンダーやドラム型回内外練習器など，運動用器具を使用した運動を開始する（図17）.
- ➤荷重訓練は，術後6週以降に段階的に開始するが，橈骨手根関節面の陥没骨折例や橈骨掌側縁骨折例の場合は，荷重開始の時期や負荷の程度について主治医と検討する.

【文　献】

1) 森谷浩治：橈骨遠位端骨折の疫学. 斉藤英彦, 他（編）：橈骨遠位端骨折—進歩と治療法の選択. 金原出版, 2010, pp16-18

2) 斉藤英彦：橈骨遠位端骨折の分類. 斉藤英彦, 他（編）：橈骨遠位端骨折—進歩と治療法の選択. 金原出版, 2010, pp37-53

3) Kellam JF, et al : Introduction: Fracture and Dislocation Classification Compendium-2018: International Comprehensive Classification of Fractures and Dislocations Committee. *J Orthop Trauma* **32**：s1-10, 2018

4) 斉藤英彦：保存療法の適応と禁忌. 斉藤英彦, 他（編）：橈骨遠位端骨折—進歩と治療法の選択. 金原出版, 2010, pp100-104

5) 斉藤英彦：X線学的解剖. 斉藤英彦, 他（編）：橈骨遠位端骨折—進歩と治療法の選択. 金原出版, 2010, pp21-27

6) 神田俊浩：橈骨遠位端骨折の画像所見. 斉藤英彦, 他（編）：橈骨遠位端骨折—進歩と治療法の選択. 金原出版, 2010, pp28-36

7) 高畑智嗣：固定肢位の考え方と実際—背屈位固定. 斉藤英彦, 他（編）：橈骨遠位端骨折—進歩と治療法の選択. 金原出版, 2010, pp110-114

8) 奥村修也：橈骨遠位端骨折のリハビリテーション. 斉藤英彦, 他（編）：橈骨遠位端骨折—進歩と治療法の選択. 金原出版, 2010, pp247-256

9) 大森みかよ：前腕骨骨折・手根骨骨折. 齋藤慶一郎（編）：リハ実践テクニック—ハンドセラピィ. メジカルビュー社, 2014, pp44-62

10) 阿部　薫：ハンドセラピー計画—橈骨遠位端骨折. 日本作業療法士協会学術部（編）：作業療法マニュアル33－ハンドセラピー. 日本作業療法士協会, 2006, pp61-62

11) 長田伝重：各種掌側ロッキングプレートの特徴と利点, 欠点. 斉藤英彦, 他（編）：橈骨遠位端骨折—進歩と治療法の選択. 金原出版, 2010, pp203-204

12) 野中信宏, 他：橈骨遠位端骨折後の掌側ロッキングプレート固定術例における長母指屈筋腱の経時的滑走評価. 日手外科会誌 **30**：332-336, 2013

13) 越後　歩：手関節の運動学. 市橋則明（編）：身体運動学—関節の制御機構と筋機能. メジカルビュー社, 2017, pp131-154

14) 黒木一典, 他：画像解剖に基づく単純X線写真の撮影法と読影のポイント. シービーアール, 2009, pp82-99

15) 堀尾重治：骨・関節X線の撮りかたとみかた 第8版. 医学書院, 2010, pp77-99

16) Medoff RJ : Essential radiographic evaluation distal radius fractures. *Hand Clin* **21**: 279-288, 2005

17) Medoff RJ : Classification and management. Skirven TM, et al（eds）：Rehabilitation of the hand and upper extremity, 6th-ed. Mosby, St.Louis, 2011, pp941-948

18) 斉藤英彦：橈骨遠位端部の解剖学的特徴と骨折. 斉藤英彦, 他（編）：橈骨遠位端骨折—進歩と治療法の選択. 金原出版, 2010, pp19-27

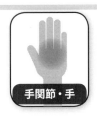

3. 三角線維軟骨複合体損傷および尺骨突き上げ症候群

疾患の特徴

三角線維軟骨複合体(TFCC：triangular fibrocartilage complex)とは，手関節尺側の橈骨・尺骨・月状骨・三角骨に存在する靱帯と線維軟骨複合体であり，①尺側手根骨を囲むハンモック状の遠位部，②遠位橈尺関節を直接支持する橈尺靱帯(三角靱帯)で構成される近位部，③尺側手根伸筋腱腱鞘床と尺側関節包で構成される機能的尺側側副靱帯からなる尺側部の3つのコンポーネントより構成される(図1)[1]．

TFCCの損傷には，一度の外傷で生じる外傷性損傷と，反復的な繰り返しにより生じる変性損傷がある．また，尺骨プラスバリアンス(尺骨の相対長が橈骨よりも長い)により尺骨-尺側手根骨間の圧が上昇し，TFCCの変性断裂や尺骨頭および手根骨の関節軟骨障害を生じることを尺骨突き上げ症候群(ulnocarpal abutment syndrome)と呼ぶ[3]．

症 状

手関節尺側部痛が主体であり，前腕回内・回外の可動域制限，遠位橈尺関節の不安定性が特徴的である．例えばタオルを絞る動作，ドアノブを回す動作などの手関節をひねる動作で尺側部痛が誘発される．

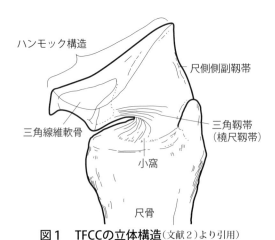

図1 TFCCの立体構造(文献2)より引用)
ハンモック状を呈する遠位部，橈尺靱帯(三角靱帯)である近位部，機能的な尺側側副靱帯で構成される

治療

1．保存療法

4週間のロングアーム（肘上）キャスト固定，さらに2週間のショートアーム（肘下）キャスト固定，または装具による手関節外固定が行われる．3カ月間の外固定やステロイド注射などの保存療法で効果が得られない場合は，手術療法が考慮される[4]．

2．手術療法

手術療法には，以下の術式がある．
①鏡視下部分切除術：手関節鏡視下にTFCCの損傷部位のみを切除する．
②TFCC縫合術：直視下または手関節鏡視下に，剥脱した遠位橈尺靱帯を尺骨小窩へ縫着する．
③尺骨短縮術：尺骨の短縮により尺骨-手根間の除圧と，TFCCの緊張増加による遠位橈尺関節の支持性向上を図る手術である[5]．尺骨突き上げ症候群を含む尺骨プラスバリアンスによるTFCC損傷が適応である．尺骨ゼロバリアンス（尺骨頭と橈骨尺側縁の高さが等しい）となるよう尺骨の短縮量が決定される．

画像所見

1．TFCC損傷

X線正面像で明らかな所見を認めない（図2）．MRIでは，TFCCの尺骨茎状突起付着部に高信号域を認める（図3）．手関節鏡視では，TFCCが尺骨小窩より剥脱および瘢痕化しており，Palmer分類（表1）のクラス1B損傷の所見であった．本症例は直視下にTFCC縫合術が施

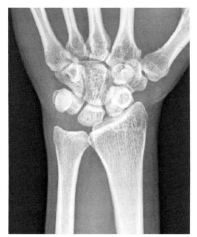

図2　X線正面像
明らかな所見を認めない

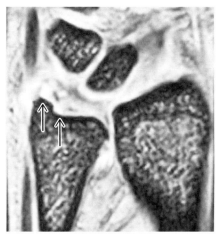

図3　MRI GRE法T2*強調像（冠状断像）
TFCCの尺骨茎状突起付着部に高信号変化を認める（矢印）

表1　Palmer分類

	クラス1：外傷性損傷
A	中央部の穿孔
B	尺側部の剥離
C	遠位部の剥離
D	橈側部の剥離
	クラス2：変性損傷
A	TFC摩耗
B	TFC摩耗に，月状骨や尺骨の軟骨軟化巣を伴うもの
C	TFC穿孔に，月状骨や尺骨の軟骨軟化巣を伴うもの
D	TFC穿孔に，月状骨や尺骨の軟骨軟化巣，月状三角骨靭帯穿孔を伴うもの
E	TFC穿孔に，月状骨や尺骨の軟骨軟化巣，月状三角骨靭帯穿孔，尺骨手根関節症を伴うもの

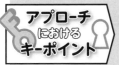

- 断裂したTFCCの縫合術が行われた．
- 縫合したTFCCの修復過程を考慮した運動負荷を設定する．

行された（図4）．

2．尺骨突き上げ症候群

X線正面像では，尺骨プラスバリアンスを認める（図4）．MRIでは，TFCCの尺骨茎状突起付着部に高信号変化を認める（図5）．手関節の造影検査では，遠位橈尺関節から造影剤の漏出を認める（図6）．手関節鏡の所見は，Palmer分類（表1）でクラス2Cであり，尺骨短縮術が行われた．術後のX線像では，骨切りにより尺骨を短縮しプレート固定され，尺骨プラスバリアンスが解消されたのを確認できる（図7）．

リハビリテーション・アプローチ

1．TFCC損傷

1）アプローチの戦略

▶保存療法では3カ月間の外固定を行い，手関節の安静固定を図る．
▶TFCC縫合術後は修復過程を考慮し，段階的な手関節および前腕の運動を行う．

2）アプローチの実際

▶保存療法では，手関節の外固定中，自動運動を主体とした非固定部の可動域訓練を実施する．なお，手関節の安静固定には市販の装具（図8）が推奨されている[4]．

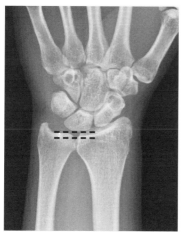

図4 X線正面像
2mmの尺骨プラスバリアンスを認める（矢印）

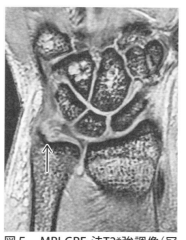

図5 MRI GRE法T2*強調像（冠状断像）
TFCCの尺骨茎状突起付着部に高信号変化を認める（矢印）

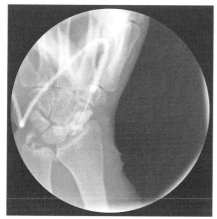

a．造影剤の注入

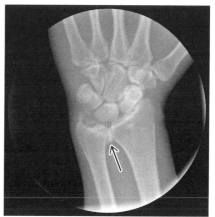

b．造影剤の漏出

図6 手関節の造影検査
橈骨手根関節腔内へ注入した造影剤（a）が遠位橈尺関節から漏出を認める（b：矢印）．TFCCの穿孔または断裂が示唆される所見である

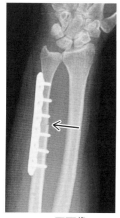

a．正面像

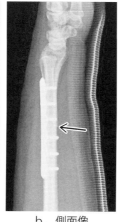

b．側面像

図7 術後のX線像
尺骨短縮骨切り部はプレート固定が行われ（矢印），尺骨プラスバリアンスが解消されたのを確認できる

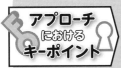

アプローチにおけるキーポイント
- 尺骨短縮術により尺骨手根間の除圧が図られた.
- 尺側部の疼痛および骨切り部の骨癒合の状態に合わせ,訓練の負荷を設定する.

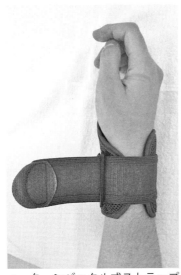

a. ターンバックル式ストラップによる手関節の固定

b. 掌側面

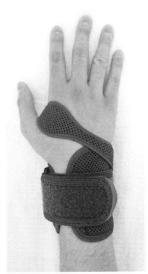

c. 背側面

図8 手関節固定用装具(アルケア社リストケア・プロ®)
手関節をターンバックル式ストラップで固定(a)することで,遠位橈尺関節の不安定性を軽減できる.掌側のアルミステーやマルチストラップの併用により,手関節背屈や尺屈を制動することができる(b,c)

表2 アプローチのプロトコル(TFCC縫合術)

固定期	非抵抗運動期		抵抗運動期	
〜4週	4週〜	6週〜	8週〜	12週〜
・手関節の外固定 ・非固定部の運動	・手関節屈曲および伸展の自動運動 ・夜間就寝時と外出時のみスプリントを装着	・手関節橈屈および尺屈の自動運動 ・制限付き前腕の自動運動(回内・回外それぞれ45°まで)	・スプリントの完全除去 ・前腕の運動制限を解除 ・他動運動 ・等尺性収縮による筋力強化訓練 ・握力強化訓練	・等張性収縮による筋力強化訓練 ・重労働作業の許可 ・スポーツの再開

▶ TFCC縫合術後のアプローチのプロトコルを**表2**に示す.

▶ 術後は,前腕回旋運動を制限可能な手関節固定用スプリントを装着する(**図9**).

▶ 術後4週から手関節屈曲・伸展の自動運動を開始する(**図10**).スプリントは夜間就寝時と外出時のみ装着する.

▶ 術後6週より,手関節橈屈・尺屈の自動運動(**図11**)および制限付きの前腕回内・回外

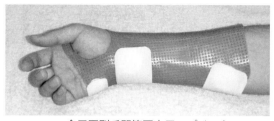 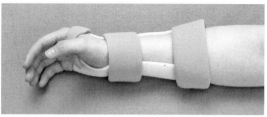

a．全周囲型手関節固定用スプリント　　b．アルナーガタースプリント

図9　前腕回旋運動制動用の手関節固定スプリント
全周囲型固定スプリント（a）がより前腕の運動を制動することができる

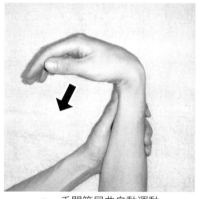 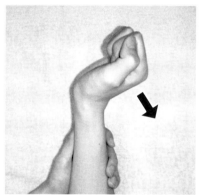

a．手関節屈曲自動運動　　b．手関節伸展自動運動

図10　手関節屈曲・伸展の自動運動
手指屈筋群による手関節屈曲および手指伸筋群による手関節伸展の代償運動が生じないよう指導する

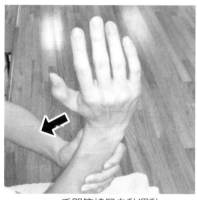 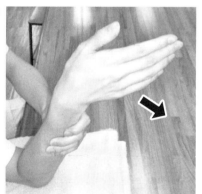

a．手関節橈屈自動運動　　b．手関節尺屈自動運動

図11　手関節橈屈・尺屈の自動運動

の自動運動（**図12**）を開始する．
- 術後8週からはスプリントを完全に外し，前腕の回内・回外運動の制限を解除する．可動域制限が残存するようであれば，疼痛の自制範囲内で他動運動を追加する．また，等尺性収縮を用いた筋力強化訓練（**図13**）および握力強化訓練も開始する．
- 術後12週より等張性収縮を用いた筋力強化訓練を開始し，徐々に重労働作業やスポーツ

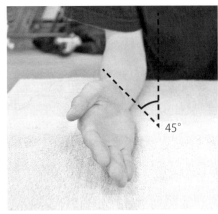
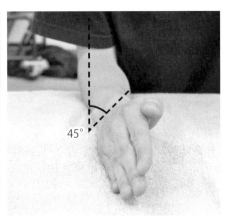

a．前腕回外自動運動　　　　b．前腕回内自動運動

図12　制限付きの前腕回内・回外運動
回内・回外それぞれ45°までに制限した範囲内の自動運動を実施する

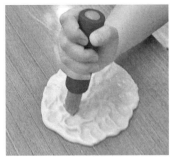
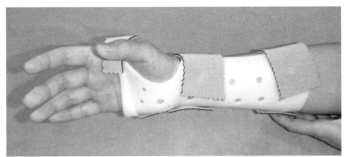

図13　セラピーパテを用いた等尺性収縮による筋力強化訓練

図14　カックアップスプリント
手関節を軽度伸展位で安静固定する

活動を再開する．尺側部痛が生じないようであれば4カ月ころより完全復帰を許可する．

2．尺骨突き上げ症候群

1）アプローチの戦略

- 保存療法では装具やスプリントの装着により，手関節を安静固定して遠位橈尺関節の不安定性の軽減を図る．
- 尺骨短縮術後はプレート固定により，早期から自動運動に耐えうる固定強度が得られるが，鏡視下によるTFCCのデブリードマン（変性組織の除去）が併用された場合は，4週間の手関節の外固定が望ましい．手関節尺側部の疼痛軽減と骨切部の骨癒合状態に合わせ，運動負荷を調整する．

2）アプローチの実際

- 保存療法では，手関節固定用装具（図8）やカックアップスプリント（図14）を3カ月間装着する．

第IV章　画像に基づいた上肢運動器疾患のアプローチ

表3　アプローチのプロトコル（尺骨短縮術）

固定期	非抵抗運動期	抵抗運動期	
〜術後4週	術後4週〜	6週〜	骨癒合後〜
・手関節の外固定 ・非固定部の運動	・手関節の自動運動 ・前腕の自動運動	・リストラウンダーを用いた運動 ・手関節の他動運動 ・前腕の他動運動 ・等尺性収縮による筋力強化訓練 ・握力強化訓練	・等張性収縮による筋力強化訓練 ・スポーツの再開（術後4〜6カ月）

➢尺骨短縮術後のアプローチのプロトコルを**表3**に示す．

➢尺骨短縮術後は，4週間のシーネまたはカックアップスプリント（**図14**）による手関節外固定を行う．その後，疼痛自制内での手関節および前腕の自動運動を開始する．なお，前腕運動を制限する必要なはい．

➢骨癒合が得られるまで，夜間就寝時と外出時にはカックアップスプリント装着を継続する．

➢術後6週からリストラウンダーを用いた手関節運動，他動運動および等尺性収縮による筋力強化訓練を追加する．骨癒合後，尺側部痛の経過をみながら等張性収縮による筋力強化訓練を開始する．なお，骨癒合が得られる術後4〜6カ月ごろにスポーツの完全復帰を許可する．

【文　献】

1）Nakamura T, et al: Functional anatomy of the triangular fibrocartilage complex. *J Hand Surg*　**21B**：581-586，1996

2）中村俊康：スポーツによる手関節・肘関節障害の治療　TFCC障害の治療法．関節外科　**30**：337-343，2011

3）中村俊康：遠位橈尺関節障害に対する術後後療法．*MB Orthop*　**21**：129-135，2008

4）松村　昇，他：TFCC損傷に対する保存療法の治療成績．日本手外科学会雑誌　**27**：775-778，2011

5）中村俊康：関節鏡視下手術―最近の進歩．手関節鏡視下TFCC部分切除術と手関節鏡視下TFCC縫合術．臨床整形　**36**：1023-1028，2001

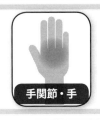

4. 関節リウマチの手関節形成術

疾患の特徴

　関節リウマチは，関節炎による疼痛や，関節破壊の進行に伴い可動域制限や不安定性が生じる．手関節では，手根骨間の関節裂隙の狭小化による手関節可動域制限と，遠位橈尺関節裂隙の狭小化による前腕回旋制限が問題となる．また，尺骨頭の背側脱臼または亜脱臼に伴い，伸筋腱が皮下断裂することが多い．関節症性変化の程度はLarsenのグレード分類により診断される（表1）．

治 療

1．保存療法

　薬物療法や手関節外固定が行われる．これらの保存療法を行っても，疼痛や不安定性などが持続する場合は手術療法の適応となる．

2．手術療法

　橈骨手根間関節が癒合していない場合はSauve-Kapandji法（S-K法），癒合している場合はDarrach法の手関節形成術が適応となる[2]．このほか，尺骨近位断端の疼痛や不安定性を改善することを目的に，尺側手根屈筋や尺側手根伸筋の半裁腱により，尺骨近位断端を安定化する方法がある[3]．なお，手指の伸筋腱皮下断裂を合併している場合は早期に手術適応となるため，伸筋腱の再建と同時に手関節形成術を行う場合が多い．

表1　Larsenのグレード分類(文献1)より引用)

グレード0	骨の輪郭は保たれ，正常な関節列隙
グレード1	径1mm以下の骨びらんないし関節列隙の狭小化
グレード2	径1mm以上の1つないし数個（5～6個）の骨びらん
グレード3	目立った（著しい）骨びらん
グレード4	著しい骨びらん．関節列隙は狭小化しているが，元の骨の輪郭は部分的に残存
グレード5	ムチランス変形．元の骨の輪郭は破壊

画像所見

1. Sauve-Kapandji 法（S-K 法）

図1と図2は，Larsen分類のグレード2の症例である．尺骨頭を骨切りし，尺骨遠位端を尺側からスクリューとキルシュナー鋼線により固定することで棚を形成し，安定化を図る．これにより尺骨頭の骨切り部が二次的な遠位橈尺関節となり，前腕の回内・回外運動が可能となる．

2. Darrach 法

図3と図4は，Larsen分類のグレード4の症例である．Darrach法は尺骨頭を切除する術式である．術後は，近位手根列の尺側偏位が起こることが報告されているため，本症例のように橈骨手根関節が癒合している症例が適応となる．

リハビリテーション・アプローチ

1. 手術療法

1）アプローチの戦略

- 術後の炎症や疼痛が遷延しないよう，安静のための手関節の固定期間を設ける．
- 関節可動域訓練は，疼痛に留意しながら行う．
- あらかじめX線像所見にて関節裂隙の狭小化の程度を評価する．関節裂隙の狭小化を認める場合は，無理な関節可動域の拡大を図らない．

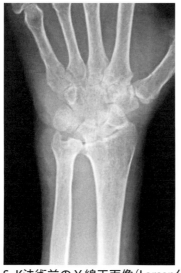
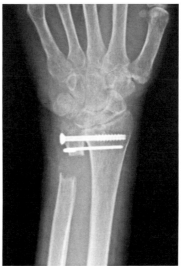

図1　S-K法術前のX線正面像（Larsen分類のグレード2）
手根骨間の狭小化がみられるが，橈骨手根関節は保たれているためS-K法が選択された

図2　S-K法術後のX線正面像
尺骨遠位断端をスクリューとキルシュナー鋼線で固定している

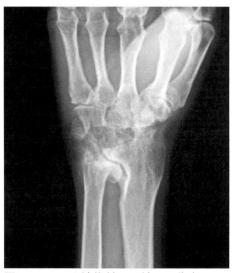
図3 Darrach法術前のX線正面像（Larsen分類のグレード4）
手根骨と橈骨が癒合しているため，Darrach法が適応となった

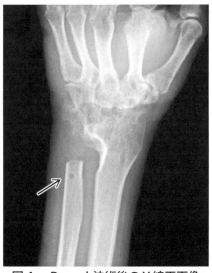
図4 Darrach法術後のX線正面像
尺骨頭の切除が行われた．尺骨遠位端にみえる骨孔（矢印）は半裁腱による制動術が施行されたことを示している

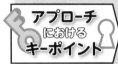

- いずれの術式も伸筋支帯をいったん切離し再縫着するため，手指伸筋腱の癒着が起こる場合がある．そのため手指伸筋腱の癒着の有無を評価する必要がある．
- 術後早期から手関節運動が許可される場合もあるが，変形性手関節症の優先目的は除痛であり，無理に関節可動域を獲得しないことを念頭に訓練を実施しなければならない．暴力的な関節可動域訓練は，さらに疼痛を助長するおそれがある．

▶いずれの術式も遠位橈尺関節に対する手術であるため，術後に手関節の可動域拡大は期待できない．そのため術前の関節可動域が術後の手関節可動域の獲得目標となる．

2）アプローチの実際
▶アプローチのプロトコルを**表2**に示す．
▶術後はカックアップスプリントを作製し，2～3週間程度，手関節と前腕に固定期間を設ける．半裁腱による制動術を追加した場合は，腱の癒合過程を考慮し4週程度固定する．なお，手指，肘関節や肩関節の拘縮が生じないよう可動域訓練を実施する．
▶固定期間終了後，手関節の橈屈・尺屈および掌屈・背屈訓練，前腕の回内・回外訓練を愛護的に開始する（**図5～7**）．また，リストラウンダーによる自己他動運動を疼痛範囲内で開始する．外在伸筋腱の癒着がみられる場合は手関節のストレッチングを追加する（**図8**）．

表2　アプローチのプロトコル

	術後翌日	術後2〜4週経過後	骨癒合後
訓　練	・手指の可動域訓練	・手関節の可動域訓練 ・手指伸筋腱のストレッチング	・握力強化訓練 ・上肢の筋力強化訓練
外固定	・スプリント固定	・夜間時および外出時のスプリント装着	・スプリントの完全除去

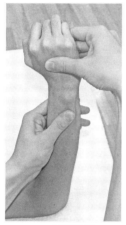
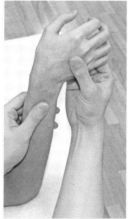
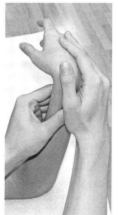
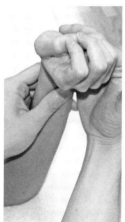

　a．橈屈運動　　　b．尺屈運動　　　　　　a．掌屈運動　　　b．背屈運動
図5　手関節の橈屈・尺屈の自動介助運動　　図6　手関節の掌屈・背屈の自動介助運動

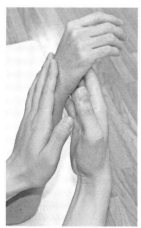
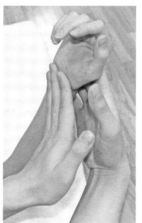
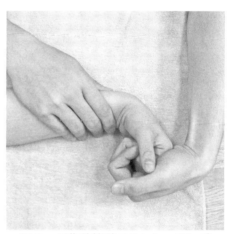

　a．回内運動　　　b．回外運動　　　　　図8　手指伸筋腱のストレッチング
図7　前腕の回内・回外の自動介助運動　　　手指を屈曲位に保持しながら手関節を他動的に掌屈し，伸筋腱の遠位方向への滑走を促す

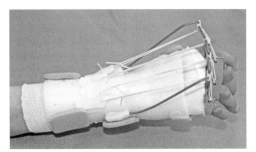

図9 MP関節伸展補助用ダイナミックスプリント
固有示指伸筋腱を移行腱に用いた場合や，MP関節の伸展ラグが生じた場合に用いる

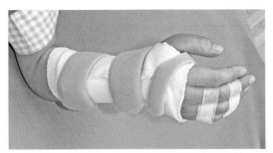

図10 減張位での早期運動療法（石黒法）
術後に罹患指をテーピングにより健常の隣接指と固定し，減張位を保持しながら早期より運動療法を行う

なお，疼痛が残存する場合は，夜間時および外出時のカックアップスプリントの装用を継続する．
▶ 術後8週程度経過し，疼痛が軽減してきた時期から等尺性運動による筋力強化訓練を開始する．
▶ 伸筋腱皮下断裂をきたしてから手関節形成術を行うことがある．この場合，手関節形成術と同時に伸筋腱の腱移行術が行われる．術後は，MP関節伸展補助用ダイナミックスプリントを作製し，手指の早期運動療法を行う（図9）．または，カックアップスプリントに加えて，罹患指を隣の健常指にテーピングで減張位に固定する早期運動療法（石黒法）を行う[4]（図10）．訓練は，基本的に腱移行術後のプロトコルに従い実施する．

【文 献】

1) Larsen A, et al：Radiographic evaluation of rheumatoid arthritis and related conditions by standard reference films. *Acta Radiol Diagn*（*Stockh*） **18**：481-491，1977
2) 木戸健司，他：リウマチ手関節障害に対する手術的治療法の検討—Sauve-Kapandji法 vs Darrach法．整外と災外 **49**：569-573，2000
3) 高木理彰，他：RA手関節障害へのアプローチ—尺側部安定化，背側区画再形成，筋腱バランスの調整の意義．関節外科 **27**：35-44，2008
4) 石黒 隆，他：特発性腱断裂—手関節部の伸筋腱皮下断裂に対する減張位早期運動療法について．臨床整形外科 **34**：41-46，1999

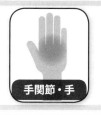

5. 舟状骨骨折

疾患の特徴

　舟状骨骨折は，手根骨骨折の中で発生頻度が最も多く，60～70％を占めるといわれている．舟状骨は，その形状や血流の解剖学的特徴がゆえに治療が難しく，手根骨の中でも「key stone」といわれている[1]．受傷機転は，手関節過背屈位での転倒や，手関節中間位から軽度掌屈位での強打によるものが多い[2,3]．舟状骨骨折の治療を知るうえで必要な知識は，骨折型とその分類および舟状骨への血流供給である．

骨折型と分類

　転位のない安定型と転位のある不安定型に大別される．骨折部位は Mayo 分類，骨折方向は Russe 分類，骨折状況は Herbert 分類が用いられる．治療的観点からは Herbert 分類が実用的である（図1）[2]．特に近位端の骨折の有無は，骨壊死に関わるので重要である．基本的には，骨折転位が X 線像で 1mm 以上，側面像で骨折部の 30～35°以上の変形，あるいは動態透視下で骨片の動きがあれば，不安定型骨折と考えられる．また，Herbert 分類のタイプ C の遷延治癒と Herbert 分類のタイプ D の偽関節の違いは，骨折後1年未満を遷延治癒骨折，それ以上を偽関節としているが，明確な定義があるわけではない．

舟状骨の血流

　舟状骨の近位部は，関節軟骨に被われており，血流は遠位部から進入した血管に頼っている．

【タイプA：安定型骨折】　　　　　【タイプB：不安定型骨折】

A1　A2　　　　　　　　B1　B2　B3　B4

【タイプC：遷延治癒骨折】　　　　【タイプD：偽関節】

C　　　　　　　　　　　D1　D2

図1　Herbert分類（文献1）より引用）

舟状骨の70～80％は，橈骨動脈の背側手根枝から，残りの20～30％は浅掌枝から血液供給されている（図2）．しかし，近位端に直接入る栄養血管はないので，骨壊死は近位端骨折の13～50％に生じるといわれている[1]．

症状

臨床所見は，スナッフボックス（snaff box）や舟状骨結節の腫脹および圧痛である[1～4]．スナッフボックスでの圧痛（図3）は，手関節の肢位が重要で，手関節背屈と最大尺屈位で確認するのが望ましい．特に近位端の骨折においては，手関節最大掌屈位が望ましい[4]．

治療

外固定期間の短縮と確実な骨癒合を獲得するため，基本的に手術治療を行う．通常，手術はHerbertスクリューで骨折部を固定することが多い．偽関節例の場合は，橈骨または腸骨より骨移植を行い，Herbertスクリューで固定する．

固定肢位に関しては兼ねてから議論されているが，現在のところ明確な根拠が得られていない[2,5]．しかし，サムスパイカスプリント（図4）で母指を対立位に固定し，長母指外転筋や，短母指外転筋による転位力が働かないようにするのが一般的である．

画像所見

舟状骨骨折の場合，前腕最大回内位で手関節を尺屈させて舟状骨を撮影し（図5），骨折線

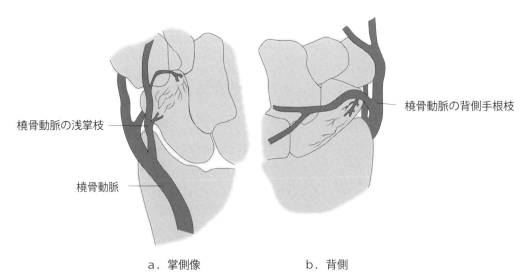

a．掌側像　　　　b．背側
図2　舟状骨の血行(文献1)より引用)
掌側は橈骨動脈の浅掌枝から，背側は橈骨動脈の背側手根枝から血液が供給されている

を確認する．CT撮影は舟状骨長軸に合わせて行われ，治療法の選択や骨癒合の判定に有用である．また，MRI撮影は不顕性骨折の検出に有用である．特に，近位端の骨折はMRIで確認する．

1．新鮮骨折手術

Herbert分類のタイプB1の症例．X線の舟状骨撮影で腰部に骨折線が確認できる．Herbertスクリューを用いた観血的骨接合術が行われた．術後半年後のX線像で骨癒合が確認できる（図6）．

2．遷延治癒骨折手術治療

Herbert分類のタイプCの症例．X線の舟状骨撮影にて，腰部が遷延治癒骨折を呈している

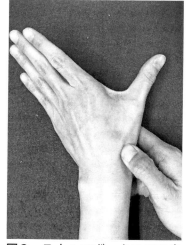

図3　スナッフボックスでの舟状骨の触診
手関節背屈と最大尺屈位で圧痛を確認する

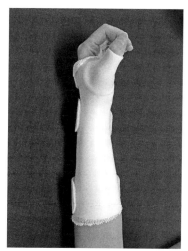

図4　サムスパイカスプリント
母指を対立位で固定する

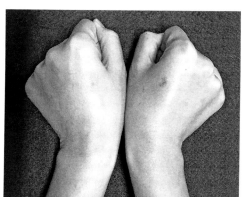

図5　X線の舟状骨撮影肢位
手関節尺屈位・前腕回内位で行う

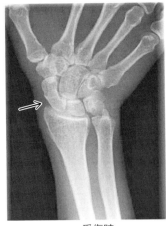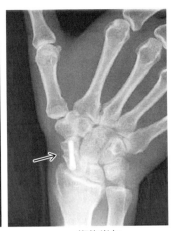

a．受傷時　　　　　　　　　b．術後　　　　　　　　　c．術後半年

図6　舟状骨骨折のX線像
a：腰部に骨折線を確認できる（Herbert分類のタイプB1；矢印）
b：Herbertスクリューが挿入された（矢印）
c：骨癒合を確認できる（矢印）

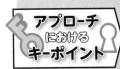
- 腰部での骨折は，手術療法ないし保存療法にて骨癒合が得られやすい．
- Herbertスクリューによる骨接合術により良好な固定性が得られるが，サムスパイカスプリントによる12週間の外固定が必要である．

ことが確認できる．また，CT冠状断像で遷延治癒骨折部に骨欠損を確認できる．橈骨からの骨移植とHerbertスクリューによる骨接合が行われた（図7）．

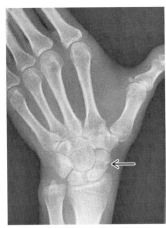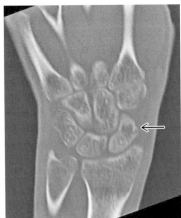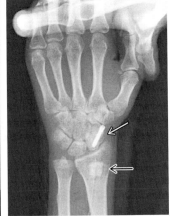

a．受傷後3カ月のX線像　　　b．術前のCT冠状断像　　　c．術後のX線像

図7　舟状骨遷延治癒骨折のX線像およびCT
a：舟状骨腰部が遷延治癒骨折であることが確認できる（Herbert分類のタイプC；矢印）
b：骨欠損部を確認できる（矢印）
c：橈骨より骨移植がされ，Herbertスクリューで固定された（白矢印）．採骨部には骨セメントが充填された（黒矢印）

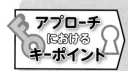

- 骨欠損を伴う腰部の遷延治癒骨折例であり，橈骨より骨移植とHerbertスクリュー固定術が行われ，骨癒合までには長期間を要することが予測される．

リハビリテーション・アプローチ

1．保存療法

1）アプローチの戦略

- 舟状骨が標準期間内に骨癒合し，疼痛なく重作業やスポーツをできるようにすることがアプローチの目標である．
- 舟状骨の骨癒合を阻害しないように，手関節と前腕，母指の可動域改善や筋力強化に努める．
- 基本的には，骨癒合が得られるまではスプリントを装着する．そのため，キャストやスプリントを用いた外固定が長期化する特徴がある．
- 骨癒合が得られやすい腰部，または遠位端の骨折では，サムスパイカスプリントを12週間装着する．
- その間にADLが制限され続け，仕事にも大きな支障をきたす．患者には苦痛を強いる期間が長くなっても，骨癒合のためには必要なことであることを，セラピストからも説明しなければならない．

2）アプローチの実際

- アプローチのプロトコルを表1に示す．受傷後4週間のキャスト固定後，サムスパイカスプリント（図4）へ変更する．
- 手関節および前腕の愛護的な可動域訓練を受傷後4週から開始する．筆者は，関節可動域訓練を行う際に，ダーツスローモーション（図8）を活用している．ダーツスローモーションは，一般的に舟状骨の動きがあまり出ないといわれている[6, 7]．そのため，早期に関節可動域訓練を行う場合に，舟状骨への負担が少なく，かつADLでよく用いる手関節運動であり，有用な方法であると考える．
- 箸の使用や書字は，仮骨形成後より疼痛に応じて実施する．その他のADLでの患手の使用は，骨癒合に応じて指導する．
- 重作業やスポーツは，受傷後12週以降に骨癒合が得られてから許可する．
- 復職については，デスクワークに限りキャストもしくはスプリント固定期間中から可能であるが，肉体労働であれば受傷後12週以降が望ましい．
- プロトコルは，あくまでも目安に過ぎないため，主治医と画像に基づいた検討が必要である．

表1　アプローチのプロトコル(保存療法)

時期	固定期 受診日	固定期 受傷後4週〜	仮骨形成後 受傷後6週〜	仮骨形成後 受傷後8週〜	骨癒合後 受傷後12週〜
運動	・母指IP関節の運動のみ	・愛護的な手関節および前腕の可動域訓練 ・CM関節を含む母指運動	・関節可動域訓練の強化		・筋力強化訓練
固定方法	・キャスト固定	・サムスパイカスプリント			・スプリント終了
物理療法		・渦流浴			
ADL	・母指の使用は禁止		・軽作業を許可(箸の使用や書字)	・中等度作業を許可(料理など)	・制限の解除
指導		・自主訓練は愛護的な手関節および前腕の自動運動			・患手に荷重をかけることを許可 ・重作業やスポーツの開始

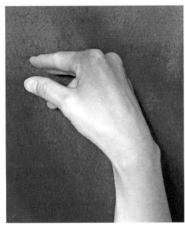

a．手関節尺屈・掌屈　　　b．手関節橈屈・背屈
図8　ダーツスローモーション
aとbの組み合わせで，ダーツを投げるように手関節を動かす運動である

2．手術療法①—スクリュー固定術

1）アプローチの戦略

▶基本的には，保存療法に準ずる．ただし，骨折部がスクリューで固定されるので，早期より舟状骨を可動させるほうがよいと考える．

2）アプローチの実際

▶アプローチのプロトコルを表2に示す．
▶術後翌日より母指の可動域訓練を開始し，術後1〜2週より愛護的な手関節および前腕の可動域訓練へと移行する．
▶術後早期よりサムスパイカスプリント（図4）を装着できるのが特徴である．基本的に骨

第IV章　画像に基づいた上肢運動器疾患のアプローチ

表2　アプローチのプロトコル（スクリュー固定術）

	固定期		仮骨形成後		骨癒合後
時期	術翌日	術後1～2週	術後6週～	術後8週～	術後12週～
運動	・CM関節を含む母指運動	・愛護的な手関節および前腕の可動域訓練	・関節可動域訓練の強化		・筋力強化訓練
固定方法	・サムスパイカスプリント				・スプリント終了
物理療法		・術後2週以降, 渦流浴訓練後にアイシング			
ADL	・母指の使用は禁止		・軽作業を許可（箸の使用や書字）	・中等度作業を許可（料理など）	・制限の解除
指導		・自主訓練は愛護的な手関節および前腕の自動運動			・患手に荷重をかけることを許可 ・重作業やスポーツの開始

癒合が得られるまで装着を継続する.

➢箸の使用や書字は，仮骨形成後より疼痛に応じて実施する．その他，ADLでの患手の使用は骨癒合に応じて指導する.

➢重作業やスポーツは術後12週以降，骨癒合が得られてから許可する.

➢復職については，デスクワークに限りキャストもしくはスプリント固定期間中から可能であるが，肉体労働であれば術後12週以降が望ましい.

➢プロトコルは，あくまでも目安にすぎないため，主治医と画像に基づいた検討が必要である.

3. 手術療法②─偽関節手術

1）アプローチの戦略

➢舟状骨の骨癒合を阻害しないように，手関節と前腕，母指の可動域改善や筋力強化に努める．骨折部は，骨移植と内固定を併用するので，スクリュー固定術よりは慎重に舟状骨を可動させる必要がある.

➢骨癒合までは，サムスパイカスプリントを12週間以上装着する必要がある.

➢その間にADLが制限され続け，仕事にも大きな支障をきたす．患者には苦痛を強いる期間が長くなっても，骨癒合のためには必要なことであることを，セラピストからも説明しなければならない.

2）アプローチの実際

➢アプローチのプロトコルを表3に示す.

➢術後8週間は固定を優先し，その間は母指IP関節のみ可動域訓練を行う．8週間以後は愛護的な手関節および前腕の可動域訓練を開始する.

269

表3　アプローチのプロトコル(偽関節手術)

時期	仮骨形成後			骨癒合後
	術翌日	術後8週〜	術後10週〜	術後12週〜
運動	・母指IP関節の運動のみ	・愛護的な手関節および前腕の可動域訓練 ・CM関節を含む母指運動	・関節可動域訓練の強化	・筋力強化訓練
固定方法	・サムスパイカキャストまたはサムスパイカスプリント			・スプリント終了
物理療法		・渦流浴		
ADL	・母指の使用は禁止	・軽作業を許可（箸の使用や書字）	・中等度作業を許可（料理など）	・制限の解除
指導		・自主訓練は愛護的な手関節および前腕の自動運動		・患手に荷重をかけることを許可 ・重作業やスポーツの開始

- ➤ 術後10週より箸の使用や書字を可能とする．その他のADLでの患手の使用頻度を，骨癒合に応じて指導する．
- ➤ 重作業やスポーツは，骨癒合が得られてから許可する．
- ➤ 復職については，デスクワークに限りキャストもしくはスプリント固定期間中から可能であるが，肉体労働であれば骨癒合を確認後に再開することが望ましい．
- ➤ プロトコルは，あくまでも目安にすぎないため，主治医と画像に基づいた検討が必要である．

【文　献】

1) Steve KL : Fractures of the carpal bones. Wolfe SW, et al : Green's Operative HandSurgery E-Book（Green Operative Hand Surgery）7th ed. Elsevier, New York, 2016, pp588-624

2) 新潟手の外科研究所（編）：第25回新潟手のリハビリテーション研修会テキスト．新潟手の外科研究所，2015，pp355-365

3) 三浪明男：手関節疾患の診断法．日本手外科学会（編）：日本手外科学会 第17回秋期教育研修会テキスト．日本手外科学会，2011，pp1-13

4) Giugale JM, et al : The palpable scaphoid surface area in various wrist positions. *J Hand Surg Am* **40**：2039-2044, 2015

5) Kawanishi Y, et al : In vivo scaphoid motion during thumb and forearm motion in casts for scaphoid fractures. *J Hand Surg Am* **42**：475e1-e7, 2017

6) Crisco JJ, et al : In vivo radiocarpal kinematics and the dart thrower's motion. *J Bone Joint Surg Am* **87**：2729-2740, 2005

7) Werner FW, et al : Scaphoid and lunate motion during a wrist dart throw motion. *J Hand Surg Am* **29**：418-422, 2004

8) Gaebler C, et al : Carpus fractures and dislocations. Robert WB, et al（eds）: Rockwood and Green's Fractures in Adults: two volumes plus integrated 7th ed. Lippincott Williams & Wilkins,Philadelphia,2009, pp781-828

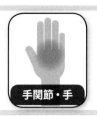

6. キーンベック病

疾患の特徴

キーンベック病とは，手関節への反復的なストレスが原因で月状骨の無腐性壊死をきたす疾患である[1]．それにより，手関節の疼痛と関節可動域制限が生じる．

分類

病期分類としては Lichtman が報告した分類（表1）があり，この分類に基づき治療法が選択される．

治療

1．保存療法

Lichtman 分類でのステージ 1 の症例が適応となり，手関節外固定による安静や消炎鎮痛剤の使用が行われる[2]．

2．手術療法

Lichtman 分類でのステージ 2 またはステージ 3 の症例に対しては，月状骨の除圧を目的に橈骨短縮術を行う（図1）[3, 4]．なお，ステージ 3B に対しては手関節の部分固定や近位手根列切除を行う術式も散見される．

画像所見

術前の X 線像および MRI では月状骨の壊死を認める（図2, 3）．本症例は，Lichtman 分類のステージ 3B であり，橈骨短縮術が行われた．術後の X 線像では，橈骨を短縮し，掌側からロッキングプレートにより固定されたことが確認できる（図4）．

表1　Lichitman分類（文献2）より改変引用）

ステージ1	X 線像で月状骨に異常はなく，MRI や骨シンチグラフィーでのみ異常を認める
ステージ2	X 線像で月状骨の骨硬化像を認めるが，形状は保たれている
ステージ3	3A：月状骨の扁平化や分節化を認め，舟状骨の掌屈回転がない 3B：舟状骨が掌屈回転し，手根骨の配列異常を認める
ステージ4	舟状骨周囲の手根骨を含めた手関節の関節症性変化を認める

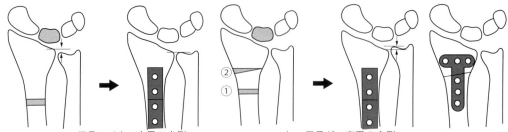
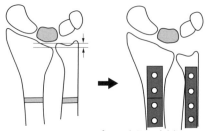

図1 キーンベック病の手術治療方針(文献3)より引用)
a：橈骨を短縮し，ゼロ変異を目指す
b：①橈骨を2mm短縮するか，②閉鎖性楔状骨切りを行う
c：橈骨を2～3mm短縮し，それに合わせてゼロ変異になるよう尺骨を短縮する

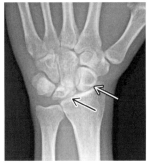

図2 術前のX線正面像（Lichitman分類のステージ3B）
月状骨の圧潰，骨硬化像（黒矢印）を認める．関節症性変化は認めない．舟状骨の輪状像を認めるが（白矢印），これは舟状骨が掌屈したために，結節部が中央部と重なることでみられる所見である（scaphoid cortical ring sign）

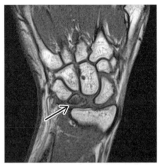
a．T1強調像
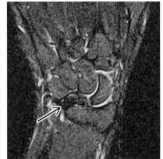
b．T2強調像

図3 術前MRI（冠状断像）
T1強調像（a），T2強調像（b）ともに月状骨の低信号変化を認める（矢印）

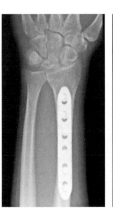
a．正面像
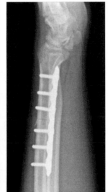
b．側面像

図4 橈骨短縮術後のX線像
橈骨を短縮骨切りし，骨切り部に対して掌側からプレート固定が行われた

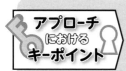

アプローチにおけるキーポイント
・掌側から骨切り部をプレート固定した場合，プレートの直線上に手指屈筋（浅指屈筋，深指屈筋）腱および長母指屈筋腱が走行する位置関係となる．したがって，手指屈筋腱および長母指屈筋腱の腱滑走訓練が重要となる．

リハビリテーション・アプローチ

1．手術療法

1）アプローチの戦略

- 手指屈筋（浅指屈筋，深指屈筋）腱および長母指屈筋腱の腱滑走訓練を促し，プレートとの癒着防止と改善に努める．
- 手関節の拘縮に対しては，持続矯正による愛護的な長時間の負荷が効果的である．ただし，関節症性変化をきたしている Lichtman 分類のステージ 4 の症例には行わない．

2）アプローチの実際

- アプローチのプロトコルを表2に示す．
- 術後はカックアップスプリント（図5）を作製し，2〜4週間程度の手関節の固定期間を設ける．この期間に手指および母指の可動域訓練，腱滑走訓練を積極的に行う．また，肘関節や肩関節の拘縮が生じないよう可動域訓練を実施する．

表2　アプローチのプロトコル（橈骨短縮術）

	術後翌日	術後2〜4週経過後	化骨形成，疼痛改善後
訓練	・手指の可動域訓練	・手関節および前腕の可動域訓練 ・屈筋腱のストレッチング	・握力強化訓練 ・上肢の筋力強化訓練 ・持続矯正訓練
外固定	・スプリントの日中および夜間時の固定	・夜間時および外出時のスプリント装着	・スプリントの完全除去

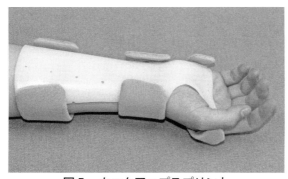

図5　カックアップスプリント
手関節の安静および固定を目的に装着する

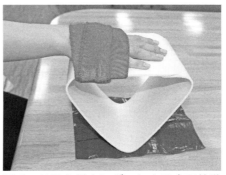

図6　リストラウンダーによる自己他動運動
　手部をバンドで固定し，自己他動運動による手関節の掌屈・背屈運動を行う

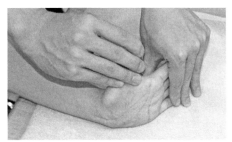

図7　屈筋腱の遠位滑走訓練
手関節背屈位で手指を他動伸展することで，屈筋腱の遠位方向への滑走を促す

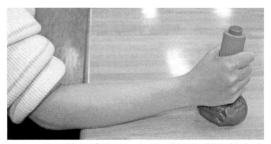

図8　等尺性収縮を用いた手関節周囲筋の筋力強化訓練
等尺性収縮による筋力訓練は，手関節の運動を伴わないため関節への負担が少なく，有効な訓練である

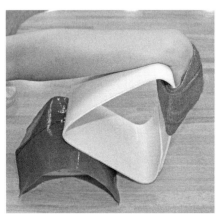

a．持続掌屈

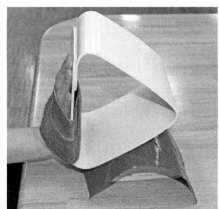

b．持続背屈

図9　リストラウンダーによる持続矯正訓練
最大掌屈位または最大背屈位を5分程度維持する．角度不足の場合は図のように傾斜台を用いて角度を増加させる

- 固定期間終了後，手関節の橈屈・尺屈訓練および掌屈・背屈訓練，前腕の回内・回外訓練を愛護的に開始する．リストラウンダーによる自己他動運動は疼痛範囲内から開始し，段階的に負荷量を強める（図6）．また，屈筋腱の癒着を改善するために，手関節背屈位で手指と母指の他動伸展を行う（図7）．なお，疼痛が残存する場合は夜間時および外出時にカックアップスプリントの装用を継続する．
- 橈骨骨切り部の仮骨が得られ，炎症や疼痛が概ね改善した時期より等尺性収縮を用いた筋力強化訓練を開始する（図8）．また，手関節の拘縮が残存する場合は，持続矯正訓練を行う（図9）．

【文　献】

1) 村田景一：キーンベック病の病態・診断とその治療．*MB Orthop*　29：65-73，2016
2) Lichtman DM, et al：Kienböck's disease；the role of silicone replacement arthroplasty. *J Bone Joint Surg Am*　59：899-908，1977
3) 山下敏彦（編）：整形外科専攻ハンドブック．中外医学社，2016，p154
4) 斎藤英彦，他（編）：手外科診療ハンドブック 改訂第2版．南江堂，2014，p382

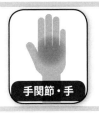

7. 手根不安定症

疾患の特徴

手根不安定症とは，靱帯断裂や手根骨骨折などにより運動性が破綻した状態である．無症候性の場合もあるが，手関節の疼痛や可動域制限が生じる．

分類

手根不安定症の分類法として，Garcia-Eliasが修正したLarsenらの分類がある（**表1**）．頻度の高いものとして舟状月状骨解離があり，これは舟状月状骨靱帯の損傷により生じる．4mm以上の開大により陽性とされているが，日本人では3mm以上で陽性とすべきとの意見もある[1]．また，月状骨が手根背屈変形（DISI：dorsal intercalated segmental instability）を呈することが多い．逆に掌屈変形した場合には，手根掌屈変形（VISI：volar intercalated segmental instability）と呼ばれる（**図1**）．

手術

手根不安定症は，外固定による安静や消炎鎮痛剤が使用されるが，舟状月状骨解離が進行するとSLAC（scapholunate advanced collapse）wristと呼ばれる変形性手関節症に進行するため，手術治療が選択される場合が多い．

手術は，関節症性変化を認めない急性期の症例には舟状月状骨靱帯再建，慢性期で関節症性変化を認める症例には手関節部分固定術や近位手根列切除が行われる．なお，舟状骨の骨折後

表1 Garcia-Eliasが修正したLarsenらの分類（文献2）より改変引用）

区分I 慢性度	区分II 安定度	区分III 病因	区分IV 部位	区分V 方向	区分VI 形態
・急性：1週未満（一時的治癒の可能性大） ・亜急性：1〜6週（治癒の可能性あり） ・慢性：6週以上（治癒の可能性ほとんどなし）	・前動的不安定症 ・動的不安定症 ・静的不安定症（整復可能） ・静的不安定症（整復不能）	・先天性 ・外傷性 ・炎症性 ・新生物 ・医原性 ・その他	・橈骨手根関節 ・近位手根列 ・手根中央関節 ・遠位手根列 ・手根中手関節 ・特定の手根骨	・近位手根列掌側回転（VISI） ・近位手根列背側回転（DISI） ・手根骨尺側転位 ・手根骨橈側転位 ・手根骨背側転位	・解離性 ・非解離性 ・複合性 ・適合性

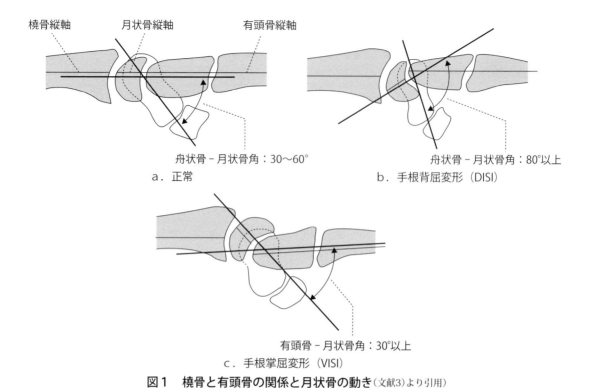

図1　橈骨と有頭骨の関係と月状骨の動き(文献3)より引用)

の偽関節により生じる同様の変形性手関節症を SNAC（scaphoid nonunion advanced collapse）wrist と呼ぶ．

画像所見

1．舟状月状骨靱帯再建術

急性期の症例で，手関節に疼痛があり，X線像にて舟状月状骨間の開大（Terry Thomas sign）が認められた（図2）．そこで橈側手根屈筋の半裁腱を使用して，舟状月状骨靱帯の再建を行う Brunelli 法が行われた（図3）．

2．手関節部分固定術

1）症例1

慢性期の症例で，X線上では関節症変化はさほど強くないが，MRI にて橈骨月状骨関節の輝度変化を認める（図4）．保存療法では手関節痛の軽減が得られなかったため，橈骨月状骨関節固定術が行われた（図5）．

2）症例2

舟状骨の骨折後，偽関節による SNAC wrist である（図6）．舟状骨切除および月状有頭骨関節固定術が行われた（図7）．

第Ⅳ章　画像に基づいた上肢運動器疾患のアプローチ

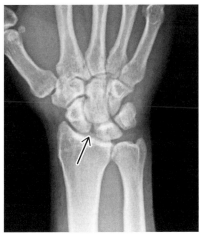
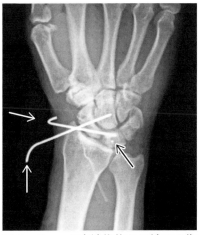

図2　舟状月状骨解離のX線正面像
舟状骨と月状骨の関節列隙の開大（Terry Thomas sign）を認める（矢印）

図3　Brunelli変法術後のX線正面像
アンカーにより再建した靱帯を固定している（黒矢印）．また，経皮的キルシュナー鋼線により手関節を仮固定している（白矢印）

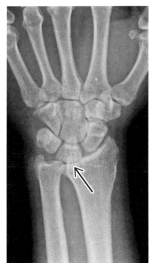
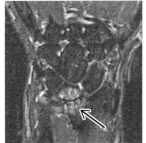
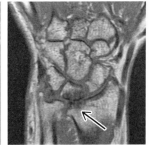

a．X線正面像　　b．MRIのSTIR像（冠状断像）　　c．MRIのT1強調像（冠状断像）

図4　術前の画像
慢性期の症例である．X線正面像（a）では，橈骨月状骨関節の狭小化を認める（矢印）．MRIでは，橈骨月状骨関節の関節症性変化を認める．STIR像（b）で高信号，T1強調像（c）で低信号の変化を認める（矢印）

リハビリテーション・アプローチ

1．手術療法

1）アプローチの戦略

➤ 関節可動域訓練は原則，自動運動または自動介助運動で行う．無謀な他動運動は再建した靱帯や固定した関節の破綻を惹起する危険性がある．

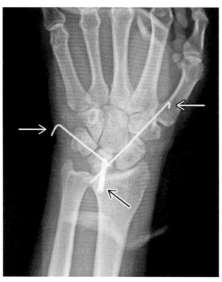

図5 橈骨月状骨間固定術後のX線正面像
腸骨を移植後,橈骨と月状骨をスクリューにより固定している(黒矢印).またキルシュナー鋼線により経皮的に手関節を仮固定している(白矢印)

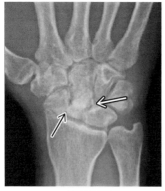
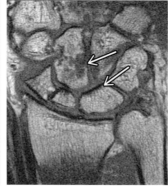

a. X線正面像　　b. MRIのSTIR像(冠状断像)

図6 術前の画像
X線正面像(a)では,舟状骨偽関節(黒矢印),月状有頭骨関節裂隙の狭小化および骨硬化像を認める(白矢印).MRIのSTIR像(b)では,月状有頭骨関節の骨硬化像および骨嚢胞を認める(白矢印)

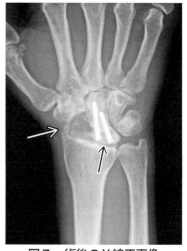

図7 術後のX線正面像
舟状骨を切除し(白矢印),月状有頭骨関節をスクリューで固定している(黒矢印)

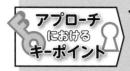

・術後は,再建靱帯や固定関節の破綻予防を目的に,4～6週間程度,一時的に手関節を経皮的キルシュナー鋼線で固定することが多い.この間にキルシュナー鋼線刺入部の浸出液の発生,術部周囲の腫脹や熱感が出現した場合には,創部感染が予測されるため,注意深い観察が必要である.

表2　アプローチのプロトコル（靱帯再建術）

	術後翌日	術後4〜6週経過後（仮固定抜去後）	骨癒合後
訓　練	・手指の可動域訓練および腱滑走訓練	・手関節および前腕の可動域訓練	・握力強化訓練 ・上肢の筋力強化訓練
外固定	・スプリント固定	・夜間時および外出時のスプリント装着	・スプリントの完全除去

表3　アプローチのプロトコル（橈骨手根関節固定術）

	術後翌日	術後4〜6週経過後（仮固定抜去後）	骨癒合後
訓　練	・手指の可動域訓練 ・腱滑走訓練	・手関節の可動域訓練（ダーツスローモーション） ・前腕の可動域訓練	・握力強化訓練 ・上肢の筋力強化訓練
外固定	・スプリント固定	・夜間時および外出時のスプリント装着	・スプリントの完全除去

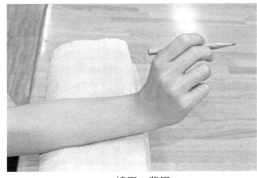
a．橈屈・背屈

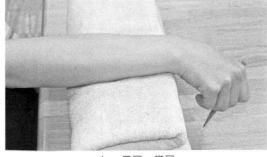
b．尺屈・掌屈

図8　ダーツスローモーション

手関節の橈屈・背屈および掌屈・尺屈の反復運動である．物体を把持しながら行うと動作が理解しやすい

2）アプローチの実際

a．靱帯再建術後の場合

▶アプローチのプロトコルを表2に示す．

▶シーネまたはカックアップスプリントにより，4〜6週間程度の手関節固定期間を設ける．この期間に手指および母指の可動域訓練，腱滑走訓練を積極的に行う．また，肘関節や肩関節の拘縮が生じないよう可動域訓練を実施する．

▶固定除去後，可動域訓練は手関節の橈屈・尺屈訓練および掌屈・背屈訓練，前腕の回内・回外訓練を愛護的に開始する．他動運動や持続矯正訓練は原則実施しない．

▶筋力強化訓練は等尺性収縮を用いて行う．

▶骨癒合後，すべてのADLを許可する．

b. 手関節部分固定術の場合

➤アプローチのプロトコルを**表3**に示す.

➤シーネまたはカックアップスプリントにより，4〜6週程度の手関節固定期間を設ける.

➤症例1のように橈骨手根関節が固定された場合，手関節運動は手根中央関節による運動となり，その運動軸はダーツスローモーションと一致する[4].したがって，キルシュナー鋼線による仮固定抜去後は，自動運動によるダーツスローモーションを用いた手関節の可動域訓練を行う（**図8**）.靱帯再建術同様に，他動運動や持続矯正訓練は原則実施せず，筋力強化訓練は等尺性収縮を用いて行う.

➤症例2のように近位手根骨と遠位手根骨間の関節固定を行った場合，可動域の改善はあまり期待できない.関節可動域訓練は自動運動のみにとどめ，等尺性収縮を用いた筋力強化訓練を実施する.

【文　献】

1) 中村俊康：手関節変性疾患の画像診断. *MB Orthop*　**26**：167-173，2013
2) Garcia-Elias M, et al：Carpal instability. In: Wolfe SW, et al（eds）：Green's Operative Hand Surgery 5th ed. Elsevier, Philadelphia, 2005, pp535-604
3) 荻野利彦：手関節及び手指. 石井清一，他（監）鳥巣岳彦，他（編）：標準整形外科学 第8版，医学書院，2002，p373
4) Arimitsu S, et al：Three-dimensional kinematics of the rheumatoid wrist after partial arthrodesis. *J Bone Joint Surg Am* **91**：2180-2187, 2009

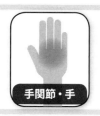

8. 母指 CM 関節症

手関節・手

疾患の特徴

40〜50歳以降の中高年の女性に多い（男女比 2:3），退行性変性による母指の手根中手（CM）関節の変形性関節症である[1〜3]．つまみ・握り動作を多く使う仕事を急激に，または長期間行った場合によく認められる．利き手に限らず罹患し，両側性に認められることもある[4,5]．臨床症状とX線所見とは必ずしも一致しない[1,2,6]．鑑別診断ではド・ケルバン（de Quervain）病が重要である．また，同じ手指の変形性関節症として，DIP 関節のヘバーデン（Heberden）結節や PIP 関節のブシャール（Bouchard）結節を合併していることもある[4,7]．

症 状

主症状は，つまみ動作を行う際の母指 CM 関節部に生じる疼痛である[2]．軽度のものから進行により重度のものがあり，圧痛，持続痛，夜間痛へと増悪し，つまみや把持操作に支障が生じる[8]．関節症変化（関節裂隙の狭小化や骨棘形成など）が出現すると，母指列の変形をきたしてくる[8]．また，母指 CM 関節部周辺の腫脹や熱感を伴うこともある[9]．

分 類

1973 年，Eaton ら[10]は保存療法が無効であった母指 CM 関節症をステージⅠ〜Ⅳに分類した（表1：1973 年）．その後 1984 年，舟状大菱形骨（ST 関節）について加えられた[11]（表1：1984 年）．ST 関節の関節症変化を伴うものは，母指 CM 関節固定術を実施することでこれらを悪化させる可能性があるため，母指 CM 関節固定術の適応から除外される（表1：1984 年ステージⅣ）[6,12]．臨床場面では，1973 年の分類と 1984 年の分類は混合して使用されている場合もある．医師がどの分類を使用し，画像所見からどのような情報を得ているのかをカルテやカンファレンスなどで確認することが重要である．ここでは，1984 年の分類を使用する．

治 療

1．保存療法

第一選択とし，積極的な手術希望がない限り，病期にかかわらず最低 3 カ月は行う[6]．消炎鎮痛剤の服用，ステロイド注射，装具療法をニーズに合わせて施行する[6,13]．

表 1　Eaton分類（文献10，11）より引用）

ステージ	1973 年	1984 年
	X 線所見	
I	・関節形態は正常 ・関節裂隙の軽度開大 ・1/3 以下の亜脱臼（滑膜炎による）	・関節形態は正常 ・関節裂隙の軽度開大
II	・1/3 の亜脱臼 ・2mm以下の骨片 ・大菱形骨橈背側関節面の侵食	・関節裂隙の軽度狭小化 ・2mm以下の骨片および骨棘
III	・1/3 以上の亜脱臼 ・2mm以上の掌背側の骨片 ・関節裂隙の軽度狭小化	・関節の著明な破壊 ・2mm以上の骨片および骨棘 ・軟骨下骨の硬化と嚢胞形成
IV	・関節裂隙の著明な狭小化 ・関節の破壊（軟骨下骨の硬化と嚢胞形成）	・ステージIIIに加えて舟状大菱形骨関節の変形性関節症を伴うもの

表 2　Eaton分類（1984年）による手術選択例

ステージ	術　式
I	・靱帯再建術（Eaton 法など）
II・III	・関節固定術（テンションバンドワイヤリング，スクリュー，キリシュナー鋼線など） ・関節形成術（ligament reconstruction tendon interposition，Thompson 法・変法など） ・人工関節置換術
IV	・関節形成術（大菱形骨切除＋ Mini TightRope® など）

2．手術療法

　画像評価，年齢，活動性，患者が希望する作業から，術後に再獲得する母指機能を検討し，手術方法が選択される．術式は関節包固定術，靱帯再建術，中手骨骨切り術，関節形成術，関節固定術，人工関節置換術など多くの種類があり，使用される腱や処理によっても細かなバリエーションが存在する[14]．術者が最良と思う術式を施設ごとに選択しているのが現状である（表 2）[14, 15]．

画像所見

1．保存療法

　40 代，女性，X線側面像では母指 CM 関節の軽度開大を認めるが，関節形態は正常である（Eaton 分類ステージ I：図 1）．次に 70 代，男性，X線の正面像と側面像で母指 CM 関節の軽度狭小化を認める（Eaton 分類ステージ II：図 2）．

2．手術療法

1）症例 1

　50 代，女性，X線の正面像と側面像で母指 CM 関節の破壊および骨棘を認める．また，関節の亜脱臼，母指列の変化も認められる．ST 関節の関節症変化は明らかではない（Eaton 分

第Ⅳ章 画像に基づいた上肢運動器疾患のアプローチ

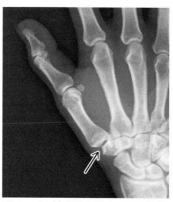

図1 X線側面像（Eaton分類ステージⅠ）
母指CM関節の軽度開大を認める（矢印）．関節形態は正常である

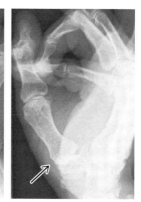

a．側面像　　　　　　b．正面像
図2　X線像（Eaton分類ステージⅡ）
母指CM関節の軽度狭小化を認める（矢印）

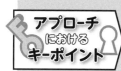

- 臨床症状が重要となる．腫脹の有無，圧痛や疼痛の有無，支障となるADLについて聴取し，訴えの程度や動作によって装具の形態や自助具の導入などを検討する．
- 数カ月後のX線評価で進行の有無を確認する．ただし，臨床症状とX線所見が必ずしも一致しないことを念頭にいれておく．

類ステージⅢ；図3）．症例には母指CM関節固定術が行われた．術後のX線像では，内固定材に用いられたミニスクリューとキルシュナー鋼線が確認できる（図4）．また術後のCTでは，これらを詳細に確認することができる（図5）．

2）症例2

50代，女性．X線像で関節裂隙の狭小化，破壊，骨棘を認める．また，骨透亮像の低下および骨囊胞が認められる．ST関節の関節症変化は認められていない（Eaton分類ステージⅢ；図6）．CTでは関節裂隙の狭小化，大菱形骨部の2mm以上の骨棘，大菱形骨と中手骨の骨囊胞が確認できる（図7）．症例にはテンションバンドワイヤリングを用いた母指CM関節固定術が行われた．術後のX線像では，固定に用いたテンションバンドワイヤリングを確認できる（図8）．

3）症例3

70代，女性．術前のX線側面像では，中手骨と大菱形骨に広範囲に及ぶ骨棘が確認できる（図9）．症例には大菱形骨切除と同時に，長母指外転筋の半裁腱を長橈側手根伸筋腱に縫着するsuspension arthroplasty（Thompson変法）が行われた（図10）．術後のX線像では，大菱形骨が切除されているのが確認できる（図9）．

283

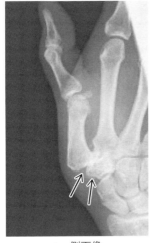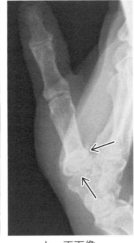

図3 術前のX線像（Eaton分類ステージIII）
関節の破壊および骨棘を認める（矢印）．また，関節の亜脱臼，母指列の変化も認められる．ST関節の関節症変化は明らかではない

a．側面像　　b．正面像

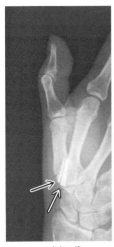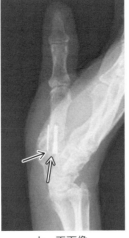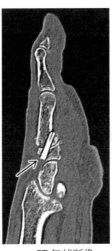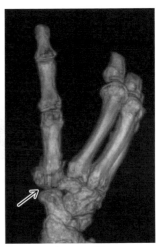

a．側面像　　b．正面像　　　　a．CT矢状断像　　b．3D-CT

図4 母指CM関節固定術後のX線像
Acutrak IIミニスクリュー18mmを刺入して固定し（白矢印），ほぼ平行にキルシュナー鋼線を刺入して回旋を防止した（黒矢印）

図5 母指CM関節固定術後のCT
関節固定の挿入角度，状況がイメージしやすい

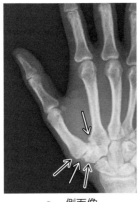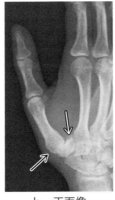

図6 術前のX線像（Eaton分類ステージIII）
関節裂隙の狭小化，破壊，骨棘を認める（白矢印）．また，骨透亮像の低下があり，骨嚢胞が認められる（黒矢印）．ST関節の関節症変化は認められていない

a．側面像　　b．正面像

第Ⅳ章　画像に基づいた上肢運動器疾患のアプローチ

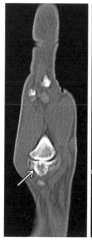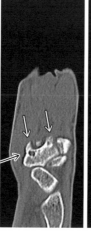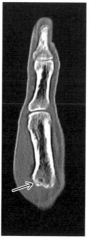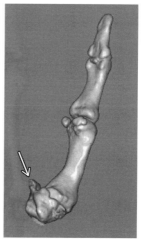

a．CT冠状断像　　　　　　　　　　　　　　b．3D-CT

図7　術前のCT
　冠状断像では関節裂隙の狭小化，大菱形骨に骨棘（白矢印），X線像（図6）で確認できた大菱形骨と中手骨の骨囊胞が確認できる（黒矢印）．3D-CTではX線像（図6）で確認できた大菱形骨部の2mm以上の骨棘が確認できる（白矢印）

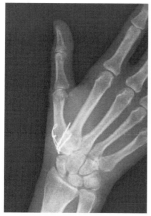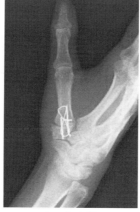

a．側面像　　　　b．正面像

図8　テンションバンドワイヤリングによる母指CM関節固定術後のX線像
　固定に用いたテンションバンドワイヤリングが確認できる

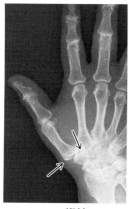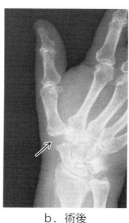

a．術前　　　　　b．術後

図9　Thompson変法術前後のX線側面像（Eaton分類ステージⅢ）
　術前のX線像では中手骨と大菱形骨に広範囲に及ぶ骨棘が確認できる（a：矢印）．術後のX線像では大菱形骨切除がされていることを確認できる（b：矢印）

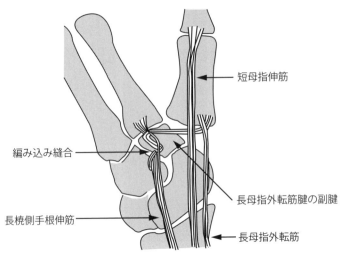

図10 当院で行われているThompson変法のシェーマ(文献18)より改変引用)

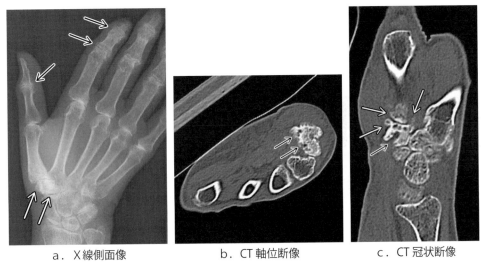

a．X線側面像　　　　b．CT軸位断像　　　　c．CT冠状断像

図11　術前のX線像およびCT（Eaton分類ステージⅣ）
X線の側面像（a）では舟状大菱形骨関節に広範囲な関節症変化が確認できる（白矢印）．また，母指IP関節や手指DIP関節およびPIP関節の関節症変化も確認できる（黒矢印）．CTでは母指CM関節の破壊と裂隙の狭小化，骨棘を認める（c：白矢印）．大菱形骨に多くの骨囊胞および骨破壊が確認できる（b, c：黒矢印）．

4）症例4

80代，女性．術前のX線側面像ではST関節に広範囲な関節症変化が確認できる（Eaton分類ステージⅣ）．また，母指IP関節や手指DIP関節およびPIP関節の関節症変化を確認できる．CT軸位断像と冠状断像では，母指CM関節の破壊と裂隙の狭小化，骨棘を認める．また，大菱形骨に多くの骨囊胞および骨破壊が確認できる（図11）．症例にはMini TightRope® により第1中手骨を第2中手骨から吊り下げる関節形成術が行われた（図12）．術後のX線像では，ファイバーワイヤーをとどめたスーチャーボタンが確認できる（図13）．

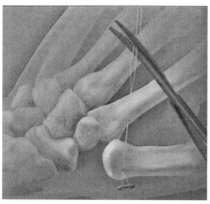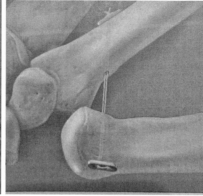

図12　Mini TightRope®
大菱形骨を切除し，ファイバーワイヤーで第1中手骨を第2中手骨から吊り下げる術式である

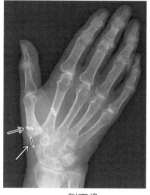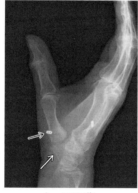

a．側面像　　b．正面像

図13　Mini TightRope®を用いた母指CM関節形成術後のX線像
大菱形骨を切除し（白矢印），Mini TightRope®で第1中手骨を第2中手骨から吊り下げている（黒矢印）．中手骨から舟状骨間距離（黒線）を経時的に計測し，中手骨の沈み込みがないか確認する．また，合併症である第1～2中手骨基部の関節症変化を確認することが必要となる

リハビリテーション・アプローチ

1．保存療法

1）アプローチの戦略
- 母指CM関節に負担がかからないよう動作の適切な制限により，炎症症状の改善や疼痛の予防，緩和を狙う．

2）アプローチの実際
- アプローチのプロトコルを表3に示す．
- 装具療法は動作の妨げにならず，さらに動作時の疼痛を緩和する固定方法と強度が求められる．
- 装具は，腫脹や浮腫がある場合に調整可能なものにし，圧痛や骨突出がある場合は除圧が可能なもの，または素材を柔らかいものにする．
- 軟性装具は関節の安定には不利であるが，疼痛の改善には優れている[13]．その際，幅を太くすることで安定感を増やすことができる．また，長めに作成することで変動する腫脹や

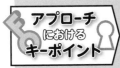

アプローチにおけるキーポイント

- 選択された術式によって，靱帯や骨の癒合を待つ期間や固定方法が異なる．
- 関節形成術は，靱帯再建や関節切除などを組み合わせた総称であり，細かなバリエーションが存在する．具体的に手術で何を目的に，何が行われたのか術者の考えを十分に確認し，術後のアプローチを医師と検討する必要がある．
- 術後の固定方法，手関節やIP関節の固定を含めるかどうかは術式だけではなく術者によって考えも異なるため，十分に検討するべきである．

浮腫に対する調整が可能である（図14a）．
- 予防として反対側の母指の装具導入も行う．
- 装具は既製品も多くあるため，疼痛が最も強くなる動作および疼痛を最も改善したい動作に着目して，形状や素材の選択に対し助言することも必要である（図14b）．
- 場合によっては水仕事にシリコン素材，力仕事には硬性スプリントなど複数の装具を使う．
- 夜間痛に対しては，不快にならない薄い素材のスプリントや軟性装具を用いる．
- ADL指導は，ペットボトルや瓶の蓋の開閉にはオープナーや滑り止めマットの使用，長時間の書字やフォーク操作時にはこれらの柄を太くするなど工夫することで母指CM関節への負担を減らす．

2．手術療法

表3　アプローチのプロトコル（保存療法）

	装具	ADL・物理療法
急性炎症期	・硬性および軟性装具を終日装着	・反対側上肢でADL実施 ・反対側母指の予防的装具の装着の検討 ・握力およびつまみ動作の休息 ・定期的なアイシング
亜急性炎症期	・手の使用方法に合わせた硬性および軟性装具の検討と使用	・自助具の使用 ・両手動作でADL実施 ・疼痛誘発動作の回避 ・疼痛時や使用後のアイシング
回復期	・手の使用方法に合わせた硬性および軟性装具の適切な使用	・熱感，違和感，疼痛に合わせた動作の休息 ・自助具の使用 ・両手動作でADL実施 ・熱感，違和感，疼痛に合わせたアイシング
維持期・予防期	・予防的な硬性および軟性装具の使用	・疼痛を回避するための動作，自己管理の指導 ・母指のストレッチング ・手の使用前の温熱療法 ・手の使用後のアイシング

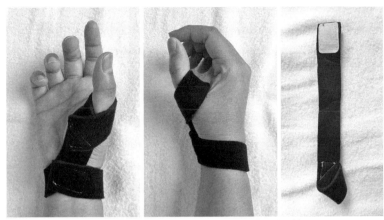

a. ネオプレーン素材の軟性装具（OT作成）

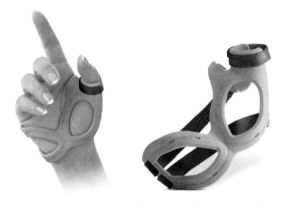

b. アクティムーブライゾフォルテ（BSN medical）

図14　固定方法，強度の異なる装具の例

a：母指を対立方向へ牽引し，つまみ動作を補助する．また，母指の良肢位を可能にする．長さや太さを患者に合わせて作成することができ，安価で導入しやすい．

b：鉄板が内蔵されており，角度調整が可能である．また，水仕事に適している

1）アプローチの戦略

▶ 手術内容を確認し，術後の固定方法と期間，プロトコルを医師と決定する．腱や骨の癒合に合わせた固定と運動療法を選択し，母指機能の再獲得を目指す．

2）アプローチの実際

▶ アプローチのプロトコルを**表4**に示す．
▶ 靱帯再建術後は，縫合した腱が癒合されるまで手関節を含む固定を4週間行う．
▶ 関節固定術は，力仕事を再獲得する必要がある場合に選択される．骨粗鬆症や骨移植の有無，術中の固定強度などによって固定部の癒合期間が異なる．癒合が確認されるまで，長対立スプリント（手関節の固定を含む）または短対立スプリント（手関節の固定を含まない）により母指CM関節の固定を行う．固定期間中でも手を積極的に使用する場合は，IP関節の動きを制限することを考慮する．

表4　アプローチのプロトコル（手術療法）

術式	固定方法	プロトコル
・靱帯再建術 （Tompson 変法）	・IP 関節は制限なし ・手関節軽度伸展位および母指対立位で固定	・4 週間の固定 ・固定除去後，軽作業を許可 ・術後 12 週で制限解除
・関節固定術	・IP 関節は制限なし ・手関節軽度伸展位および母指対立位で固定	・3 〜 4 週間の固定 ・固定除去後，軽作業を許可 ・X 線で骨癒合を確認しながら固定期間および制限解除を決定
・関節形成術 （Mini TightRope®）	・術後翌日より母指対立位でシーネ固定 ・術後 1 週より軟性装具での母指対立位固定	・術後翌日より母指球筋の等尺性運動 ・術後 1 週より軟性装具の装着下で母指自動運動 ・術後 3 週より疼痛に合わせた握力およびピンチ力の訓練 ・術後 8 週で制限解除

➢ Mini TightRope® による関節形成術は，骨や腱の組織癒合を必要としないため，早期の運動，早期の社会復帰が可能である[16,17]．腫脹が強い術後 1 週間はシーネ固定をし，その後，軟性装具の装着下で運動を開始する．その際に軟性装具が創部に触れないこと，切除された大菱形骨部を圧迫しないこと，浮腫の状態に応じて調整できるよう幅と長さを調整する．

➢ どの術式であっても術後の腫脹や浮腫のコントロールは重要である．母指 CM 関節以外の指や関節に変形性関節症の既往や合併をしていることも多く[7]，他指の疼痛が再燃する場合もある．腫脹や浮腫の遅延，手の不使用が習慣化すると複合性局所疼痛症候群（CRPS：complex regional pain syndrome）を発症する場合もある．非固定関節の機能を維持するための浮腫のコントロール，関節可動域訓練など基本的なアプローチは重要である．

➢ 術後の固定期間に反対側の手を酷使することで負担が生じ，疼痛が出現する場合がある．一時的な箸や書字の自助具の使用，肘や両手動作での負担を軽減する方法の指導を行う．

【文　献】
1) 藤澤幸三，他：母指ＣM関節症の疫学・病態．関節外科　**26**：29-32，2007
2) 普天間朝上：母指CM関節症．*MB Orthop*　**29**：23-29，2016
3) 越智隆弘（総編集），三浪明男（専門編集）：最新整形外科学大系―手関節・手指Ⅱ．中山書店，2007
4) Toba N, et al：Prevalence and involvement patterns of radiographic hand osteoarthritis in Japanese women:the Hizen-Oshima Study. *J Bone Miner Metab*　**24**：344-348，2006
5) 橋詰博行，他：母指CM関節症の保存療法の進め方．*MB Orthop*　**31**：19-26，2018
6) 長谷川英夫，他：母指CM関節症の病気分類とそれに基づいた治療法の選択．*MB Orthop*　**31**：11-18，2018
7) Marshall M, et al：Radiographic thumb osteoarthritis:frequency,patterns and associations with pain and clinical assessment finding in a community-dwelling population. *Rheumatology*　**50**：735-739，2011
8) 小林明正：母指CM関節症の診断．関節外科　**26**：34-38，2007
9) 目貫邦隆，他：母指CM関節症の病態と診断のポイント．*MB orthop*　**31**：1-9，2018
10) Eaton RG, et al：Ligament reconstructure for the painful thumb carpo-metacarpal joint. *J Bone Joint Surg Am*　**55**：1655-1666，1973

11）Eaton RG, et al：Ligament reconstructure for the painful thumb carpo-metacarpal joint:A lomg term assessment. *J Hand Surg Am* **9**：692-699, 1984

12）Berger RA：Arthoroplasty in the Hand and Wrist. Green DP, et al（原著），薄井正道（監訳），北川寛之（訳）：Greenの手の外科手術 第4版. 診断と治療社, 2003, pp185-192

13）川島秀一，他：母指CM関節症—保存療法はどこまで可能か. 関節外科 **26**：47-51, 2007

14）藤原浩芳，他：母指CM関節症手術のバリエーションと術式選択の基準. *MB Orthop* **31**：27-33, 2018

15）森崎　裕：母指CM関節症におけるLRTI（ligament reconstruction tendon interposition srthroplasty）の実際. *MB Orthop* **31**：35-41, 2018

16）Yao J, et al：Thumb basal joint Utilizing new technology for the treatment of common problem. *J Hand Ther.* **27**：127-133, 2014

17）Yao J, et al：Suture-Button Suspensionplasty forThumb Carpometacarpl Arthritis:A Minimum 2-Year Follow-up. *J Hand Surg Am* **38**：1161-1165, 2013

18）Chang EY, et al : Outcome of Trapeziectomy with a Modified Abductor pollicis Longus Suspension Arthroplasty for the Treatment of Thumb Carpometacarpal Joint osteoarthritis. *Plast Reconstr Surg* **122**：505-515, 2008

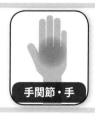

9. 中手骨・指節骨骨折

手関節・手

疾患の特徴

　中手骨および指節骨（末節骨，中節骨，基節骨）の骨折の病態は，受傷形態や部位によりさまざまである．骨折後は，伸筋腱と屈筋腱のバランスが崩れると典型的な転位パターンを呈する．中手骨骨幹部の横骨折では背側凸変形（図1），基節骨骨幹部の横骨折では掌側凸変形（図2）を生じる[1]．転位のない安定型の骨折では保存療法が行われ，転位があり整復位を保持できない不安定型の骨折では手術療法が行われる．しかし，手指の骨折では屈筋腱や伸筋腱が隣接しているため，骨折部周囲で腱との癒着による合併症も少なくなく，手術療法においても注意深いリハビリテーションが必要となる．
　治療のポイントは，回旋変形をきたさず，関節拘縮と腱癒着を予防することである[2]．本稿では，臨床上で比較的に多く遭遇する中手骨骨折と基節骨骨折について述べる．

治　療

1．保存療法

　転位がない骨折や，転位があっても徒手整復後に安定する安定型の骨折が適応となる．中手骨骨折および基節骨骨折では，ギプス固定を用いたBurkhalter法[3]，石黒法（ナックルキャスト）[4]などMP関節屈曲位での早期運動がある．

2．手術療法

　転位があり徒手整復が不能，あるいは徒手整復ができても整復位の保持が困難な不安定型の骨折が適応となる．また，神経や血管損傷，腱損傷など軟部組織損傷が合併した開放骨折の場合も適応となる．骨折形態により鋼線固定，スクリュー固定，プレート固定，創外固定が適宜選択される．

画像所見

1．保存療法

　30代，女性，右小指基節骨基部の骨折．受傷時のX線正面像および斜位像では，基節骨基部で骨折を認める（図3）．徒手整復および整復後の透視像を示す（図4a，b）．徒手整復により骨折部の転位は軽減している（図4a）．また骨折部は安定化し，整復後に手指の他動運動を

第Ⅳ章　画像に基づいた上肢運動器疾患のアプローチ

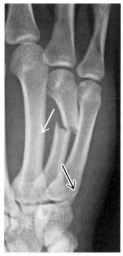
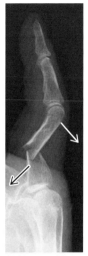
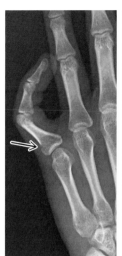
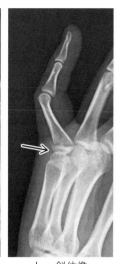

図1　中手骨骨幹部の横骨折の転位
骨間筋が遠位骨片を屈曲させ（白矢印），手根伸筋が近位骨片を伸展させるため（黒矢印），背側凸変形が生じる

図2　基節骨骨幹部の横骨折の転位
骨間筋が近位骨片を屈曲させ（黒矢印），伸筋腱中央索が遠位骨片を伸展させるため（白矢印），掌側凸変形が生じる

a．正面像　　　b．斜位像
図3　受傷時のX線像
小指基節骨基部で骨折を認める（矢印）

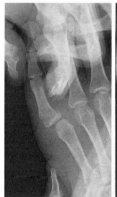
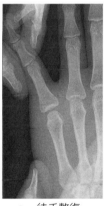
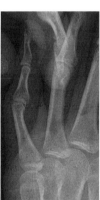
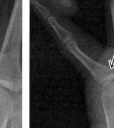

a．徒手整復　　　　　　　　　　　　　b．整復後の他動運動
図4　徒手整復および整復後のX線イメージ像
徒手整復（a）により，骨折部の転位は軽減している．骨折部は安定化し，指の他動運動を行っても不安定性は生じていない（b：矢印）．そのため安定型の骨折と判断できる

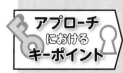

- 整復位を保持し，関節拘縮と骨折部での腱の癒着を防ぐため，MP関節屈曲位でナックルキャストあるいはスプリントによる自動運動を行う．
- MP関節は可能な限りの屈曲位に保持する．これは，整復位を保持する肢位であることや，MP関節において側副靱帯の緊張による伸展拘縮を予防する点で重要である．

293

行っても不安定性は生じていないのが確認できる（図4b）．したがって，安定型の骨折でありBurkhalter法による早期自動運動を行うことができる．

2．手術療法

20代，女性，右環指中手骨骨幹部の骨折．受傷時のX線像で，中手骨の螺旋骨折を認める（図5a, b）．また，CTおよび3D-CTでは第3骨片は認めない（図5c, d）．整復位は保持できず，不安定型の骨折である．手術では，骨片間を引き寄せるラグスクリューとロッキングプレートで補強する観血的骨接合術が行われた（図6）．

リハビリテーション・アプローチ

1．保存療法
1）アプローチの戦略
- 基節骨の骨折で用いるBurkhalter法[3]は，MP関節を十分に屈曲保持したうえでPIP関節，DIP関節の自動屈曲運動を行う．これにより，基節骨背面を包むように走行する指背腱膜が緊張し，骨折部に対して圧迫効果が得られる（テンションバンド的作用）．また，4指を同時に屈曲・伸展運動することで回旋変形を予防し，早期可動域訓練により関節拘縮と癒着予防を図る．
- 基節骨の骨折ではPIP関節の伸展不全，中手骨の骨折ではMP関節の伸展拘縮や伸展不全に注意する．
- 可動域訓練や筋力強化訓練の際，骨癒合を確認しながら運動負荷を調整する．

2）アプローチの実際
- アプローチのプロトコルを表1に示す．

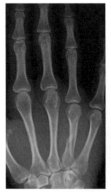 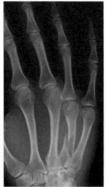 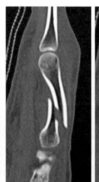 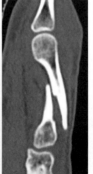 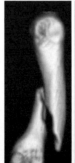 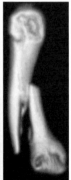

　　a．X線正面像　　　b．X線斜位像　　　　　c．CT矢状断像　　　　　d．3D-CT

図5　基節骨骨幹部の骨折

中手骨骨幹部で螺旋骨折を認める．一般的に，螺旋骨折は短縮や回旋変形を生じるため不安定型の骨折であり，手術適応である

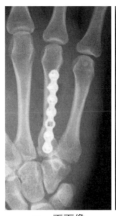 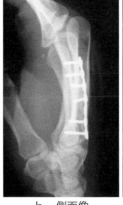 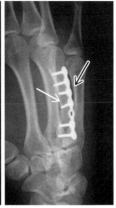

a．正面像　　　　　　b．側面像　　　　　　c．斜位像

図6　術後のX線像

中手骨骨幹部の骨折に対し，スクリューとプレートで固定されているのが確認できる．骨片間を引き寄せるラグスクリュー固定（白矢印）と補強のためロッキングプレート（黒矢印）で固定している

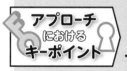

- 骨折部は，スクリューとプレートにより強固に固定されており，早期から積極的な運動が可能である．また，腫脹によりMP関節は伸展位をとりやすいので，MP関節を良肢位に保持するスプリントを装着しながら自動運動を行う．
- 指伸筋腱の直下にプレートがあるので，伸筋腱と癒着した場合，MP関節の屈曲制限だけでなく，伸展不全を生じることがある．そのため屈曲運動だけでなく，MP関節の伸展運動も行い，指伸筋腱の滑走を促す．

表1　アプローチのプロトコル（中手骨骨折・基節骨骨折における保存療法）

固定・非抵抗運動期		抵抗運動期	
～4週	4～6週	8週	12週
・装具のMP関節屈曲角度を最大に調整 ・装具内での指の自動屈曲・伸展運動	・装具の除去 ・指の自動屈曲・伸展運動の強化 ・手内在筋のストレッチング ・PIP関節伸展不全例には，コイルスプリントを作製	・段階的な筋力強化訓練 ・PIP関節屈曲拘縮例には，セーフティーピンスプリントを作製	・重作業の開始 ・スポーツの開始

▶受傷後4～6週間は，MP関節屈曲位でのナックルキャストまたはBurkhalter型スプリントを装着し[5,6]，指の屈曲・伸展運動を行う（**図7**）．

▶ナックルキャストやBurkhalter型スプリント内での強い自動伸展は骨折部の転位を招くため，骨癒合が得られるまではMP関節の自動伸展運動は控える．

▶腫脹が強い場合や中手骨頸部骨折では，MP関節の伸展拘縮を生じやすいので装具の調整

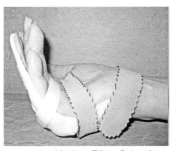 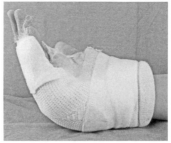 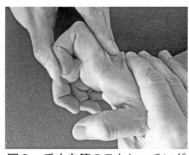

a．Burkhalter型スプリント　　b．ナックルキャスト　　図8　手内在筋のストレッチング

図7　MP関節屈曲位での早期運動

MP関節を最大限に屈曲させた肢位で，指の屈曲・伸展運動を行う．MP関節の伸展運動は保存療法の場合は，骨の転位を招くため骨癒合後に行う

MP関節を長期間屈曲位に保持することで，骨間筋や虫様筋などの手内在筋が短縮しやすい．MP関節を過伸展位に保持したまま，PIP関節とDIP関節を同時に屈曲することで手内在筋が伸張される

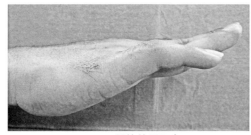 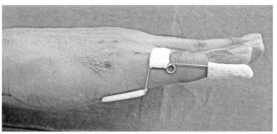

a．PIP関節伸展不全　　　　　　　　　　b．コイルスプリント

図9　PIP関節伸展不全に対するコイルスプリント

基節骨の骨折では，基節骨背面での伸筋腱の癒着や骨折部の短縮の影響により，PIP関節の伸展不全を生じやすい．PIP関節の他動伸展制限がなく，自動伸展制限がある時に適応となる．装着により伸筋の癒着やゆるみが伸展補助により軽減し，改善する例もある

を頻回に行う．
- 回旋変形により指の屈曲時に交叉する傾向がある場合は，隣接指と固定して運動を行うバディーテーピングを併用する．
- 装具除去後，手内在筋のストレッチングを行い（図8），手外在筋と手内在筋による指の伸展運動を強化する．
- 基節骨の骨折では，伸筋腱との癒着によりPIP関節の伸展不全を生じることが多い．PIP関節の伸展運動は，MP関節を屈曲に保持したまま早期から行う．もし，PIP関節に伸展不全が生じた場合は4〜6週時にコイルスプリントを用いる（図9）．屈曲拘縮例では，セーフティーピンスプリントを用いる．

2．手術療法
1）アプローチの戦略
- プレート固定は，強固な内固定により早期運動が可能となるが，拘縮などの合併症も報告されているので注意を要する[7, 8]．伸筋腱の癒着による伸展不全は，装具による他動運動

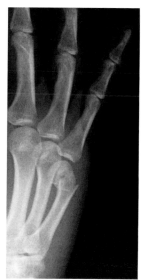
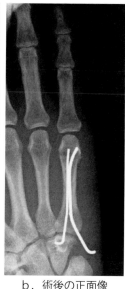

図10 Foucher法（右小指中手骨頸部骨折）
髄内固定法は，MP関節の運動を障害することなく早期から運動が可能である．しかし，術後に伸展拘縮を呈する例も少なくないため，MP関節の良肢位保持を目的にBurkhalter型スプリントを用いる．また，ピン刺入部での皮膚刺激症状もあるので注意する

a．術前の斜位像　　b．術後の正面像

では改善が困難であるため，術直後から指関節の自動伸展運動に重点をおいて訓練する[9]．
- 経皮的鋼線固定や髄内固定で治療した場合，鋼線刺入の位置によっては皮膚や関節の刺激部痛により運動困難となる場合がある[10]．主治医と相談し，拘縮が悪化する前の早期に抜釘する必要がある．さらに鋼線が伸筋腱を貫通すると，癒着を生じやすいので注意する．
- 粉砕骨折，斜骨折，螺旋骨折では，整復後に短縮を生じやすいため，腱の相対的な長さのゆるみが生じ，握力低下や伸展不全を起こす[11]．よって，整復位を保持するよう装具の調整を適宜行う．
- 中手骨頸部骨折では，Foucher法[12]（図10）が適応となるが，保存療法と同様に伸展拘縮を呈することがあり，そのためMP関節の良肢位保持を目的にBurkhalter型スプリントを用いる．
- 骨折の回旋転位による指交叉には十分に注意し，必要に応じてバディーテーピングを用いる[3]．

2）アプローチの実際

- アプローチのプロトコルを表2に示す．
- 術直後から1週間程度は，腫脹が強いため良肢位保持が困難な場合がある．また，MP関節の屈曲位を最大限にするため装具の調整を頻回に行う．
- PIP関節の自動運動は疼痛や腫脹を考慮しつつ積極的に行う．屈筋腱および伸筋腱の腱滑走練習を個別に行う．伸筋腱の滑走練習では，MP関節屈曲位と伸展位に分け，指伸筋と手内在筋の運動を個別に行う（図11）．
- 術後2～3週では癒着が進行するためPIP関節の自動運動をさらに強化する．特に，伸筋腱がいったん癒着すると改善が困難であるため，コイルスプリントだけでなくダイナミックスプリントを導入し，PIP関節の伸展不全を早期に予防することが必要である（図12）．

表2 アプローチのプロトコル（中手骨骨折・基節骨骨折における手術療法）

非抵抗運動期			抵抗運動期	
〜1週	2〜3週	4〜6週	6〜8週	12週〜
・装具のMP関節屈曲角度を調整 ・屈筋腱および伸筋腱の滑走運動	・自動屈曲・伸展運動の強化 ・PIP関節伸展不全例には，ダイナミックスプリントやコイルスプリントを作製	・手内在筋および手外在筋のストレッチング ・他動屈曲・伸展運動（MP関節およびPIP関節）	・PIP関節屈曲拘縮例には，セーフティーピンスプリントやジョイントジャックスプリントを作製 ・段階的な筋力強化訓練	・重作業の開始 ・スポーツの開始

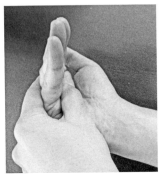
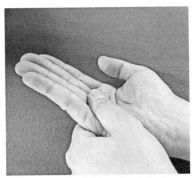

a．MP屈曲位　　　　　b．MP軽度屈曲位〜伸展位

図11　PIP関節およびDIP関節の自動伸展運動

　MP関節深屈曲位（a）では，指伸筋の張力が高まりPIP関節の伸展が得られやすい．MP関節軽度屈曲〜伸展位（b）では，指伸筋だけでなく虫様筋や骨間筋などの手内在筋も作用し，協調的な指伸展運動が行える

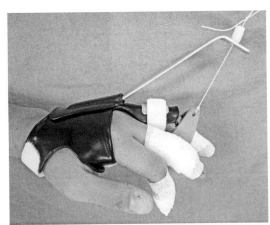

図12　PIP関節伸展補助用ダイナミックスプリント

　開放骨折などで伸筋腱の癒着が予想される場合は，伸展可動域を優先して訓練を行う．腫張や被覆材により，コイルスプリントの装着が困難な場合は，ダイナミックスプリントを装着し伸展不全を早期から予防する

➤開放骨折や軟部組織損傷を合併している場合は，腫脹が遷延化するため，自着性包帯など
を利用した持続的な圧迫を行う．

➤拘縮が強固な場合は，術後6〜8週の骨癒合後にジョイントジャックスプリントを用いる．

➤筋力強化訓練は，骨癒合に合わせて段階的に行い，スポーツや重作業は骨癒合後の術後
12週から開始する．

【文　献】

1) 龍 順之助：手指の骨折と脱臼．室田景久，他（編）：図説整形外科診断治療学講座3—手の外傷・疾患．メ
ジカルビュー社，1989，pp48-56

2) 坂本相哲，他：基節骨，中手骨骨折におけるナックルキャスト．*Bone Joint Nerve* **5**：523-531，2015

3) Burkhalter WE, et al：Closed treatment of fractures of the hand. *Bull Hosp Jt Dis Orthop Inst* **44**：145-162, 1984

4) 石黒　隆，他：指基節骨および中手骨骨折に対する保存的治療−MP関節屈曲位での早期運動療法．日手外
科会誌 **8**：704-708，1991

5) 井部光滋，他：Burkhalter型splintを用いた基節骨・中手骨骨折の治療成績とハンドセラピィの検討．日本
ハンドセラピィ学会誌 **4**：37-45，2011

6) 井部光滋：基節骨骨折・中手骨骨折—保存的治療（Burkhalter法）と観血的治療．坪田貞子（編）：臨床ハン
ドセラピィ．文光堂，2011，pp 46-58

7) Page SM, et al：Co m plications and range of motion following plate fixation of metacarpal and phalangeal fractures.
J Hand Surg Am **23**：827-832，1998

8) Kurzen P, et al : Complications after Plate Fixation of Phalangeal Fractures. *J Trauma* **60**：841-843，2006

9) 大井　宏之：手指骨折に対するロッキングプレート内固定術．*MB Orthop* **25**：23-28，2012

10) Eberlin KR，et al：Outcomes of Closed Reduction and Periarticular Pinning of Base and Shaft Fractures of the
Proximal Phalanx．*J Hand Surg Am* **39**：1524-1528, 2014

11) Cheah AE，Yao MBA：Hand Fractures- Indications, the Tried and True and New Innovations. *J Hand Surg Am* **41**：
712-722，2016

12) Foucher G：'Bouquet' osteosynthesis in metacarpal neck fractures: a series of 66 patients. *J Hand Surg Am* **20**：86-
90, 1995yhh

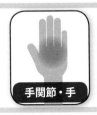

10. 指の靱帯損傷

疾患の特徴

　手指側副靱帯損傷は，日常生活やスポーツにおいて手指の脱臼や捻挫，突き指などに合併して発生する頻度の高い外傷である[1～5]．適切な治療が施されなければ，痛みや腫脹，関節可動域制限，不安定性が残存し，日常生活や仕事で支障をきたすこともまれではない[2,3,5]．PIP関節側副靱帯損傷では，損傷が軽度の場合は隣接指とのバディーテーピングや指シーネ固定などの保存療法が行われるが，ある程度以上の不安定性を認める症例に対しては手術療法が適応となる[4]．しかし，靱帯修復を行うと安定性は得られるが，ときとして可動域制限，特に伸展制限が残存しやすい．そのためリハビリテーションでは，関節の解剖と病態を考慮した運動と各種スプリント療法が必要である．一方，MP関節側副靱帯損傷はPIP関節や母指MP関節と比較し頻度が少ない．母指では尺側側副靱帯損傷が多く，整復不能であれば手術適応となる．本稿では，比較的に臨床場面で遭遇しやすいPIP関節側副靱帯損傷を中心に述べる．

治 療

1．保存療法

　単純X線で骨折の有無を確認したうえで，側方動揺性を評価するストレスX線撮影を行い[2]，傾斜角度が20°未満や局所の圧痛があるだけで不安定性がないものが保存療法の適応となる[5]（図1）．

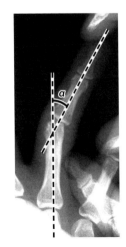

図1　傾斜角
ストレスによる傾斜角度（α）が20°以上が手術適応となる

2．手術療法

諸家により異なるが，ストレスX線撮影で傾斜角度が20°以上の側方動揺性があれば，靱帯の完全断裂が疑われ手術適応となる[1,2,6〜8]．また，中節骨のslidingの有無も手術適応に重要であり[7]，20°以下では部分断裂が含まれている[5]．損傷部位は，ほとんどが靱帯近位付着部の基節骨顆部からの剥離であり，副靱帯や掌側板の損傷を伴うことがある．MP関節靱帯損傷では，靱帯遠位付着部で剥離することが多い[2]．また，母指MP関節尺側側副靱帯損傷では断裂した靱帯が母指内転筋腱膜から逸脱して反転し，整復不能になった状態（Stener損傷）[9]は手術適応となる（図2）．手術療法には鋼線固定，アンカーを用いた縫合，プルアウトワイヤー，端々縫合などがある．

画像所見

1．保存療法

10代，男性，右小指PIP関節橈側側副靱帯損傷．受傷時のX線像では，骨傷を認めない（図3）．小指PIP関節橈側部に限局した圧痛と尺屈ストレスによりPIP関節橈側部に疼痛がある．ストレスX線撮影にて尺屈ストレス時に10°の傾斜が認められるが，slidingは認められない．健側（左）と比較しても差はわずかであるため（図4），保存療法の適応となる．

2．手術療法

10代，男性，左小指PIP関節橈側側副靱帯損傷．バスケットボール中に受傷し，受傷時のX線側面像では骨傷を認めない（図5）．ストレスX線撮影にて，尺屈ストレス時に30°以上の不安定性を認める（図6）．手術ではアンカーによる修復術が行われ，術中のストレステストで不安定性は消失した（図7）．なお，術中に掌側板の部分損傷が認められた．

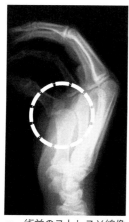

a．術前のストレスX線像

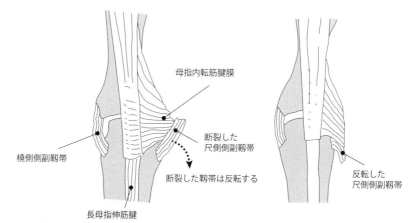

b．強い橈屈ストレスにより尺側側副靱帯が断列した状態

c．母指内転筋腱膜の近位縁によって靱帯が反転した状態

図2　Stener損傷（文献8)より一部改変引用）
断裂した靱帯が母指内転筋腱膜から逸脱して反転し整復が不能となる状態

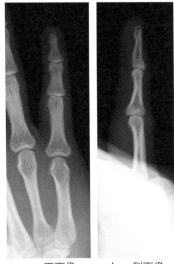

図3 受傷時のX線像
骨傷は認めない

a．正面像　　b．側面像

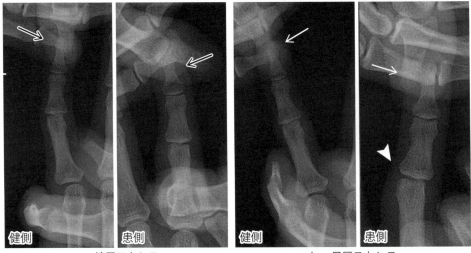

健側　　　患側　　　　　　　　健側　　　患側
a．橈屈ストレス　　　　　　　　b．尺屈ストレス

図4　ストレスX線撮影
橈屈ストレス（a：黒矢印）では，健側，患側とも大きな差は認めない．尺屈ストレス（b：白矢印）では，患側（右）に10°の傾斜を認める（矢頭）．傾斜は20°未満であり，健側（左）と比較しても差がわずかであるため保存療法の適応となる

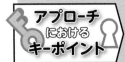

- PIP関節の固定肢位は不安定性がないため，基本は伸展位とする[1, 10, 11]．PIP関節には分厚い掌側板や手綱靱帯があることで，短縮や癒着が生じると容易に屈曲拘縮を生じやすい．さらに側副靱帯損傷の多くは，副靱帯や掌側板の損傷を伴いやすく，PIP関節屈曲位での長期間の固定は屈曲拘縮を生じるので注意する必要がある．
- 背側脱臼に伴う中節骨基部掌側のきわめて小さな骨片がある場合も，PIP関節の伸展位固定を行う[10, 11]．

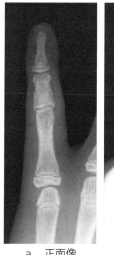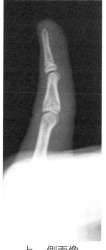

図5 受傷時のX線像
骨傷は認めない

a．正面像　　　b．側面像

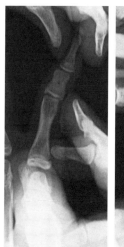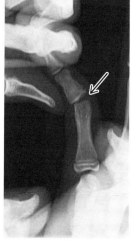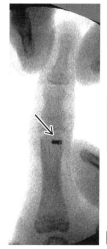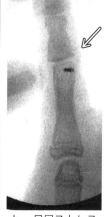

a．橈屈ストレス　b．尺屈ストレス　　　　a．橈屈ストレス　b．尺屈ストレス

図6　ストレスX線撮影
尺屈ストレス時に30°以上の不安定性を認める（矢印）

図7　アンカーによる修復後のストレスX線撮影
橈側側副靱帯が近位付着部で断裂していた．アンカーによる修復が行われ（黒矢印），術前に認めた尺屈方向への不安定性は消失した（白矢印）

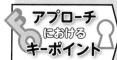
アプローチにおけるキーポイント

- 術後PIP関節の固定肢位は，伸展位～軽度屈曲位とする．
- 掌側板の損傷を合併しているため，屈曲拘縮の発生に注意する．拘縮傾向が出現した場合，早期に伸展固定スプリントで対応する．
- 術直後は，疼痛や腫脹の影響で可動域訓練が困難なことがあるため，腫脹の改善に合わせて段階的に可動域訓練を行う．

リハビリテーション・アプローチ

1．保存療法

1）アプローチの戦略

- 側方動揺がない場合は，外固定を用いず早期から隣接指とバディーテーピング，またはバディースプリントを用いながら側方ストレスに注意して可動域訓練を行う[1, 5, 12]（図8）．
- PIP関節の固定肢位は伸展位であるが[1, 9, 10]，軽度の不安定性がある場合は伸展位～軽度屈曲位とする[5, 11, 12]．
- 固定期間は1～2週間とし，その後バディーテーピングを用いながら可動域訓練を行う[1, 5, 12, 13]．なお，軽度の不安定性がある場合は固定期間を3週間とする．

2）アプローチの実際

- アプローチのプロトコルを表1に示す．
- 1～2週間の固定後，バディーテーピングを用いて手指の自動運動を開始する．
- 開始時は炎症により腫脹が強いためPIP関節の深屈曲を控え，疼痛に応じて屈曲可動域

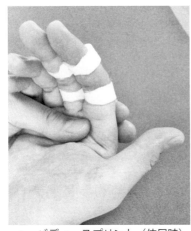 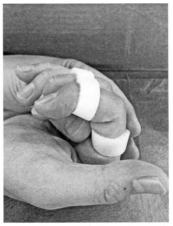 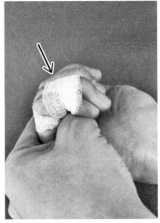

a．バディースプリント（伸展時）　b．バディースプリント（屈曲時）　c．自着性包帯（屈曲時）

図8　バディーテーピング（バディースプリント）を用いた可動域訓練

バディーテーピングまたはバディースプリントを用い，損傷した靱帯側の隣接指と固定して自動運動を行う．バディーテーピングは，隣接指と同時に動かすことで安定化するだけでなく，圧迫効果もあるので腫脹が軽減できる．なお，自着性包帯による固定は，指の運動を妨げず衛生的にもよい（c：矢印）

表1　アプローチのプロトコル（保存療法）

固定期	非抵抗運動期	抵抗運動期	
～1, 2週	2週～	6～8週	12週～
・スプリントまたはシーネでPIP関節伸展位～軽度屈曲位で固定	・固定の除去（軽度不安定性がある場合は3週間固定） ・バディーテーピングを用いたPIP関節の自動運動	・負荷作業の開始	・重作業の開始

を漸増させる．
- 軽度の不安定性がある場合は，PIP 関節の屈曲拘縮予防を目的に夜間スプリントを 6 週間装着する（図9）．

2．手術療法
1）アプローチの戦略
- PIP 関節の固定肢位や期間については諸家により異なるが，伸展位から軽度屈曲位で 1 〜 2 週間固定する[1,2,5,10〜12]．
- 固定終了後，保存療法と同様にバディーテーピングを用いて隣接指と PIP 関節の自動運動を行う．
- PIP 関節周囲は，指背腱膜をはじめ側索や斜支靱帯，横支靱帯などの伸展機構が取り囲んでいるため，ひとたび拘縮が生じると側副靱帯の線維化により治療は難渋するため注意する．
- 母指尺側側副靱帯損傷の Stener 損傷では，術後 3 週間サムスパイカスプリント（図10）で固定し，その後可動域訓練を開始する．

2）アプローチの実際
- アプローチのプロトコルを表 2 に示す．
- 固定中は，スプリント内でバディーテーピングを併用し疼痛に応じて PIP 関節の自動運動を開始する．
- 固定除去後も，安静時は屈曲拘縮の予防目的に 6 週間 PIP 関節伸展位で固定する．

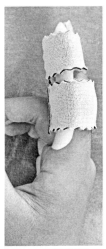

図 9　夜間PIP 関節伸展スプリント
MP 関節はフリーとし，PIP 関節を伸展位に固定する．固定期間は 6 週間であるが，拘縮があれば継続する

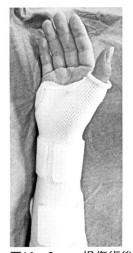

図10　Stener損傷術後のサムスパイカスプリント
3 週間固定後，自動運動を開始する

表2 アプローチのプロトコル（手術療法）

固定期	非抵抗運動期		抵抗運動期	
～1,2週	2週～	4週～	8週～	12週～
・スプリントまたはシーネでPIP関節伸展位～軽度屈曲位で固定 ・スプリント内でのバディーテーピングを併用しPIP関節の自動運動を開始	・固定の除去（安静時は6週間PIP関節伸展位） ・バディーテーピングを用いたPIP関節の自動運動 ・深指屈筋腱，側索の滑走訓練 ・夜間スプリント（～6週）	・バディーテーピングの除去 ・負荷作業を禁止	・徐々に負荷作業を開始	・制限の解除 ・スポーツへの復帰

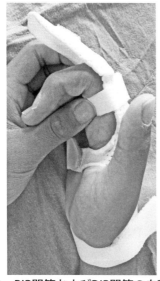

図11 PIP関節およびDIP関節の自動・他動運動
　深指屈筋腱や側索を滑走させる．これにより，PIP関節周囲での側索や支靱帯の癒着予防を図る

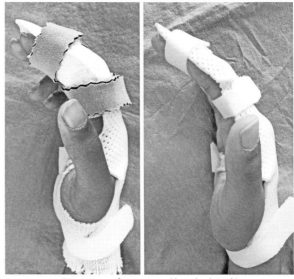

図12 スプリントの伸展角度調整
　軽度屈曲位で固定された場合は，靱帯の修復過程を考慮して，徐々にPIP関節の伸展角度を調整し，屈曲拘縮に配慮する

- DIP関節の自動・他動運動を早期から行い，深指屈筋腱や側索を滑走させる．これによりPIP関節周囲での癒着予防を図る（図11）．
- PIP関節は構造上，屈曲拘縮を生じることが多いため，屈曲運動だけでなく伸展方向への運動を十分に行う．
- 軽度屈曲位でPIP関節が固定された場合は，靱帯の修復過程を考慮し徐々にPIP関節の伸展角度調整を行う（図12）．
- 術後4週でバディーテーピングを除去し，可動域訓練を強化する．PIP関節に屈曲拘縮が生じている場合は，6週以降にセーフティーピンスプリントやジョイントジャックスプリントを用いる（図13a，b）．夜間時は6週以降もPIP関節を伸展位に固定する．

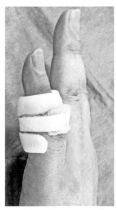 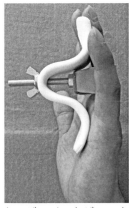 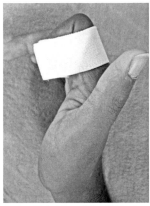 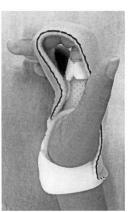

a．セーフティーピン　　b．ジョイントジャック　　c．ストラップスプリント　　d．カペナースプリント
　　スプリント　　　　　　　スプリント

図13　PIP関節の拘縮に対する各種矯正スプリント
a：屈曲拘縮が軽度の症例に適応する
b：屈曲拘縮が強い症例に適応する
c，d：PIPおよびDIP関節の同時屈曲制限が生じた場合に用いる．いずれも装着時間は10分程度から開始し，
　　　状況に応じて徐々に時間を長くし30〜40分ほど装着する

> ▶側索の癒着によりPIP関節に屈曲制限が生じた場合は，ストラップスプリントや重度な
> 例ではカペナースプリントを用いる（図13c，d）．

【文　献】

1) 射場浩介，他：アスリートの手指の外傷と障害―診断から競技復帰までのアプローチ―手指関節（母指以外）側副靱帯損傷（PIP/MP関節）．臨スポーツ医　**29**：613-618，2012
2) 楢崎慎二，他：側副靱帯の手術手技．*MB Orthop*　**22**：39-46，2009
3) 河野正明，他：手指PIP関節側副靱帯損傷一時修復の成績の検討．日手外科会誌　**23**：779-782，2006
4) 寺浦英俊，他：手指PIP関節側副靱帯損傷の治療成績．日手外科会誌　**29**：557-560，2012
5) 斎藤英彦：骨・関節損傷．茨木邦夫（編）：手の外科診療ハンドブック．南江堂，2004，pp122-127
6) 岩城哲修：指PIP関節側副靱帯損傷に対しての手術療法と早期可動域訓練による治療．日手外科会誌　**30**：353-356，2013
7) 石田　治：靱帯損傷治療の基本方針．金谷文則（編）：手の外科の要点と盲点．文光堂，2008，pp116-119
8) Chinchalkar SJ, et al : Management of Proximal Interphalangeal Joint Fractures and Dislocations. *J Hnad Ther*　**16**：117-128, 2003
9) Stener, B : Displacement of the ruptured ulnar collateral ligament of the metacarpophalangeal joint of the thumb. A clinicaland anatomical study. *J Bone Joint Surg Br*　**44**: 869-879, 1962
10) 池田和夫：側副靱帯損傷（MP，PIP）の後療法．*MB Orthop*　**21**：165-170，2008
11) 牧　裕：MP関節，PIP関節部の骨折，脱臼，靱帯損傷治療における後療法の注意点．関節外科　**25**：144-149，2006
12) 森谷浩治，他：手指の腱・靱帯損傷．関節外科　**31**：110-117，2012
13) Freiberg A, et al : Management of proximal interphalangeal joint injuries. *Hand Clin*　**22**：235-242, 2006

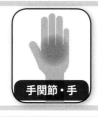

11. 槌指

疾患の特徴

　槌指（mallet finger）とは，突き指など指尖に加わる急激な屈曲ストレスにより，伸筋腱が末節骨の付着部において断裂，あるいは末節骨の伸筋腱付着部が裂離骨折を起こすことで生じる，DIP関節の屈曲変形をいう．また，過伸展外傷により，末節骨関節面の陥没，DIP関節の関節外骨折や掌側亜脱臼を伴うものもある．伸筋腱断裂により生じた槌指を腱性槌指，伸筋腱の裂離骨折を伴うものを骨性槌指と呼ぶが，末節骨のDIP関節の関節外骨折により屈曲変形を呈しているものは除外する．骨傷の有無のほか，受傷後の期間やDIP関節の拘縮の有無などを含めると治療は多岐にわたり，ケース・バイ・ケースで治療法を選択する必要がある．ここでは，新鮮外傷の基本的な治療について記述する．

治　療

1．保存療法

1）腱性槌指

　受傷後，可能な限り早期から適切な外固定を行えば，ほとんどの症例で比較的に良好な治癒が得られる．外固定において重要なことは，DIP関節完全伸展位の外固定を8週間以上持続させることである．骨性槌指についても，保存療法では同様のプロトコルで進める．

2．手術療法

1）腱性槌指

　装具の装用が困難な例や，治療の確実性を期待する患者には，経皮ピンニングを行う場合がある．経皮ピンニングとは径1.0mmのキルシュナー鋼線を末節骨先端から中節骨内まで刺入して，DIP関節を伸展位で仮固定を行う．この場合もDIP関節を伸展位で外固定することが重要で，最低8週間の外固定を行う．

2）骨性槌指

　伸筋腱付着部の骨片を徒手整復することは不可能であり，骨片の離開はDIP関節の伸展障害を残存させるため，手術治療が適応となる．単純な新鮮骨折の場合には，ほとんどの例で石黒変法（linked percutaneous K-wire fixation）による経皮ピンニングが有効である．キルシュナー鋼線は術後4週で抜去し，DIP関節の自動運動を開始する．

画像所見

1．保存治療

1）腱性槌指

受傷時のX線側面像では，DIP関節の屈曲位を認めるが骨傷は認めない（図1）．そのため，本症例には保存療法が選択された．

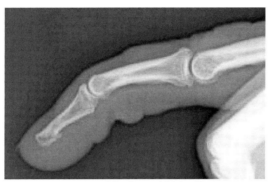

図1　受傷時のX線側面像
DIP関節の屈曲位を認めるが骨傷は認めない

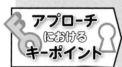

- X線像上では，損傷した伸筋腱付着部を確認することが困難であるが，DIP関節の屈曲変形よりこの損傷を推察することができる．
- 損傷した伸筋腱付着部の修復を促すために，スプリントの装着によりDIP関節を伸展位に保持することが重要である．
- スプリント装着により，DIP関節の過伸展位が保持されているかを随時確認し，または必要に応じて調整し，伸展ラグを防ぐ．

2．手術療法

1）腱性槌指

受傷時のX線側面像では，DIP関節の屈曲変形を認めるが骨傷は認めない．本症例には，経皮ピンニングによるDIP関節伸展位固定術が行われた（図2）．

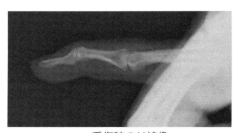
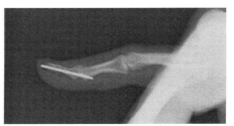

a．受傷時のX線像　　　　　　　　b．術後のX線像

図2　経皮ピンニングによる固定術前後のX線側面像
受傷時のX線像（a）では，DIP関節の屈曲変形を認めるが，骨傷は明らかではない．術後のX線像（b）で，キルシュナー鋼線を用いてDIP関節を伸展位で仮固定したことが確認できる

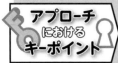
- X線像上のキルシュナー鋼線は，一定期間，DIP関節を伸展位に保持するためのものである．
- キルシュナー鋼線によるDIP関節仮固定中は，PIP関節の伸展拘縮が生じないよう積極的なPIP関節の屈曲運動が許容される．
- 抜去後は，スプリント固定を併用しながらDIP関節伸展ラグが生じない程度にDIP関節の可動域訓練を進める．

2）骨性槌指

受傷時のX線側面像では，末節骨の終止伸筋腱付着部の骨片を伴った関節内骨折を認める．伸筋腱付着部の骨片を徒手整復することは不可能であり，伸展ブロックのキルシュナー鋼線で骨片を整復し，経皮ピンニングよりDIP関節を伸展位に固定する石黒法変法が行われた（図3）．

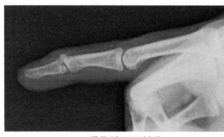

a．受傷時のX線像　　　　　　　b．術後のX線像

図3　石黒法変法の術前後のX線側面像

受傷時のX線像（a）では，末節骨の終止伸筋腱付着部の骨片を伴ったDIP関節内骨折を認める．術後のX線像（b）で，伸展ブロックのキルシュナー鋼線により骨片を整復し（矢印），経皮ピンニングよりDIP関節を伸展位に固定する石黒法変法が行われたのを確認できる

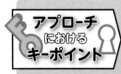
- キルシュナー鋼線によるDIP関節固定中は，PIP関節の積極的な屈曲運動を実施し，伸展拘縮が生じないようにする．
- キルシュナー鋼線抜去後は骨癒合を確認し，DIP関節の可動域訓練を進める．

リハビリテーション・アプローチ

1．保存療法

1）アプローチの戦略

- 治療のポイントとなるスプリント装着については十分なコンプライアンスを得ることが重要で，装着方法の指導を徹底する．
- 固定期間中，適宜スプリントの装着状況を確認し修正を行う．

- スプリント固定の除去後は，DIP 関節の伸展ラグの出現・増大に注意しながら屈曲運動を進め，可動性の拡大を図る．
- 日中の固定を除去した後に伸展ラグが生じた場合，状態に応じてスプリント装着時間を長めに調整する．

2）アプローチの実際

- アプローチのプロトコルを**表1**に示す．
- スプリントは，患指にフィットし血行障害などの合併症を起こさず，長期間装用可能なものを選択あるいは作製する必要がある．
- 当院においては，PIP 関節を固定せずに DIP 関節のみを固定するスプリントを作製して装着させている（**図4**）．
- 固定期間中は DIP 関節伸展位を保持し，スプリントの付け替え，患部の洗浄およびケア時には，伸筋腱，屈筋腱に張力が働かないよう PIP 関節を屈曲させたゼロ・ポジションを保つように指導する（**図5**）．当初から DIP 関節の伸展位を維持し難い例では，初期に

表1　アプローチのプロトコル（保存療法）

固定開始後	0～8週	8週～	12週～
スプリント	・DIP 関節伸展位固定用スプリントを装着（図4）	・日中スプリントの除去 ・夜間スプリントの継続	・スプリントの除去
運動	・固定関節以外の拘縮予防運動（PIP 関節の伸展拘縮）を指導	・徐々に DIP 関節の自動運動を開始 ・DIP 関節の伸展ラグに注意した DIP 関節の屈曲運動	
ポイント	・DIP 関節は終日スプリントを装着 ・診察時にスプリント装着状況を確認し調整	・自動運動に伴い DIP 関節の伸展ラグが生じる場合は，日中スプリントを併用し屈曲運動を制限 ・PIP 関節の過伸展に伴う DIP 関節伸展ラグに対しては，PIP 伸展制限スプリントを検討	・症例に応じ伸展ラグが残存する場合，スプリントを併用

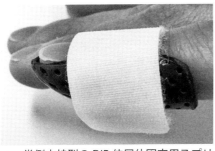 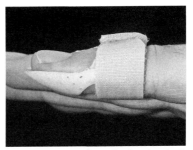

a．掌側支持型の DIP 伸展位固定用スプリント　　b．スタックスプリント（stack splint）

図4　各種DIP関節伸展位固定用スプリント
DIP 関節を過伸展位とし，ポイントとしては患指にフィットし，血行障害などの合併症を起こさず長期間装用可能なものを選択あるいは作製する

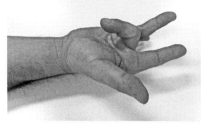 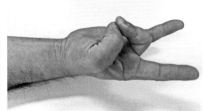

a．患側指のみ DIP 関節を屈曲位（他の指は伸展位）　b．DIP 関節を掌側から伸展位に保持

図5　スプリント装着に関する注意点
コンプライアンスが良好な症例で DIP 関節の伸展位保持が可能な場合には，着脱時の注意点とゼロ・ポジションを指導する

ゼロ・ポジションで PIP 関節を含めた固定を行う場合もあるが，PIP 関節の拘縮を予防するため2週間後に DIP 関節のみの固定に変更する．
- 固定期間中に万一装具が外れて DIP 関節が屈曲してしまった場合には，この時点を起点として8週間の DIP 関節伸展固定を行う．
- 8週間経過後，装具を除去しても DIP 関節の伸展位が保たれている場合には，2週間の夜間での DIP 関節伸展位固定スプリントを続けながら日中は DIP 関節の自動運動を開始する．

2．観血的治療①―腱性槌指
1）アプローチの戦略
- キルシュナー鋼線の挿入中，PIP 関節の伸展拘縮が生じないよう指導を行う[1]．
- キルシュナー鋼線抜去後の急な DIP 関節の屈曲運動は，伸展ラグが生じる原因となるため注意する．
- 保存療法と同様にスプリントを併用し，DIP 関節の伸展ラグの出現や増大に注意しながら屈曲運動を進め可動域の拡大を図る．

2）アプローチの実際
- 術後8週でキルシュナー鋼線を抜去後，DIP 関節伸展位スプリントを作製する．
- 術後のプロトコルは保存療法（表1）に準じて進める．

3．観血的治療②―骨性槌指
1）アプローチの戦略
- 腱性槌指の項に準ずる．

2）アプローチの実際
- 骨癒合に問題がなければ，術後4週でキルシュナー鋼線を抜去する．
- 必要に応じて術後8週より，保存療法に準じたプロトコル（表1）で進める．

➤DIP 関節の伸展拘縮が強い場合は，ストラップベルトを併用する．

【文　献】
1) 山田玄太，他：腱性マレット指に発生する PIP 関節伸展拘縮と DIP 関節可動域の関係について．日本ハンド
  セラピィ学会誌　**9** : 8-11，2016

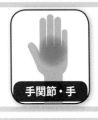

12. 人工指関節

手関節・手

人工指関節の特徴

　人工指関節置換術は，関節リウマチ（RA：rheumatoid arthritis）の手指の変形ならびに機能障害の改善を目的として広く行われている．1960年代に開発されたシリコン素材のSwansonインプラント（図1）が，MP関節において多く使用されてきた[1]．近年は，表面置換型人工関節がRAのみならず，変形性関節症のMP関節あるいはPIP関節に対し使用されるようになった（図2，3）[2〜6]．RA指に対する人工関節置換術では，変形の矯正や機能改善のために種々の軟部組織再建術が同時に行われることも多く，術中所見を考慮してそれぞれ患指の状態に合わせたリハビリテーション・プログラムを立案する必要がある[7,8]．ここでは，変形性関節症に対する人工PIP関節置換術後，およびRA指に対する人工MP関節置換術後のリハビリテーションについて記述する．

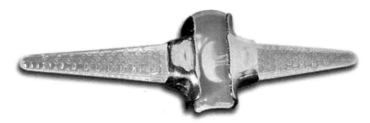

図1　MP関節用のSwansonシリコンインプラント（Wright Medical Technology）

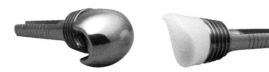

a．self locking finger joint

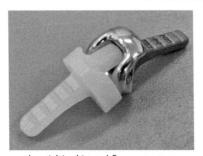

b．Ishizuki total finger system

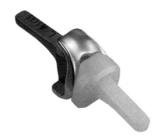

c．FINE total finger system

図2　MP関節用表面置換型人工関節（帝人ナカシマメディカル）

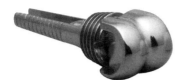
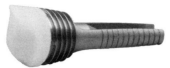

a．self locking finger joint

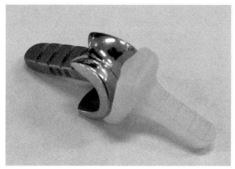

b．Ishizuki total finger system

図3　PIP関節用表面置換型人工関節（帝人ナカシマメディカル）
a：セメント固定が必要なく，解剖学的な形状により側方安定性に優れている
b：セメント固定が必要であり，解剖学的な形態を再現している

適 応

　人工指関節の適応は，①疼痛や可動域制限を認める変形性関節症例，②疼痛や可動域制限のある外傷後の変形性関節症例，③新鮮外傷で関節面が破壊され，関節固定術に代わる再建術を必要とする症例，④関節を破壊されたRA症例などである．

治 療

1．変形性PIP関節

　疼痛の除去と可動性の改善を同時に実現することを目的に，人工PIP関節置換術が施行される．

　当院では，主に背側から伸筋腱を切開して関節を展開する背側アプローチを行っており，現在，日本国内に唯一流通している表面置換型人工PIP関節であるIshizuki total finger system（帝人ナカシマメディカル）を使用している．具体的には，患指背側のPIP関節遠位1cmからMP関節遠位1cmに至る正中縦皮切を行い，伸筋腱中央索を近位凸のV時に切開して関節包とともに遠位に翻転する．両側の側副靱帯を基節骨頭から切離後に基節骨頭を切除し，基節骨ならびに中節骨の髄腔内を拡大形成して，適切なサイズの人工関節をセメント固定する．伸筋腱を縫合・修復し，皮膚を縫合後，指伸展位で1週間の圧迫包帯固定を行う（図4）．

2．関節リウマチ（RA）指の尺側偏位

　変形の矯正やMP関節屈曲拘縮に伴う把握動作制限など，ADLの改善を目的とした治療を行う．重度の尺側偏位に対しては，軟部組織再建術に加えて，人工関節置換術が行われる．軟

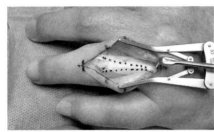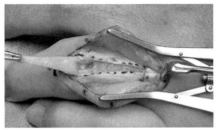

a．伸筋腱のV字切開

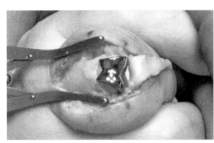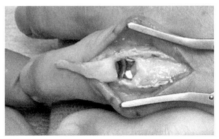

b．人工関節の挿入

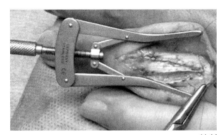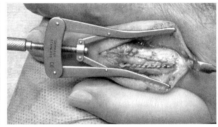

c．伸筋腱の縫合

図4　手術方法
a：中央索を近位凸のV字に切開する
b：Ishizuki total finger system 人工PIP関節を挿入，セメント固定する
c：V字に切開伸筋腱を縫合する

部組織再建術では，短縮した尺側の手内筋，尺側側副靱帯，掌側板の切離，橈側側副靱帯の縫縮と伸筋腱の中心化術が行われる[9]．

画像所見

1．変形性PIP関節

術前のX線正面像および側面像ではPIP関節の関節軟骨の消失を認める（**図5**）．Ishizuki total finger system を用いた人工PIP関節置換術が行われた（**図6**）．

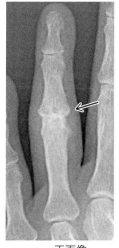
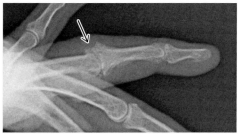

a．正面像　　　　　　　b．側面像

図5　術前のX線像
正面像および側面像でPIP関節に関節軟骨の消失を確認できる（矢印）

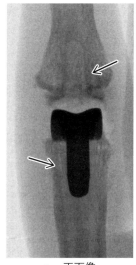
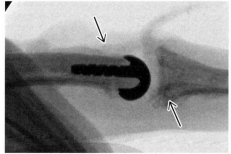

a．正面像　　　　　　　b．側面像

図6　術中のイメージ画像
基節骨および中節骨にそれぞれ人工関節が置換されたのを確認できる（矢印）．両コンポーネントはセメントで固定されている

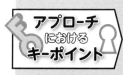

- 人工関節の置換によりPIP関節の可動域拡大が期待できる．
- 手術では背側アプローチで伸筋腱を切開・縫合するため，PIP関節の伸展ラグが生じないよう注意しながら屈曲可動域の拡大を図る．
- DIP関節にも骨棘形成を認めるため，疼痛に配慮しながら術後の訓練を実施する．

2．関節リウマチ（RA）指の尺側偏位
1）シリコンインプラント人工MP関節置換術

術前のX線像より，MP関節の掌側脱臼と尺側偏位を認める（図7a）．手術では，母指から小指MP関節にシリコンインプラントを用いた人工関節置換術が行われた．術後のX線像では，変形が矯正されているのを確認できる（図7b）．

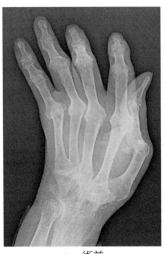

a．術前　　　　　　b．術後
図7　シリコンインプラントを使用した人工MP関節置換術前後のX線正面像

術前のX線像（a）では，MP関節の掌側脱臼および尺側偏位を認める．また，手関節は関節裂隙が消失し，強直位となっている．術後のX線像（b）では，MP関節にSwansonシリコンインプラントが置換され，術前に認めた変形が矯正されているのを確認できる．示指は，グロメットつきシリコンが使用されているため，術後のX線で確認できる（白矢印）．シリコンのみを使用した母指・中指・環指・小指は，わずかにその陰影を確認することができる．第1中手骨には骨切り後にプレート固定術が行われた（黒矢印）

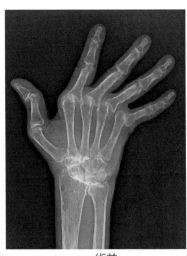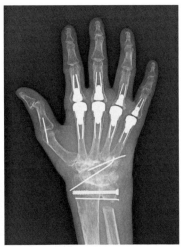

a．術前　　　　　　b．術後
図8　self locking finger jointを使用した人工MP関節置換術前後のX線正面像

術前のX線像（a）では，MP関節の掌側脱臼と尺側偏位を認める．術後のX線像（b）では，MP関節に対し人工関節が置換され，術前の変形が矯正されたのを確認できる．その他，手関節形成術（Sauve-Kapandji法），第4および第5CM関節固定術，母指機能再建術も併せて行われた

2）表面置換型人工MP関節置換術

術前のX線像よりMP関節の掌側脱臼と尺側偏位を認める（図8a）。術後のX線像ではMP関節へ人工関節が置換され、術前に認めた変形が矯正されている（図8b）。

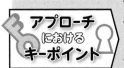

- 人工関節の置換によりMP関節の可動域拡大が期待できる。
- 手術では、背側アプローチで伸筋腱を切開・縫縮するため、MP関節の伸展ラグが生じないよう注意しながら屈曲可動域の拡大を図る。
- MP関節に尺側方向へのストレスが加わらないよう訓練を実施することが重要である。

リハビリテーション・アプローチ

1．変形性PIP関節

1）アプローチの戦略

- 背側アプローチでは伸筋腱を切開・縫合するため、PIP関節の伸展ラグが生じないよう注意しながら屈曲可動域の拡大を図ることが重要となる。
- 特に示指では、強いピンチ動作などによりPIP関節に回旋力が加わり、側方不安定性が生じないよう注意を要する。
- PIP関節に側方不安定性を認める場合には、スプリントを作製して制動する。

2）アプローチの実際

- アプローチのプロトコルを表1に示す。
- 術後1週目より関節可動域訓練を開始する。伸展ラグに注意し、屈曲可動域訓練を進める。
- 伸筋腱の滑走訓練では、MP関節屈曲位でPIP関節の伸展運動を行い、伸展ラグの発生を予防する。
- PIP関節の伸展障害を認める場合は、創部の腫脹などを確認し、カペナースプリントやコイルスプリントを使用する。
- 夜間は指伸展位保持用スプリントを装着する。伸展ラグが生じた症例には、日中はMP関節伸展固定位でのダイナミックスプリントを併用する。

表1　アプローチのプロトコル（変形性PIP関節）

固定期	術後1週～	術後6週～	術後12週～
・固定内でのMP関節からDIP関節の軽度自動伸展運動 ・患側指の挙上運動	・MP関節からDIP関節の自動運動および他動運動を開始。特に伸筋腱の滑走を意識した運動の実施	・軽度のADL作業の参加	・関節保護に配慮したうえでのADL作業の参加

- 術後6週以降は，軽いADL使用を促す．ただし，PIP関節に強い回旋力が加わる強いピンチ動作などは，少なくとも2カ月間は控えることが好ましい．

2．関節リウマチ（RA）指の尺側偏位

1）アプローチの戦略

- 手の機能において，橈側の指は伸展方向の可動性とピンチ動作時の安定性，尺側の指は屈曲方向の可動性とグリップ動作時の安定性が必要となることを念頭においてリハビリテーションを行う[10]．
- 術後リハビリテーションを進めるうえで，術前評価および術中の軟部組織の修復状況を把握することが重要であり，各修復指に応じたリハビリテーション・プログラムが必要となる．
- 術後は，矯正された軟部組織の保持および変形の再発予防がリハビリテーションを進めるうえで重要となる．
- MP関節だけでなく，手関節やその他の変形部位の矯正手術が同時に行われることが多く，それぞれの状況に応じたリハビリテーション・プログラムの修正が重要となる．

2）アプローチの実際

- アプローチのプロトコルを**表2**に示す．
- 術後3～7日より日中装着用ダイナミックスプリント（**図9**），夜間装着用スタティック

表2　アプローチのプロトコル（RA指の尺則偏位）

固定期	術後3～7日	術後4～5週	術後12週～
・非固定部の運動	・MP関節からDIP関節の自動運動および他動運動を開始 ・術後早期はMP関節伸展力に重点をおいた運動の進行	・軽度のADL作業の参加	・関節保護に配慮したうえでのADL作業の参加

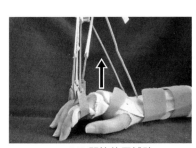 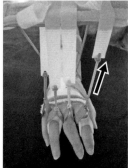 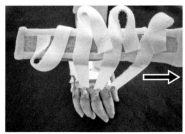

a．MP関節伸展補助　　　b．背橈側への牽引　　　c．橈側への牽引

図9　日中装着用ダイナミックスプリント
伸展用アウトリガーは橈側の隣接指から牽引をかけて尺側偏位を予防するとともに，MP関節の伸展を補助するように装着する（矢印）．各指の矯正方向と張力はベルクロの位置を変えて調整する

スプリント（図10）を作製し，MP関節からDIP関節の自動運動および他動運動を開始する．
- 術後早期はMP関節の伸展ラグに配慮し，屈曲運動を進めるとともにMP関節の伸展力に重点をおき運動を進める．
- 術前の掌側脱臼に伴う内在筋の拘縮に対し，MP関節伸展位でのIP関節の屈曲ストレッチを早期より愛護的に進める．また，この肢位でのMP関節自動伸展運動も実施する．
- 術後4～5週で軽作業のADL参加を目指す．その際，関節保護の指導を行い，変形予防に配慮する．
- 日中用スプリントは術後6週で除去し，ソフトスプリント（図11）へ変更する．夜間用は術後12週まで継続し装着する．

最後に人工関節置換術後は，感染，ゆるみ，インプラントの破損，脱臼などのリスクがあるため，長期的な経過観察が必要である．そのため訓練終了後も定期的な外来での評価，ADLにおける関節保護についての指導を行うことが勧められる．

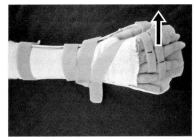 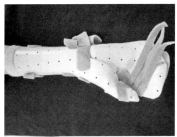

a．背側面　　　　　　　　b．掌側面
図10　夜間装着用スタティックスプリント
MP関節を伸展位とし，やや橈側へ矯正するよう作製する．MP関節へベルクロを通すことで橈側方向へ矯正している（矢印）

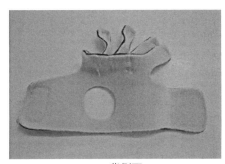 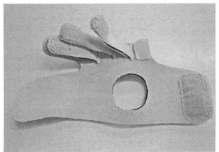

a．背側面　　　　　　　　b．掌側面
図11　ソフトスプリント
ネオプレン素材を使用した尺側偏位矯正用スプリント

【文　献】
1) Swanson AB：Silicon rubber implant for the replacement of arthritic or destroyed joints in the hand. *Surg Clin North*

Am **48**：1113-1127，1968

2）南川義隆：手指の人工指関節．リウマチ科　**25**：93-105，2001

3）石突正文：MP関節に対する新型人工関節の開発．関節外科　**25**：106-111，2006

4）関口昌之：新しいコンセプトに基づいたFINE Total Finger Systemの開発と臨床応用．別冊整形外科　**54**：203-208，2008

5）南川義隆：表面置換型PIP人工指関節（SLFJ）アップデート：関節外科　**32**：89-96，2013

6）石突正文：表面置換型人工指関節の開発と臨床応用．日手会誌　**15**：188-191，1998

7）南川義隆，他：リウマチ性尺側偏位矯正手術後の後療法．*MB Orthop*　**21**：109-114，2008

8）原田康江，他：RA手のMP関節implant arthroplasty術後のハンドセラピィについて．日本ハンドセラピィ学会誌　**3**：51-56，2010

9）正富　隆：関節リウマチによる尺側偏位に対する手術療法．整・災外　**55**：141-146，2012

10）Kobayashi KY，et al：Proximal interphalangeal joint arthroplasty of the hand. *J Hand Surg Am*　**3**：219-226，2003

Index

A

acromio-humeral distance
（AHD）　71

acromio-humeral interval
（AHI）　68

adhesive capsulitis　137

anatomic total shoulder
arthroplasty（TSA）
113

anterior fat pad sign　153

anterior humeral line　146

AO 分類　238

AP（anteroposterior）
distance　235

arthroscopic rotator cuff
repair（ARCR）　104

arthroscopic subacromial
decompression（ASD）
131

B

Bado 分類　178, 185

Bankart 修復術　78

Bankart lesion　78

Baumann 角　146

Bony Bankart lesion　78

Bristow 法　78

Burkhalter 型スプリント
296

Burkhalter 法　292, 294

C

Campbell の後方進入法
226

cancellous screw　45

cannulated screw　45

carrying angle　145

cat&dog 運動　208

CHESS（chemical shift
selective saturation）法
24

closed kinetic chain（CKC）
125

Codman 三角　7

Colello-Abraham 型動的スプ
リント　182

complex regional pain
syndrome（CRPS）　61,
290

connolly exercise　140

coraco-humeral distance
（CHD）　71

coronoid line　146

cortical screw　45

critical portion　103

CT アンギオ　16

cuff tear arthropathy　114

D

Darrach 法　259

DIP 関節伸展位固定用スプリ
ント　311

Dixon 法　24

dorsal intercalated
segmental instability
（DISI）　275

E

Eaton 分類　282

external impingement　129

F

fascicular pattern　36

fat pad sign　153

fibrillar pattern　34

Foucher 法　297

frozen shoulder　137

G

Goutallier 分類　71, 105

H

headless screw　45

hemiarthroplasty（HA）
113

Herbert 分類　263

Hill-Sachs lesion　78

323

I

inlay type　115
internal impingement　129

L

lag screw　45
Larsen のX線グレード分類　224
Larsen のグレード分類　258
Latarjet 法　78
Letts 分類　185
Lichitman 分類　271
locking screw　45

M

Mayo 分類　263
Moloney's arch　68
MP 関節伸展補助用スプリント　189
MP 関節伸展補助用ダイナミックスプリント　262

N

Nirschl 法　215

O

onion peel　7
onlay type　115

P

painful arc sign　131
Palmer 分類　251
PIP 関節伸展補助用ダイナミックスプリント　298
posterior fat pad sign　153

pronator fossa　232
proximal radial line　146
pull out 法　43

R

radio-capitellar line　146
real-time tissue elastography　58
reverse total shoulder arthroplasty（RSA）113
Robinson 分類　85
Russe 分類　263

S

Sauvé-Kapandji 法　46
scaphoid cortical ring sign　272
scapula ratio　105
scapular notching　115
serial static splint　173
shear wave elastography　58
SLAC（scapholunate advanced collapse）wrist　275
SNAC（scaphoid nonunion advanced collapse）wrist　276
spicula　7
static progressive splint　173
Stener 損傷　301
STIR（short tau inversion recovery）法　24
superb micro-vascular imaging　58

suspension arthroplasty　283
suture bridge 法　104

T

T1 緩和時間　19
T1 強調像　19
T2* 強調像　20
T2 緩和時間　19
T2 強調像　20
tangent sign　105
teardrop angle　235
tension band wiring　42, 158
terrible triad　166
tilting angle　146
triangular fibrocartilage complex（TFCC）250, 251
triple row 法　104

U

ulnar inclination　234

V

volar intercalated segmental instability（VISI）275
volar tilt　235

W

watershed line　58, 232

Y

Y-view　68

あ

圧迫プレート　48, 49
アナトミカルプレート　48
安全肢位保持スプリント　182

い

石黒変法　41, 308
石黒法　262, 292
異所性骨化　63
インターバルスローイングプ
　ログラム　206

う

烏口下インピンジメント　129
烏口肩峰アーチ　91, 129
烏口肩峰靱帯　129
烏口突起上腕骨頭間距離　71
運搬角　145

え

エセックス–ロプレスティ骨
　折　178

か

外固定　38
介達外力　84, 158
外転装具　109
外反肘　145
海綿骨スクリュー　45
架橋プレート　48, 51
角度制限継手　170
仮骨　8
肩関節周囲炎　137

肩関節造影　26
滑液包面断裂　103
カックアップスプリント　257, 273
ガドリニウム造影剤　24
カペナースプリント　307
カラードプラ　31, 58
ガレアッチ骨折　176
関節アライメント　59
関節外インピンジメント　129
関節水腫　138
関節内インピンジメント　129
関節内 Colles 骨折　238
関節内 Smith 骨折　238
関節内骨折　56
関節軟骨損傷　56
関節面断裂　103
関節裂隙　4, 59

き

偽関節　8
鏡視下腱板縫合術　104
鏡視下肩峰下除圧術　131
鏡視下部分切除術　251
近位橈尺関節　143

く

クラビクルバンド　85
クロスピンニング固定　39, 40

け

傾斜角度　300
結帯動作　125
肩甲骨内転運動　107, 133

肩甲上腕リズム　107, 133, 135
腱内断裂　103
腱板断裂　103
腱板断裂性関節症　114
肩峰下インピンジメント　71, 129
肩峰下滑液包　129
肩峰骨頭間距離　68
肩峰上腕骨頭間距離　71

こ

コイルスプリント　296
後骨間神経麻痺　178, 186, 189
拘縮矯正用前腕スプリント　175
後上方インピンジメント　130
五十肩　137
骨アライメント　59
骨萎縮　5, 60
骨条件　12
骨性槌指　308
骨粗鬆症　60, 90, 238
骨端核　144
骨端線　34
骨透亮像　5
コレロ・アブラハムスプリン
　ト　191
コンディラープレート固定　51
コンノリー体操　140

さ

最大値投影法　15
サイドランジウォーク　210

鎖骨遠位端骨折　84
鎖骨近位端骨折　84
鎖骨骨幹部骨折　84
鎖骨骨折　84
サムスパイカスプリント　264, 305

し

支持プレート　48
脂肪体徴候　153
脂肪抑制法　24
尺骨小窩　232
尺骨突き上げ症候群　250
尺骨バリアンス　234
尺骨プラスバリアンス　250
尺骨短縮術　251
尺側傾斜　234
手根掌屈変形　275
手根背屈変形　275
ジョイントジャックスプリント　299, 306
掌側傾斜　235
上方関節包再建術　104
上腕骨顆上骨折　149
上腕骨近位端骨折　90
上腕骨骨幹部骨折　97
上腕骨小頭離断性骨軟骨炎　199
上腕骨通顆骨折　149
上腕骨内側上顆障害　199
人工肩関節置換術　113
人工骨頭置換術　113

す

髄内スクリュー固定　46
髄内釘固定　51, 52, 93, 97, 98

髄内ピンニング固定　39, 40
スーチャーアンカー固定　52
スーチャーアンカー法　43
スーチャーブリッジ固定　54
菅谷分類　105
スタックスプリント　311
ストラップスプリント　307
ストレスX線撮影　56, 300, 301

せ

石灰化陰影　6
セーフティーピンスプリント　306
セラタスパンチ　107, 133, 208
遷延治癒骨折　265
漸次静的スプリント　173
前上方インピンジメント　130

た

ダーツスローモーション　267, 280
ダイナミックCT　16
対浮腫療法　195, 197
ダイレクトマッサージ　170, 195, 197, 228, 231
多断面再構成法　13
脱灰像　60
短対立スプリント　290

ち

遅発性尺骨神経麻痺　145
中空スクリュー　45, 46

長対立スプリント　290
直達外力　84, 158

つ

ツイストシットアップ　209

て

手関節固定用装具　254
テニスエルボーバンド　217
手指側副靱帯損傷　300
手指伸筋腱皮下断裂　258
テンションバンドプレート　48
テンションバンドワイヤリング　42, 158, 162, 283

と

凍結肩　137
橈骨神経麻痺　97, 186
ドラム型回内外練習器　247

な

内固定　38
内反肘　145
ナックルキャスト　292, 295
軟部条件　12

は

パーシャルボリューム効果　12
背側Barton・Chauffeur合併骨折　238
背側Barton骨折　238
バストバンド　93
バットレスプレート　48, 50
バディースプリント　304
バディーテーピング　295,

297, 300, 304, 305
ハンギングキャスト　97
ハンスフィールドユニット
　10

ひ

肘外偏角　145
肘関節屈曲位保持用スプリン
　ト　161, 164
肘関節伸展位保持用スプリン
　ト　230
皮質骨スクリュー　45
ピンニング固定　38, 41

ふ

ファンクショナルブレース
　97
複合性局所疼痛症候群　61,
　290
不顕性骨折　7, 56, 265
振り子運動　84, 87, 91
プルアウト法　43
プレート固定　48
プロトン密度　19, 21

へ

閉鎖性運動連鎖　125
ヘッドレススクリュー　45,
　47
変形性手関節症　275

ほ

防御性筋収縮　163, 181, 221
保護プレート　48

み

三浪らの分類　200

む

無症候性断裂　103

め

メタルアーチファクト　13

も

モーションアーチファクト
　12
モンテジア骨折　178, 185

や

夜間伸展位保持用スプリント
　198

ゆ

有痛弧徴候　103, 131
癒着性関節包炎　137

ら

ラグスクリュー　45, 46, 47,
　294
螺旋骨折　294
ランジツイスト　210

り

リストカール　212
リストラウンダー　247, 257,
　274
リズミックスタビライゼー
　ション　122
リバース型人工肩関節置換術
　104, 113
両側アルミ支柱装具　228

ろ

ロッキングスクリュー　45
ロッキングプレート　48, 49,
　50, 294

わ

腕尺関節　143
腕橈関節　143
腕橈関節滑膜ヒダ　215

上肢運動器疾患の画像リハビリテーション
―評価・戦略・アプローチのすべて

発　　　行	2018 年 9 月 19 日　　第 1 版第 1 刷ⓒ	
監　　　修	射場浩介	
編　　　集	白戸力弥	
発　行　者	濱田亮宏	
発　行　所	株式会社ヒューマン・プレス	
	〒 244-0805　神奈川県横浜市戸塚区川上町 167-1	
	TEL 045-410-8792　FAX 045-410-8793	
	https://www.human-press.jp/	
装　　　丁	宗利淳一	
印　刷　所	モリモト印刷株式会社	

本書の無断複写・複製・転載は，著作権・出版権の侵害となること
がありますのでご注意ください．

ISBN　978-4-908933-15-8　C 3047

[JCOPY] ＜（社）出版者著作権管理機構　委託出版物＞
本書の無断複製は著作権法上での例外を除き禁じられています．
複写される場合は，そのつど事前に，（社）出版者著作権管理機構
（電話 03-3513-6969，FAX03-3513-6979，e-mail：info ＠ jcopy.or.jp）
の許諾を得てください．